医学影像解剖学

全国高等学校教材
供医学影像专业用

主　编　胡春洪　吴献华　王冬青

副主编　王晓东　宋　亭　曾献军　朱晓黎

主　审　白人驹

编　者（以姓氏笔画为序）

王冬青（江苏大学）　　　　赵　亮（江苏大学）

王希明（苏州大学）　　　　胡春洪（苏州大学）

王晓东（宁夏医科大学）　　查月琴（苏州大学）

朱晓黎（苏州大学）　　　　夏　飞（苏州大学）

刘一之（苏州大学）　　　　顾红梅（南通大学）

李俊峰（长治医学院）　　　倪才方（苏州大学）

杨俊华（苏州大学）　　　　殷瑞根（江苏大学）

吴献华（南通大学）　　　　黄　健（南通大学）

狄镇海（江苏大学）　　　　曹和涛（南通大学）

沈海林（苏州大学）　　　　董凤林（苏州大学）

宋　亭（广州医科大学）　　曾献军（南昌大学）

陈尔齐（苏州大学）　　　　靳激扬（东南大学）

秘　书　胡　粟（苏州大学）

人民卫生出版社

图书在版编目（CIP）数据

医学影像解剖学 / 胡春洪，吴献华，王冬青主编. —北京：
人民卫生出版社，2015

ISBN 978-7-117-20120-9

Ⅰ. ①医… Ⅱ. ①胡…②吴…③王… Ⅲ. ①影像－人
体解剖学 Ⅳ. ①R813

中国版本图书馆 CIP 数据核字（2015）第 017770 号

| 人卫智网 | www.ipmph.com | 医学教育、学术、考试、健康，购书智慧智能综合服务平台 |
| 人卫官网 | www.pmph.com | 人卫官方资讯发布平台 |

医学影像解剖学

主　　编：胡春洪　吴献华　王冬青
出版发行：人民卫生出版社（中继线 010-59780011）
地　　址：北京市朝阳区潘家园南里 19 号
邮　　编：100021
E - mail: pmph @ pmph.com
购书热线：010-59787592　010-59787584　010-65264830
印　　刷：三河市宏达印刷有限公司（胜利）
经　　销：新华书店
开　　本：787×1092　1/16　印张：18
字　　数：449 千字
版　　次：2015 年 2 月第 1 版　2022 年 8 月第 1 版第 8 次印刷
标准书号：ISBN 978-7-117-20120-9
定　　价：56.00 元
打击盗版举报电话：010-59787491　E-mail: WQ @ pmph.com
（凡属印装质量问题请与本社市场营销中心联系退换）

序

　　精准医疗(precision medicine)概念的诞生推动了临床医疗模式的革新，也给医学影像学的发展带来了新机遇。当今医学影像学技术对人体结构的显示、对疾病的研究已经超越了以往单纯宏观形态学的范畴，深入至功能与代谢、细胞与分子水平。作为医学影像学的一门基础学科，医学影像解剖学的重要性已不言而喻。

　　多年来，我国医学影像解剖学教材呈现百花齐放的局面。苏州大学在医学影像解剖学教学以及教材建设等方面进行了多年的探索和实践，积累了较丰富的经验。先后由丁乙教授和胡春洪教授主编并出版了两个版本的《医学影像解剖学》教材，受到了同行的关注和好评。非常欣喜地看到，胡春洪教授在既往深厚积淀的基础上，吸纳了近5年来多所院校师生的反馈意见和建议，牵头组织了国内8所院校的专家、教授共同编写了《医学影像解剖学》，并由人民卫生出版社出版发行。

　　该教材在遵循"三基"和"五性"编写原则的基础上，具有较鲜明的特色和创新。具体表现在以下几个方面：①各论部分每章节起始部分均导入了与影像解剖学密切相关的应用解剖学内容，利于知识的过渡和衔接；②知识结构系统完整、科学合理，内容涵盖了X线解剖、CT和MRI解剖、血管解剖及超声解剖，这在同类教材中很少见；③在内容编写方面紧密结合临床实践，对重要知识点都做了特别提示，十分利于教和学，具有启发性，且为日后临床应用进行了铺垫；④文字编写深入浅出、简明扼要、重点突出，便于学生理解和记忆；⑤难能可贵的是，该教材在选图、制图方面倾注了大量心血，均在图旁直接用中英文双语标注出解剖结构，方便阅读和学习，亦为本教材特色之一。总之，该教材内容翔实，图文并茂，是一本特色鲜明、富有创新的教科书。

　　该教材既适用于医学影像专业本科教学，也可作为临床医学专业医学生、影像科及相关临床学科住院医师学习和培训的参考用书。

　　教材是体现教学内容和教学方法的知识载体，是人才培养工作的基础性依托。一部好的教材、精品教材将会在教学中和在人才培养中发挥巨大的作用，而本教材正是朝着这个方向努力和发展的。我相信，通过本教材在教学实践中的应用，会突显出其特色和优势及其所带来的良好教学效果。

白人驹

2014年9月于天津

前　言

随着医学影像技术的飞速发展，医学影像学科在临床诊疗工作中的作用和地位日臻提升，如今更是不可或缺，已成为临床医学的支撑学科之一。为了满足临床对医学影像人才的需求，近20年来全国70多所高等院校先后开办了医学影像本科专业。

医学影像解剖学是医学影像学的一门重要基础学科。教材的建设十分重要，它直接关系后续专业课程的学习效果及人才培养质量。早在1997年我们即开始《医学影像解剖学》教材的建设工作，于1999年编写出版了《医学影像解剖学》教材，并于2007年进行了修订和再版，该教材先后在江苏省及其他省多家高等院校使用，受到广泛好评。为适应影像技术的发展形势，优化知识架构，完善教材内容，我们在以往编写经验积累的基础上，结合近7年来多所院校师生对教材的反馈信息，组织国内8所院校的专家编写了新版《医学影像解剖学》。

本教材编写的过程中始终贯彻突出"三基"（基本理论、基本知识和基本技能）、注重"五性"（思想性、科学性、先进性、启发性和适用性）的原则。全书设总论、颅脑、颜面部、颈部、胸部、腹部、盆部、脊柱及脊髓、四肢等9章，共40余万字，图片480余幅。除总论外，各章节开始部分均导入了与影像解剖学密切相关的应用解剖学内容，利于知识的过渡和衔接，突出整体与断面的有机联系。每章内容均包括X线解剖、断面影像（CT、MRI）解剖和血管造影解剖等，并在第五章、第六章和第七章辟出专门章节介绍超声影像解剖，使本书知识结构更趋科学合理，既重点突出又给学生留出自学空间。

本教材在具体内容编写上力求结合临床实践，以临床应用为导向，对重要知识点加以特别提示，旨在提高教材的实用性，并激发学生学习兴趣。在内容编排上尽力做到深入浅出，图文并茂。所选图像多为高端影像设备采集的高清图像，重要解剖结构均在图旁用中英文双语标注，方便学习，这些均为本教材的特色和创新之处。

本教材除了适用于医学影像专业教学外，也可作为住院医师规范化培训教材，以及非影像专业医学生、影像科青年医师，以及临床各相关学科医师学习参考用书。

本书的编写和出版得到了苏州大学医学部等各编写单位领导的大力支持。天津医科大学白人驹教授逐字逐句审阅了全部书稿，并提出了建设性的修改意见，其严谨治学的作风令人敬佩。丁乙、龚洪翰、郭玉林、胡振民、滕皋军、卢光明、陈学仁等知名教授为本教材的写作提供了宝贵建议和热情帮助。深圳龙岗中心医院黄伟年医师承担了全书解剖线条图的绘制工作，崔磊、方向明、胡晓云、郝光宇、张静等为全书的图片编辑付出了辛勤劳动，在此一并致以最衷心的谢意。还要特别感谢彭卫斌、李敏教授以及其他合作过的专家教授。

本教材的出版得到了国家自然科学基金（81171393，31271066）和"十二五"江苏省高等学校重点专业项目基金（SG31500912）的部分资助，特此鸣谢！

各位编者虽已竭尽全力，但限于学识和水平，书中可能存在疏漏或欠妥之处，欢迎师生及同道批评和指正，便于再版时完善。

胡春洪　吴献华　王冬青

2014 年 9 月

目 录

（一）医学影像解剖学的定义与内涵

医学影像解剖学（medical imaging anatomy）是运用现代医学影像技术研究正常人体组织器官或结构的形态、功能和毗邻关系的一门学科，属于形态学范畴，是人体解剖学的一个分支，也是医学影像学的一门重要基础学科。

根据影像技术手段的不同，医学影像解剖学可分为 X 线解剖学和断面影像解剖学。前者是根据 X 线所显示的影像去观察研究人体器官和结构的形态、功能和毗邻关系；后者利用计算机体层成像（computed tomography，CT）、磁共振成像（magnetic resonance image，MRI）以及超声成像（ultrasonography，US）等技术观察人体器官和结构在某个断面影像上的形态、功能和毗邻关系。

（二）医学影像解剖学与其他学科的关系

医学影像解剖学是衔接人体（断面）解剖学与医学影像学的桥梁学科。人体解剖学及人体断面解剖学是医学影像解剖学的基础，但其间存在较大的差别。首先是研究的技术手段不同，断面解剖学使用的是解剖刀，而影像解剖学采用的是各种医学成像技术；其次是研究对象不同，断面解剖学观察对象是尸体、标本，而影像解剖学观察对象是活体组织结构和器官的影像；最后是观察侧重点不同，断面解剖学能直观显示某些细微结构，如皮神经、血管细小分支，但是不能观察器官的运动和功能，而影像解剖学恰恰与之互补。因此，人体断面解剖学不能替代影像解剖学。

医学影像解剖学是医学影像学的基础。掌握了影像解剖学知识，有助于识别病变，对病变进行精确定位，判断肿瘤的分期及瘤灶与重要脏器、血管的毗邻关系，从而更好地为医学影像诊断、介入放射治疗及外科手术治疗等临床工作服务。

（三）医学影像解剖学的简史及展望

1895 年德国物理学家威廉·康拉德·伦琴（Wilhelm Conrad Röntgen）发现了 X 线，并将其应用于活体观察，获得了人类医学史上第一张 X 线照片。但最初只能观察骨骼结构。1992 年 Sicard 和 Forsetier 发明了重金属造影剂，并开展了腔道器官如消化道、支气管和血管的造影观察和研究，从而建立了 X 线解剖学，奠定了医学影像解剖学的基础。20 世纪 60 年代后，医学影像学进入了快速发展时期：先是超声应用于人体检查，形成了超声成像；而后于 1972 年 Hounsfield 发明了 CT；继而于 1973 年 Lanterbur 发表了磁共振成像技术，MRI 开始用于临床。期间出现的其他技术还有发射体层成像（emission computed tomography，ECT）及数字减影血管造影（digital subtraction angiography，DSA）等。这些技术极大地促进了临床医学的发展，同时也给解剖学研究注入了新的活力，大大促进了断层解剖学的发展。从而促使以研究局部或器官的断面形态向断面解剖学发展，形成了包括 X 线解剖学在内的医学影像解剖学这门分支学科。

随着影像技术的不断完善、新技术的开发及研究的深入、现代临床诊疗理念特别是精准医疗概念的诞生，进一步为医学影像解剖学这一新兴学科的纵深发展增添了新的内容。在经历了 X 线解剖学、断面影像解剖学两个发展阶段后，目前正由形态影像解剖学向功能及分子影像解剖学方向发展，其图像也从模拟信息向数字化信息、从二维断面成像向三维容积成像、从静态图像向动态影像、从宏观影像向分子影像方向发展。形成分子影像解剖学、功能影像解剖学、介入放射解剖学以及发育断面解剖学等若干分支学科。

（四）医学影像解剖学常用体位及方位

影像解剖学解剖方位的形成取决于人体的体位和图像获取的方法两个因素。进行影像检查时的人体体位包括站立位、仰卧位、俯卧位以及侧卧位等。依据不同的体位可以分别确定和表述影像资料上的前（腹侧）、后（背侧）、左、右、上、下、内、外、近侧和远侧等方位。

不同影像检查方法获取图像的方式不同，其方位判断也不同。X 线摄影获得的是 X 线束穿透路径上各解剖结构的综合投影，为二维重叠影像。常用摄片方位为正位和侧位。正位又分前后位、后前位：前后位是 X 线从受检者前面穿透人体后投射至背部的胶片等成像载体的体位，而后前位为 X 线从受检者背面穿透人体后投射至前部的胶片等成像载体的体位。正位图像上显示左、右、上、下关系。侧位是 X 线从受检者的一侧穿透人体后投射至另一侧的胶片等成像载体的体位，可分为左侧位、右侧位。侧位图像上显示前、后、上、下关系。其他方位还有斜位、切线位和轴位等。

CT、MRI 及超声影像则多以断面显示，常用断面为横断面、矢状面和冠状面，各断面彼此互相垂直。横断面与人体的长轴垂直并将人体分为上、下两部，图像上可观察器官和结构之间的左、右、前、后关系；矢状面是于前、后方向将人体分为左、右两部分的切面，图像上可观察器官和结构之间的前、后、上、下关系。把人体分为左右相等的两部分者，为正中矢状面；冠状面是于左右方向将人体分为前后两部分的切面，图像上可观察器官和结构之间的左、右、上、下关系。

（五）医学影像解剖学的学习方法

人体是十分复杂而又高度统一的整体。要学好医学影像解剖学，需做好以下几点：①掌握各种成像技术的原理和图像特点，能根据成像原理正确识别并解释人体各部位脏器结构的影像表现。②以各章节解剖学概述为导引，在课前复习相关系统解剖学及断层解剖学知识，做到温故知新。③逐步培养整体思维能力：影像解剖学往往将部位或脏器分成若干个连续层面进行展示，知识点多，往往显得较为分散、零乱，这就需要处理好局部与整体的关系，树立整体观，明确每个层面在整体中的位置及毗邻；如此既能对层面结构有清晰的了解，也能对结构的形态位置进行辨认和掌握。④理论联系实际，反复实践：有机会尽早接触临床，以解决临床问题为导向，带着问题去学，这样既能提高学习的兴趣，又能加强学习的针对性和实用性。

（胡春洪）

第一节　医学影像解剖学技术基本原理与特点

一、X线成像

（一）基本原理

X线成像是基于X线的三个重要特性，即穿透性、荧光作用和感光作用。

X线可穿透人体，激发荧光物质发光，也可使胶片感光而形成影像。人体组织或器官对X线的吸收衰减效应与其密度和厚度有关：组织或器官的密度高，其衰减作用大，到达胶片或荧屏的剩余X线量少，胶片上被还原的银颗粒少，所以胶片呈白色，而荧屏上被激发的荧光物质少，荧屏暗淡；反之，组织或器官的密度低，其衰减作用小，到达胶片或荧屏的剩余X线量多，被还原的银颗粒或被激发的荧光物质多，所以胶片呈黑色，荧屏明亮。

在密度相同的情况下，组织或器官的厚度厚者，射线穿透路径长，衰减多，剩余X线量少，胶片呈白色、荧屏暗淡；反之，组织或器官的厚度薄者，剩余X线量多，胶片呈黑色、荧屏明亮。因此，当人体不同组织或器官对X线的衰减能力存在一定差异时，经过载体（胶片或荧屏等）显像的过程就能得到黑白对比、层次差异的图像。

（二）特点

X线图像属灰阶图像，黑白色调反映该区域对X线的吸收衰减能力，是该区域组织器官的密度和厚度的综合作用结果。X线图像上，根据组织或器官的亮度（灰度），分为三类：①高密度影像：X线片上显示为亮白色，多为高密度组织（如骨皮质或钙化等）造成；②中等密度影像：显示为灰白色，主要见于中等密度组织或器官（如皮肤、肌肉、脑、肝、胰、脾、肾、体液等）；③低密度影像：显示为灰黑色或深黑色，主要见于脂肪及气体等。需要注意的是，当高、低密度物质前后重叠时，依各自厚度的权重，可表现为稍高至稍低密度影像。

X线成像的缺点是沿射线穿透方向上的组织结构影像相互重叠，一些微小结构或细节有时不易观察。此外，X线图像的密度分辨率相对不高，人体许多组织或器官因密度接近、缺乏对比而难以区分，如内脏、肌肉、体液等，需用人工方法提高对比（造影检查）或者借助其他影像方法加以显示和识别。

二、CT

（一）基本原理

CT是计算机与X线成像技术相结合的产物。成像的基本原理是：以一束很窄的X线围绕人体某一部位（层面）进行360°连续扫描，并由同步旋转的探测器接收透过该层面的剩余X线，行光电转换形成电信号，再经模—数转换后，可获得各个扫描方向上不同组织结构对X线吸收的总量；然后经计算机算出该层面上每一个体素内的衰减系数，并排列成矩阵；最后经数—模转换，根据各体素衰减系数的大小赋予不同的灰度，形成由黑至白不同灰度的小方块，并按照原有的矩阵次序排列，就形成了CT图像。在此灰度模拟的过程中，衰减系数大（剩余射线少）的体素被模拟成白色小方块，而衰减系数小（剩余射线多）的体素被模拟成黑色小方块，衰减系数中等的体素再按系数的大小被模拟成灰白色或灰黑色小方块。

（二）特点

与X线成像相比，CT也是采用X线进行成像，成像原理同样是基于组织或器官对X线的衰减能力的差异性，但是CT的密度分辨率是X线成像10～20倍，此外还可借助CT值定量比较研究组织对X线的衰减能力。CT图像为断面图像，组织结构无重叠。同时，CT亦可借助造影检查（增强扫描），进一步提供密度接近的组织或结构的对比。因此，CT对正常组织及细微结构、小病灶的显示能力显著高于X线检查。此外，CT的图像后处理功能非常强大，这也是X线成像无法比拟的。

与X线图像类似，在CT图像上也根据组织或器官的黑白色阶，将其分为高密度、中等密度、低密度三类影像。与X线图像不同的是，由于CT图像上组织结构无重叠，因此图像的密度（黑白色阶）与组织的密度直接关联，而与组织的厚度无关。

CT的主要缺点是：电离辐射剂量高于X线检查；有碘过敏的受检者不能进行CT增强检查。

三、MRI

（一）基本原理

MRI是利用人体组织内某些特定的原子核（主要为氢原子核）在磁场内受到一种特定射频脉冲激励时产生磁共振现象并发出电信号，接收后经计算机处理而得到图像。

在特定频率的射频脉冲激励下，氢原子核吸收并传递能量而发生能级跃迁，同时其相位也发生变化。当射频脉冲停止后，氢原子核的能级和相位均恢复到激发前状态，此过程称为弛豫，所需时间称为弛豫时间。弛豫时间分为T_1弛豫时间和T_2弛豫时间。前者与能量释放有关，后者与相位变化有关。

人体正常及病理组织的T_1和T_2时间是相对恒定的，不同组织或器官之间由于化学结构、氢质子的含量以及氢质子周围化学环境的不同，因而T_1和T_2时间存在差异性，这正是MRI的成像基础。与CT不同，MRI有T_1、T_2、质子密度等多个参数可供组织间比较和鉴别。可选择合适的成像序列和成像条件（设备参数，如重复时间TR和回波时间TE等），最大程度地显示组织间弛豫时间的差异性。

（二）特点

MRI图像也是灰阶图像，根据图像的黑白色调可分为高信号（白色）、中等信号（灰色）、低信号（黑色），反映该区域内氢质子弛豫时间（T_1、T_2）长短或氢质子含量多少。

主要反映组织T_1时间差异的图像称为T_1加权像（T_1 weighted image，T_1WI）。T_1时间短的组织或结构（如脂肪），在T_1WI上呈白色，称T_1高信号（亦称短T_1信号）。而T_1时间长的组织或结构（如脑脊液），在T_1WI上呈黑色，称T_1低信号（亦称长T_1信号）；主要反映组织T_2时间差异的图像称为T_2加权像（T_2 weighted image，T_2WI）。T_2时间短的组织或结构（如黑色素、急性期血肿），在 T_2WI 上呈黑色，称 T_2 低信号（亦称短 T_2 信号）。而 T_2 时间长者（如脑脊液），在 T_2WI 上呈白色，称 T_2 高信号（亦称长 T_2 信号）；反映组织内质子密度差异的图像称为质子密度加权像（proton density weighted image，PdWI）。质子密度高的组织或结构，在 PdWI 上呈高信号（白色）；质子密度低者，在 PdWI 上呈低信号（灰黑色）。

与 CT 相比，MRI 突出优势是优良的软组织分辨率、可任意方位直接成像、可用多种序列多参数观察比较组织间弛豫时间的差异、无线束硬化性伪影、无电离辐射。另外，血管内快速流动的血液，在 MR 成像的过程中虽然受到射频脉冲激励并产生信号，但在终止射频脉冲后采集 MR 信号时受激励的血液已经流出成像层面，因此该部分血液的信号接收不到，而呈无信号黑影，此现象称为流空现象。可利用此现象，不使用对比剂也能清晰显示血管，获得高质量的血管造影图像，此为 MRI 的一个重要特点。

MRI 的主要缺点是对骨细微结构的改变以及钙化等显示不如 CT 和 X 线成像。另外，某些人群不能或不适合行 MRI 检查。比如，装有心脏起搏器者、早孕者、体内有铁磁性物质植入者以及幽闭恐惧症者等。

四、超 声 成 像

（一）基本原理

超声成像的基本原理和过程主要是依据超声波在介质中传播的几个重要物理特性，如声阻抗特性、声衰减特性和多普勒特性等。人体结构对超声而言是一个复杂的介质，各种器官或组织均有特定的声阻抗和衰减特性，它们之间声阻抗和声衰减的差异是超声成像的基础。当超声波射入人体内，由表及里经过不同器官或组织，声阻抗和声衰减的差异反映在回声的强弱上。根据接收到的回声强弱用明暗不同的光点依次显示在荧屏上，通过不同的扫查方式，便可显出人体的断面图像。

（二）特点

超声图像属灰阶图像，灰度深浅反映回声的有无和强弱。无回声者（如体液）呈均匀黑色影像，强回声者呈亮白影像，中等回声者呈灰色影像。均匀实质性结构为均匀低回声或等回声，非均质性结构为混合性回声。超声成像属实时成像，可观察活动器官的运动情况。

二维灰阶断面图像上叠加二维彩色血流图的彩色多普勒血流成像，可直观显示血流的方向、速度及血流性质，多普勒频谱曲线可检测有关血流动力学参数以及反映器官组织的血流灌注。

超声图像容易受气体和皮下脂肪的干扰，影响图像质量。此外，超声图像显示的范围较局限，不像 X 线、CT 和 MRI 图像那样能够同时显示多器官或结构的整体关系。

第二节 医学影像成像常用技术方法

一、X 线 成 像

（一）传统 X 线检查技术

1. 透视 采用影像增强电视系统，简便易行，最适用于人体天然对比较良好的部位。可转动受检者体位行多方位观察，亦可了解器官的动态变化。缺点是影像对比度和清晰度较差，不能留下客观记录。

2. 普通 X 线摄影　应用最广，所得照片称为平片，图像对比度及清晰度均较好，资料可长久保存。缺点是不能观察器官运动功能。

3. 造影检查　对于缺乏天然对比的结构或器官，可将密度高于或低于该结构或器官的物质引入器官内或者其周围间隙内，使之产生对比而显影。引入的物质称为对比剂或造影剂，高密度的对比剂主要有钡剂和碘剂，低密度的对比剂为二氧化碳、氧气等气体。

（二）数字 X 线成像技术

1. 计算机 X 线摄影　计算机 X 线摄影（computed radiography，CR）是传统 X 线平片数字化比较成熟的技术，它不以 X 线胶片作为记录和显示信息的载体，而是使用可记录并由激光读出 X 线影像信息的成像板作为载体，经 X 线投照及信息读出处理，形成数字式平片影像。CR 实现了常规 X 线摄影信息的数字化，能够提高图像的分辨和显示能力，增加显示信息的层次，降低 X 线摄影的辐射剂量。

2. 数字 X 线摄影　数字 X 线摄影（digital radiography，DR）是利用平板探测器（flat panel detectors，FPD）作为透过人体 X 线信息的载体，经过模 / 数转换和计算机处理后所获得的数字化图像。DR 图像具有较高分辨率，图像锐利度好，细节显示清楚，辐射剂量小。与 CR 一样，其 X 线摄影信息可实现数字化存储、再现和传输。

3. 数字减影血管造影　数字减影血管造影（digital subtraction angiography，DSA）的原理及过程是，经皮经导管向血管内团注水溶性碘对比剂，连续摄取对比剂到达目标血管之前、到达之后直至被廓清这段时间内的动态影像，将这些图像像素化、数字化，与同部位的不含对比剂图像的数字矩阵用计算机行数字减影处理，再经过数 / 模转换器转换成图像。在两张相减的图像中骨骼以及软组织的数字信息相同，故减影时互相抵消，仅保留血管影像。故 DSA 图像消除了骨骼和软组织影像，使血管显影较常规血管造影更清晰。

二、CT

（一）扫描技术

1. 平扫检查　平扫（plain scan）指不使用对比剂的扫描，多为横断面扫描，扫描层厚采用 5mm 或 8mm。显示微小组织结构或器官如肺小叶间隔、内耳及听小骨等时，需行高分辨力扫描或容积扫描后图像重建，层厚可薄至 0.5～1mm。CT 平扫图像一般都能够用以观察器官或结构的解剖。

2. 对比增强检查　为了更清晰显示血管与周围脏器或结构的境界、器官或结构内病变等，常在 CT 平扫后行对比增强（contrast enhancement，CE）扫描，即经静脉（常为肘静脉）注射碘对比剂后再行 CT 扫描的方法。利用血管、器官、病变之间的碘浓度的差异，形成密度差，达到清晰显示的目的。还通过调整增强扫描的参数和模式，实施 CT 血管成像（CT angiography，CTA）和 CT 灌注成像（CT perfusion imaging，CTP）等。

（二）图像后处理

1. CT 多平面重组　CT 多平面重组（multiple planar reconstruction，MPR）是指在任意平面对容积数据进行多个平面分层重组，能得到矢状、冠状、斜面及曲面等任意平面图像，这是 CT 扫描不能直接获得的。此技术有助于观察组织结构的细节以及与周围的毗邻关系。

2. CT 三维图像重建　三维 CT（three dimensional CT，3DCT）是将螺旋 CT 扫描的容积数据在图像后处理工作站利用分析软件得到三维图像，该图像立体感强，并可以任意角度旋转，非常利于从不同角度观察组织结构。

3. CT 血管造影　CT 血管造影（CT angiography, CTA）亦称 CT 血管成像，是指经静脉注射对比剂后，在靶血管内对比剂浓度达到高峰时进行螺旋 CT 容积扫描，然后在工作站对数据处理得到靶血管的立体影像，图像质量甚至可以与 DSA 媲美。其优点是微创，方便快速，并可多角度观察。

三、MRI

（一）脉冲序列

MR 成像中常用的脉冲序列有自旋回波（spin echo, SE）序列、梯度回波（gradient echo, GRE）序列、反转恢复（inversion recovery, IR）序列等。其中以 SE 序列最为常用，通过调节成像参数（主要为重复时间 TR 和回波时间 TE 的长短）可分别获得反映组织 T_1、T_2 及质子密度特性的 MR T_1 加权像（T_1WI）、T_2 加权像（T_2WI）和质子密度加权图像。SE 序列的主要优点是图像质量高，用途广；缺点是扫描时间相对较长。其他脉冲序列各有特点，可根据检查部位和目的有选择地应用。

（二）脂肪抑制技术

脂肪组织呈短 T_1 高信号，但是亚急性期血肿、富含蛋白质的液体以及其他顺磁性物质亦在 T_1WI 上呈高信号，采用特殊的脉冲序列可选择性地把脂肪成分形成的高信号抑制掉，使其在 T_1WI 呈低信号，而非脂肪成分的高信号不被抑制。脂肪抑制的用途有两个：一是鉴别 T_1 呈高信号的区域是否为脂肪组织或含有脂肪成分；二是压低脂肪背景信号，利于其他结构或成分的显示和观察。

（三）MR 血管成像

MR 血管成像（magnetic resonance angiography, MRA）是使血管成像的 MRI 技术，一般无需或者仅向血管内注射少量对比剂（常用 Gd-DTPA）即可使血管显影，属于安全无创的检查。常用 MRA 技术有时间飞跃（time of flight, TOF）和相位对比（phase contrast, PC）方法。MRA 多用于较大血管的显示，尚不能完全替代 DSA。

（四）MR 水成像

与常规 T_2 加权成像不同，MR 水成像是采用很长 TE 获得的重度 T_2 加权像，从而使体内静态或流动缓慢的液体呈现高信号，而实质性器官或快速流动的液体呈现低信号，通过图像重建获得类似对含水器官进行直接造影的图像。该技术常用于胰胆管成像、尿路成像和椎管造影等，具有安全无创、无需对比剂、不受器官排泄功能影响、成功率高和多方位显示等诸多优点。

四、超声成像

（一）常规超声

超声检查种类较多。依据超声设备类型，检查可分为 B 超、M 超和彩超等。常用扫查面有矢状面、横切面、冠状面和任意角度的斜向扫查。扫查过程中探头的手法主要有顺序连续平行断面法、立体扇形断面法、十字交叉法和对比加压扫查法等。

以往超声检查均经皮肤进行扫查，近来腔内超声（如经食管超声、胃镜超声、经阴道超声、经直肠超声和血管内超声等）有了较快发展，应用日趋普及。

（二）超声造影

超声造影剂作为一种血池示踪剂，它的发展已经克服了二维灰阶超声、彩色多普勒血流成像(color Doppler flow imaging, CDFI)和彩色多普勒能量图(color Doppler energy, CDE)的局限性,并且能够显示实质组织的微血管结构。依靠造影剂和各种超声扫查模式,在间歇或连续的声波扫查时,可以动态显示随时间病变增强变化的类型。在随之产生的血管相中对各种增强类型进行描述(例如在肝脏病变中的动脉相、门脉相和延迟相),这些时相和CT增强或增强磁共振成像的时相类似。

(三)三维成像

三维超声在保留二维超声成像所有信息的同时,将连续采集的二维图像和(或)CDFI及CDE,经过计算机重建,在仪器的屏幕上,显示靶器官的立体形态和(或)血管树。可以提供形象直观的三维立体图像,显示感兴趣区的立体形态、内部结构、表面特征、空间位置关系等,可单独提取和(或)显示感兴趣区结构,精确测量容积或体积。

第三节　常用术语

一、密　度

人体组织或器官的密度高低直接与其对X线吸收能力大小相关,表现在图像上亮度的差异。临床工作中常将X线或CT图像上呈现亮白色的区域描述为高密度影,主要见于骨骼、钙化灶等;图像上呈现黑色区域描述为低密度影(X线上俗称透亮影),如气体、脂肪等;而图像上呈灰色区域称为中等密度影,多见于皮肤软组织、肌肉、内脏器官等。

需要注意的是,X线图像上的影像明暗差异除了与组织的密度直接关联外,还与组织或器官的厚度密切相关。这就造成了中等密度的组织甚至较低密度组织由于厚度较厚,对X线衰减增加,最终形成了与高密度组织接近的白色影像。例如,胸腔积液时胸水为中等偏低密度,理应在X线片上呈灰色影像,但是由于厚度的因素,胸腔积液往往均呈高密度亮白影。CT不存在影像前后重叠,故影像的明暗直接反映了组织器官的密度,与厚度无关。无论胸腔积液多少,均呈水样或中低密度(图1-3-1)。依同理,心肌和血液脏属于中等密度

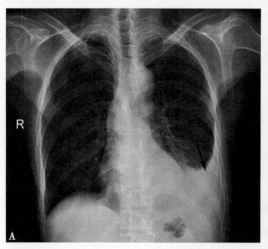
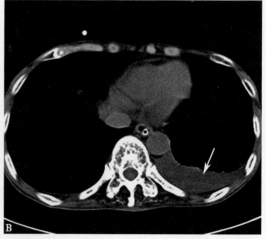

图1-3-1　胸腔积液的密度特点

左侧胸腔积液,在X线片上呈外高内低的弧形高密度影(图A,黑箭),而在CT横断面纵隔窗图像上则表现为水样低密度影,CT值为8HU(图B,白箭)

的组织，由于心脏其厚度足够厚，造成了其在 X 线图像上亮度接近骨骼，表现为高密度影像，呈亮白色。

二、信 号

在磁共振成像过程中，回波电脉冲信号的强弱反映组织或器官的弛豫特性。无论是 T_1WI 还是 T_2WI，抑或其他序列图像，回波信号强者，图像上呈现亮白色；回波信号中等者，在图像上呈现灰色影像；而回波信号弱或无信号者，图像上呈现黑色区域。

与 CT 不同，一种组织或器官在磁共振不同序列上可表现为不同信号。如水在 MRI T_1WI 上呈低信号，而在 T_2WI 上呈高信号；脂肪组织在 MRI T_1WI 上呈高信号，在 T_2WI 上呈中等信号，而在脂肪抑制序列像上表现为低信号。而不含氢质子或者含量极少者（如骨皮质、空气），在 MRI T_1WI、T_2WI 及 PdWI 上均呈极低信号（纯黑色）。几种正常组织在 T_1WI 和 T_2WI 上的信号强度和影像亮度见表 1-3-1。

表 1-3-1　几种正常组织在 T_1WI 和 T_2WI 上的信号强度和影像亮度

		脑白质	脑灰质	肌肉	脑脊液	脂肪	骨皮质	骨髓质	软骨	韧带
T_1WI	信号	较高	中等	中等	低	高	低	高	中等	低
	亮度	白灰	灰	灰	黑	白	黑	白	灰	黑
T_2WI	信号	中等	较高	中等	高	较高	低	中等	中等	低
	亮度	灰	白灰	灰	白	白灰	黑	灰	灰	黑

三、回 声

超声图像是由许多像素构成的，像素的亮、暗反映了回声的强弱。通常把人体组织反射回声强度分为五级，即强回声、高回声、中等回声、低回声和无回声。

1. 强回声　反射系数 >50% 以上，超声图像上形成非常明亮的点状或团块状影像，后方常伴声影。如骨骼、钙化、气体以及含气组织器官（肺）等。

2. 高回声　反射系数 >20% 左右，灰度较明亮，与强回声的区别在于其后方不伴声影。如血管壁、脏器包膜、肌腱、瓣膜、肾窦和纤维组织等。

3. 中等回声　灰度呈中等。如正常肝、脾、胰腺实质等。

4. 低回声　又称弱回声，为暗淡的点状或团块状的回声。如脂肪组织、肾皮质等。

5. 无回声　均匀的液体内无声阻抗差异的界面，即呈无回声区，呈黑色影像。如胆囊内的胆汁、膀胱内尿液等。

（胡春洪　查月琴）

第一节 解剖学概述

一、颅 骨

颅骨分为颅盖和颅底。颅盖由前方的额骨、后方的枕骨及两者之间的左右顶骨构成，以冠状缝、矢状缝及人字缝相隔。颅底由位于中央的蝶骨以及前方的额骨、两侧的颞骨和后方的枕骨组成。

二、脑

脑分为端脑、间脑、中脑、脑桥、延髓和小脑六部分，中脑、脑桥、延髓合称为脑干。

端脑由左、右大脑半球借胼胝体相连而成，两侧大脑半球之间为大脑纵裂。

大脑半球分为上外侧面、内侧面和底面（图 2-1-1，图 2-1-2，见文后彩色插页，图 2-1-3）。脑沟和裂把端脑分为五叶：额叶、颞叶、顶叶、枕叶和岛叶。其中，中央沟是额叶、顶叶的分界；外侧裂（沟）是颞叶与额叶、顶叶前部的分界；顶叶的后部与颞叶的分界线是人为设定的，为顶枕沟至枕前切迹（自枕叶后端向前约 4cm 处）间的中点与外侧裂后端的连线；顶枕沟是顶叶、枕叶的分界。岛叶位于外侧裂的深部，被额叶、颞叶、顶叶覆盖。

大脑半球的表面被灰质覆盖，深面为脑白质。在端脑底部的白质中有基底核（亦称基底节）。基底核包括尾状核、豆状核、屏状核和杏仁体。尾状核呈弓形棒状，分头、体、尾三

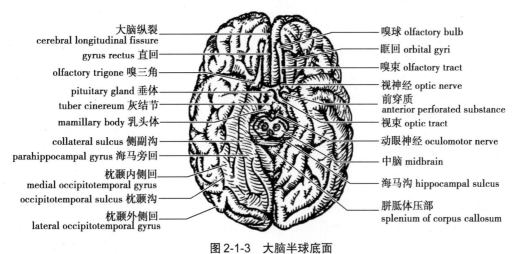

图 2-1-3　大脑半球底面

部,尾状核头部较膨大并突入侧脑室,形成侧脑室前角的外侧壁。尾状核尾部终于杏仁体。豆状核位于背侧丘脑的外侧,分为居外侧的壳和内侧的苍白球这两部分。屏状核位于豆状核外侧,屏状核与豆状核之间的白质称为外囊,屏状核与岛叶皮质之间的白质称为最外囊。

大脑白质由大量神经纤维组成,分为联络纤维、连合纤维和投射纤维。联络纤维联系同侧大脑半球内各部分皮质的纤维,包括短纤维(如弓状纤维,联系相邻脑回)和长纤维(如钩束、上纵束、下纵束、扣带等,联系同侧大脑半球的脑叶)。连合纤维是连接左右大脑半球皮质的长纤维,包括胼胝体、前连合和穹窿连合。胼胝体由前向后分为嘴、膝、干(体部)和压部。投射纤维是联系大脑皮质与皮质下结构的上行、下行纤维,其中大部分纤维呈辐射状投射至大脑皮质,称为放射冠。投射纤维通过尾状核、背侧丘脑与豆状核之间时形成宽阔致密的白质带,称为内囊。横断面上,内囊呈"<"或">"形,自前向后分为内囊前肢、膝和后肢,膝部尖端指向内侧。

间脑位于大脑半球与中脑之间,外侧与内囊毗邻,内侧面构成第三脑室的侧壁,可分为背侧丘脑、下丘脑、底丘脑、上丘脑和后丘脑。背侧丘脑为卵圆形的灰质团块,外侧面与内囊相邻,内侧面形成第三脑室的侧壁,上面、后面各有一部分暴露于侧脑室底。下丘脑由视交叉、灰结节和乳头体组成,灰结节中央部向下延续为漏斗,与垂体相连。

中脑由背侧的顶盖和腹侧的大脑脚组成,顶盖包括上丘、下丘各一对,合称四叠体。中脑的内腔为中脑导水管。

小脑由中间的小脑蚓部和两侧的小脑半球组成,借小脑上、中、下脚与中脑背面、脑桥和延髓后外侧面相连。小脑扁桃体位于小脑的下面,为小脑蚓两旁隆起的部分。

三、脑室与脑池

(一)脑室

脑室系统包括侧脑室、第三脑室、第四脑室以及联通脑室的室间孔和中脑导水管。部分人可见第五、第六脑室,为发育变异。

侧脑室位于大脑半球内,左右各一,不规则形,分为侧脑室前角、中央部、后角(枕角)和下角(颞角)四部分,借左右室间孔与第三脑室相通。侧脑室在室间孔前方的部分称为前角,室间孔至胼胝体压部之间为侧脑室中央部,中央部内侧壁为透明隔。侧脑室中央部、下角、后角三者汇合处呈三角形的腔隙称为侧脑室三角区。

第三脑室是两侧背侧丘脑和下丘脑之间的狭窄腔隙,底壁为下丘脑。故下丘脑的病变常压迫第三脑室,导致梗阻性脑积水。第三脑室向后下借中脑导水管连通第四脑室。

第四脑室位于脑桥、延髓及小脑之间,形似帐篷。向下连通脊髓中央管,另借正中孔及两侧的外侧孔与蛛网膜下腔相通。

第五脑室位于两侧透明隔之间,亦称透明隔腔。第六脑室又称 Verga 室,位于第五脑室后方的穹窿连合与胼胝体之间,呈水平裂隙状。第五、第六脑室互相交通,但是不与其他脑室相通。第五、第六脑室一般无病理学意义,但异常扩大时可阻碍脑脊液循环,引起颅内压升高。

(二)脑池

脑池为蛛网膜下腔在脑沟、裂等处的扩大,相邻脑池之间无明显界限,互为连通。脑池内除了充满脑脊液外,可有神经、血管等重要结构通过。

主要脑池有大脑侧裂池、脑桥小脑角池、脑桥前池、环池、脚间池、大脑大静脉池和枕大池等。大脑侧裂池内有大脑中动脉及其分支和大脑中浅、深静脉通过。脑桥小脑角池内有面神经、听神经、小脑下前动脉和迷路动脉通过，听神经瘤好发于该池内。脑桥前池内有基底动脉通过。环池围绕中脑大脑脚两侧，连于四叠体池与脚间池之间，内有大脑后动脉、小脑上动脉、基底静脉及滑车神经等通过。脚间池内有动眼神经、大脑后动脉等通过，后交通动脉经过该池的外侧部。大脑大静脉池位于第三脑室后方，内有松果体和大脑大静脉等。枕大池位于后颅窝下部的小脑与延髓之间，前与第四脑室连通，内有小脑下后动脉通过。

鞍上池为 CT 及 MRI 横断面图像上交叉池、脚间池、脑桥前池等共同构成，居蝶鞍上方，呈六角形。脚间池较浅时，鞍上池呈五角形。池内有视交叉、颈内动脉、垂体柄、动眼神经等重要结构。

临床意义

脑池的形状、密度和大小在影像诊断中具有重要意义。气颅、蛛网膜下腔出血时会导致所在部位的脑池密度发生改变，某一脑池内的肿瘤或肿瘤样病变可导致该脑池填塞，脑肿瘤等占位性病变的压迫可导致邻近脑池变形甚至闭塞，而脑萎缩常表现为普遍性脑池扩大。

第二节 颅脑 X 线解剖

X 线可显示颅骨的解剖，但不能显示脑的结构。颅骨在 X 线片上呈高密度影像，切线位上可显示颅盖骨的内外板及板障。颅骨内外板表面光滑，呈均匀致密影，板障位于内外板之间，且密度低于内外板，呈灰色影。

一、颅盖骨

（一）侧位

主要观察颅盖骨的构造、颅缝及压迹等（图 2-2-1）。

1. 颅盖骨的厚度和结构　颅盖骨都是扁骨，其厚薄、密度及结构因人、性别与年龄而异。一般额部和顶部较厚，平均约 5mm，颞骨和枕骨下部较薄，平均约 2～3mm。成人颅盖骨分三层，外板厚约 1.5mm，内板约 0.5mm，内外板之间的板障各部厚薄不一，薄处不能分辨，厚处呈颗粒影。

2. 颅盖骨的骨缝　X 线上表现为骨间锯齿状条纹透亮影，有时在颅骨缝间可见缝间骨，边缘呈锯齿状。侧位片上所见的骨缝，以位于额骨和顶骨之间的冠状缝以及位于顶骨和枕骨之间的人字缝较为常见而且明显。冠状缝在顶骨前缘垂直下行，人字缝在顶骨后缘斜行向前下方。位于顶骨和颞骨之间的鳞状缝、顶骨和乳突之间的顶乳缝以及枕骨和乳突之间的枕乳缝则不甚清晰。

3. 颅盖压迹　在颅骨上常见压迹包括脑回压迹、血管压迹和蛛网膜粒压迹。脑膜中动脉颅骨压迹为最主要的血管压迹，亦称脑膜中动脉沟，呈轮廓清楚的线条状低密度影，从颅中窝迂曲上行，在冠状缝后分为前、后两大直支，前支压迹大而清楚，后支压迹小而浅。正常情况下，成人均可见此压迹，且两侧形态和分布基本对称，需注意与颅骨线形骨折相鉴别，后者表现为锐利而清晰的线状影。此外，发生颅骨骨折时，应注意骨折线是否跨过血管压迹影。如跨过，则高度提示存在血管损伤、颅内血肿的可能。蛛网膜粒压迹多见于额顶骨中线旁，表现为边缘光整而不规则的透亮区。压迹较大时，局部颅板明显变薄并形成外突的骨壳，甚至会造成局限性骨缺损。

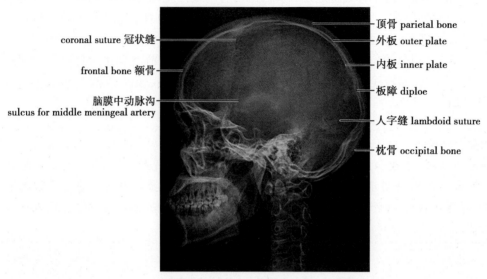

coronal suture 冠状缝
frontal bone 额骨
脑膜中动脉沟
sulcus for middle meningeal artery

顶骨 parietal bone
外板 outer plate
内板 inner plate
板障 diploe
人字缝 lambdoid suture
枕骨 occipital bone

图 2-2-1　头颅侧位

（二）后前位

该位置能显示冠状缝、人字缝的全貌。在颅盖两侧下壁有时显示的斜行透亮影为颞鳞缝；在中线上，矢状缝清晰显示，沿矢状窦旁的带状透亮影为上矢状窦压迹，其两侧小类圆形透亮影为蛛网膜粒压迹，其大小约 0.5～1cm，最大可达 2～3cm，离中线不超过 4cm。婴幼儿的颅骨相接处呈不规则多角形透亮区为囟门，分前囟和后囟；前者由左、右顶骨和额骨围成，后者由左、右顶骨和枕骨围成（图 2-2-2）。

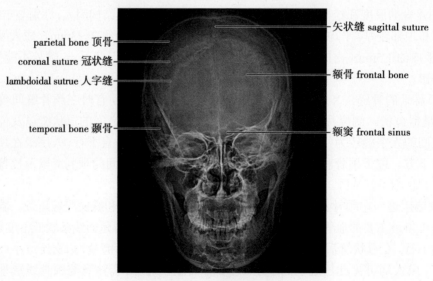

parietal bone 顶骨
coronal suture 冠状缝
lambdoidal sutrue 人字缝
temporal bone 颞骨

矢状缝 sagittal suture
额骨 frontal bone
额窦 frontal sinus

图 2-2-2　头颅后前位

二、颅 底 骨

（一）颏顶位

整个颅底影呈类圆形，最前突出部分为鼻部及牙槽弓，稍后为颏部及额面部结构的重叠影像，其两旁为颧骨。鼻中隔位于中线前部，两旁结构对称。中部的透亮影为蝶窦及鼻后孔，其后为蝶骨体部。蝶窦的透亮影明显，窦壁清晰，两侧壁旁紧邻磨牙呈"人"字形的致密影为翼突内、外板。翼突板的后方有卵圆孔，后外方较小呈圆形者为棘孔。颞骨岩部呈"八"字形致密影，位于枕骨大孔的前外方，左右对称呈轴位影像。岩骨前缘颈内动脉管外口呈圆形透亮影，岩尖部不规则透亮影为破裂孔，由岩尖部、蝶骨与枕骨共同围成。内听道开口于岩骨后侧中部，呈一较短的横行管状透亮影。颏顶位后部枕大孔影显清晰，寰椎显影于枕大孔周围，其中前弓显示清晰，枢椎齿突投影于枕骨大孔中央（图2-2-3）。

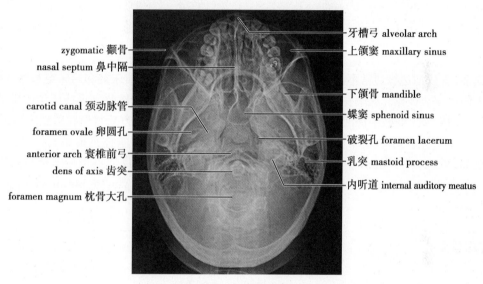

图 2-2-3　颅底颏顶位

（二）额枕位

即 Towne 位，主要用于观察枕骨鳞部、顶骨后部、枕大孔及部分颞骨岩部，颅盖骨上的人字缝、冠状缝及矢状缝显示清晰。中部显示完整的枕骨鳞部，其中央十字形稍致密影为枕内粗隆，两侧为横窦影，上下分别为上矢状窦和枕窦。蝶鞍鞍背和后床突显示于枕骨大孔中央。从枕骨大孔两侧斜向外上方的致密影为颞骨岩部，其外上方透亮影为鼓窦。岩骨嵴内上缘横行短管状透亮影为内听道开口（图2-2-4）。

（三）蝶鞍侧位

1. **蝶鞍的形态**　根据前后径与深径的比例关系蝶鞍可分为卵圆型、扁平型和圆型三种类型，前两者前后径大于深径，后者前后径与深径大致相等。儿童多为圆型，成人多为卵圆型。

2. **蝶鞍的结构**　蝶鞍前方以鞍结节为界，后方以鞍背为界。鞍结节为蝶鞍前壁上一隆起的骨性致密影。其上方向后突起的致密影为前床突，前床突为蝶骨小翼向后延伸部分，离中线较远，并不构成鞍顶。鞍结节前稍凹处为视交叉沟。鞍结节与前床突之间为颈内动脉虹吸部前界。斜坡向上延续为鞍背。从鞍背两侧向上竖起的骨性致密影为后床突。鞍背厚，骨

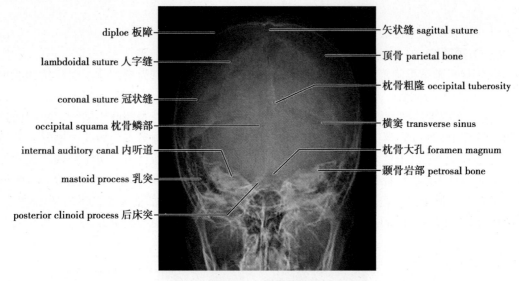

图 2-2-4　颅底额枕位

松质多,骨皮质边缘通常不甚清晰。标准的蝶鞍侧位片上,两侧前床突和后床突基本重叠,鞍底无假性双边征象。鞍隔在平片上不能显示,如前后床突间韧带钙化则形成所谓的桥形蝶鞍即封闭型蝶鞍。蝶鞍中央凹陷处为垂体窝,内含垂体。垂体窝下方新月形的透亮影为蝶窦。

3. 蝶鞍的大小　通常测量其前后径和深径,蝶鞍前后径即垂体窝前壁、后壁之间的最大距离,约为 8～16mm,平均为 11.5mm;蝶鞍深径指垂体窝的最低点至鞍结节与后床突间连线的距离(4～13mm,平均 8.4mm)或至前后床突连线间的距离(7～14mm,平均 9.5mm)(图 2-2-5)。

临床意义

蝶鞍的形态、大小和骨壁的改变在影像诊断中具有重要意义。垂体瘤常导致蝶鞍扩大,周围骨质吸收变薄甚至破坏。部分垂体瘤可突破鞍底侵入蝶窦。

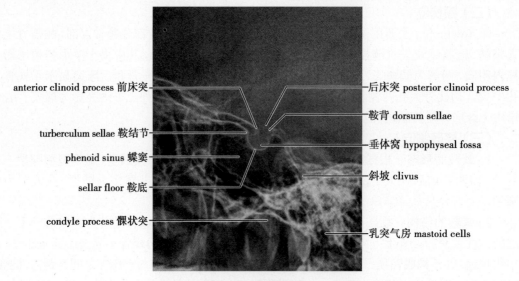

图 2-2-5　蝶鞍侧位

三、颅内生理性钙化

颅内生理性钙化主要包括松果体钙化、硬脑膜钙化和脉络丛钙化，无临床意义，不可误认为病变。

（一）松果体钙化

松果体钙化斑成人显影率高达30%～40%，松果体钙化斑的位置较恒定，正位片上，位于颅腔的中线上；侧位片上，位于鞍背上端的后方约3cm的范围（图2-2-6）。钙化的形态表现为点状或几点聚集形成类圆形致密影，少数呈环状，范围一般在1cm内。

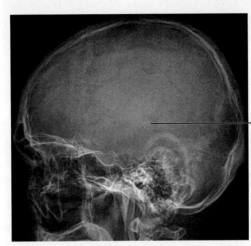

松果体钙化
pineal calculus

图 2-2-6　松果体钙化

（二）硬脑膜钙化

最常出现的部位是大脑镰，其显影的发生率约10%。正位片上呈带状或长三角形致密影，居于中线上，侧位片常不易显影。其他部位硬脑膜钙化少见。

（三）脉络丛钙化

多发生在侧脑室三角区，两侧对称出现。脑室内的脉络丛钙化平片显影率极低，仅约0.5%。正位片上，钙化斑位于眶顶上方距中线2.5cm处，两侧对称。侧位片上，该斑位于松果体钙斑的后下方1～2cm处。钙斑大小0.5～1.5cm。

第三节　颅脑断面影像解剖

CT及MRI可清晰显示脑的解剖结构。在CT图像上，灰质密度略高于白质，脑室、脑沟、脑池内脑脊液呈低密度影；在MRI T_1WI 上，白质信号稍高于灰质，T_2WI 上灰质信号稍高于白质。脑脊液在 T_1WI 上呈明显低信号，T_2WI 上呈明显高信号，与脑组织的信号有显著区别。增强CT及增强MRI图像上，脑灰质、白质因血脑屏障的存在，多无强化或仅轻度强化。大脑镰、软脑膜及血管可出现明显强化，呈高密度或高信号影。

一、横断面解剖

颅脑横断面分10个层面介绍（图2-3-1）。

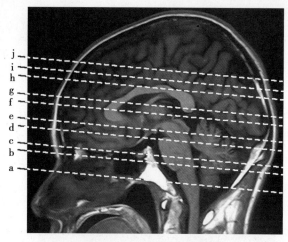

图 2-3-1　扫描定位线示意图

a. 颅底层面　b. 蝶窦上部层面　c. 蝶鞍层面　d. 鞍上池层面

e. 第三脑室下部层面　f. 松果体层面　g. 侧脑室体部层面

h. 胼胝体干层面　i. 半卵圆中心层面　j. 中央旁小叶层面

（一）颅底层面

此层面上蝶骨体占据中央，蝶骨大翼上由前向后依次可见卵圆孔（内有下颌神经通过）和棘孔（内有脑膜中动脉通过）。层面前方中部为蝶窦、鼻中隔及筛窦，层面前外侧方为眼眶。

两侧颞骨岩部呈"八"字形，岩骨尖的前方可见破裂孔和颈动脉管。两侧岩骨尖之间为枕骨基底部。岩骨后部可见颈静脉孔，内有颈内静脉、舌咽神经、迷走神经和副神经通过。

层面的后半部为颅后窝，呈三叶草状，内有延髓和小脑半球的下部，近中线旁两侧可见小脑扁桃体。两侧小脑半球之间的纵行裂隙为小脑谷，它前通正中孔至第四脑室，向后与枕大池相通（图 2-3-2）。

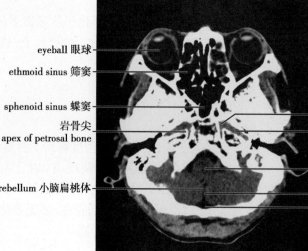

图 2-3-2　颅底层面

A. CT 平扫软组织窗

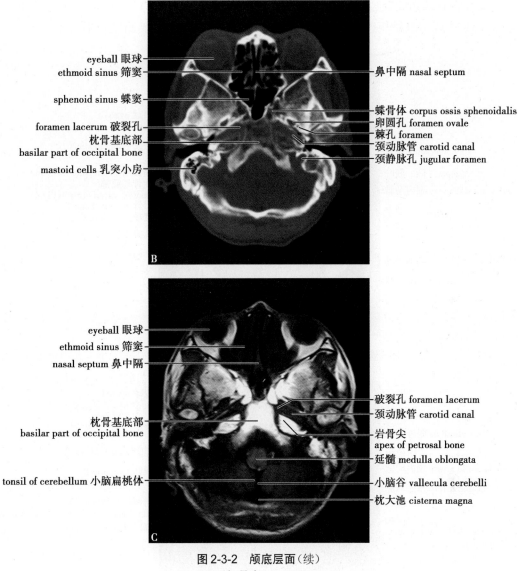

图 2-3-2　颅底层面（续）

B. CT 平扫骨窗；C. MRI T$_1$WI

临床意义

　　破裂孔、卵圆孔、棘孔及枕骨基底等为重要解剖结构，临床常见疾病鼻咽癌常侵犯至此，识别上述结构的改变对肿瘤临床分期、放疗计划设计等均具有非常重要的价值。

（二）蝶窦上部层面

　　蝶窦占据层面中央，两侧为颈内动脉及海绵窦。蝶窦前方为筛窦。筛窦两侧为眼眶，其断面呈喇叭口状，内容眼球、视神经及眼外肌。海绵窦的外侧为颅中窝，内容纳大脑半球的颞叶下部。

　　岩骨内可见上鼓室及乳突气房等结构，岩骨内后缘见内听道，呈喇叭状，内有第 7 对脑神经（面神经）和第 8 对（位听神经）脑神经穿行。岩骨后方为颅后窝，脑桥位于颅后窝的前部，它与枕骨斜坡之间的裂隙为桥前池，内可见由两侧椎动脉汇合而成的基底动脉的断面。小脑以小脑中脚与脑桥相连。脑桥背侧可见第四脑室，呈星形或新月状（图2-3-3）。

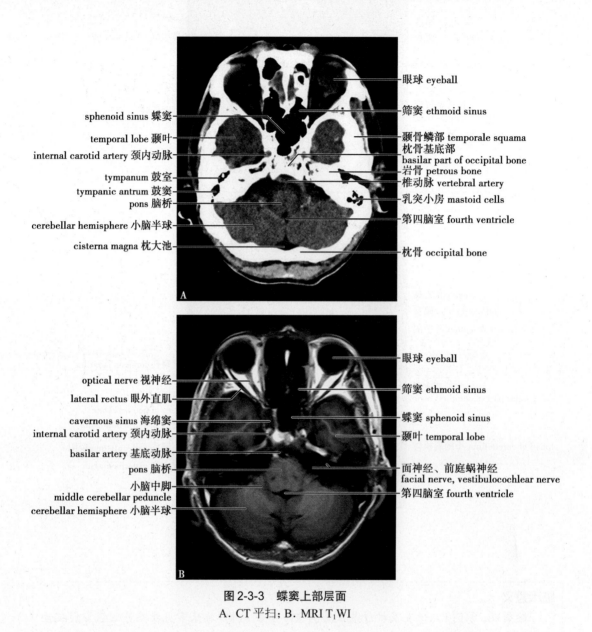

图 2-3-3 蝶窦上部层面

A. CT 平扫；B. MRI T₁WI

（三）蝶鞍层面

蝶鞍位于层面中央，垂体窝容纳脑垂体。蝶鞍两旁为海绵窦及颈内动脉。蝶鞍前方为两侧额叶的底部及眼眶顶部，可见眼上静脉、上直肌等。

颅中窝内为大脑半球颞叶，体积较前一层面增大。岩骨内后缘见内听道，呈喇叭状。

颅后窝内，脑桥、小脑中脚及颞骨岩部之间的裂隙为桥—小脑角池（简称C-P角池），内有第7对、第8对脑神经通过。第四脑室呈半月形或星形，位于颅后窝中线上，其后方为小脑蚓部（图2-3-4）。

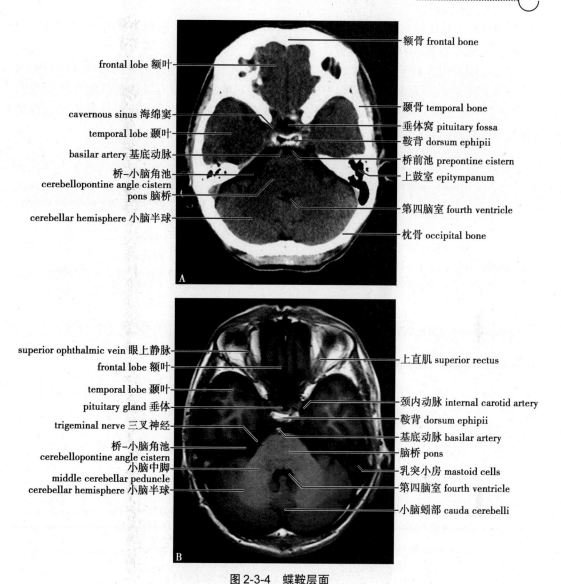

图 2-3-4 蝶鞍层面
A. CT 平扫; B. MRI T₁WI

临床意义

　　临床上，垂体瘤常表现为蝶鞍区肿块，伴有蝶鞍扩大和骨质破坏。而听神经瘤则多表现为桥脑小脑角池内肿块及内听道扩大。故上述解剖结构的观察对发现病变和诊断具有重要意义。

（四）鞍上池层面

　　鞍上池位于层面中央，多数有六个角，呈六角星状。前角通大脑纵裂池，两侧的前外侧角通大脑侧裂池，两后外角通大脑脚池及环池，后角连大脑脚间池。如大脑脚间池较浅或者扫描切面显示桥前池时，则鞍上池呈五角星状。

　　鞍上池内容纳重要结构。其前部为漏斗和视交叉，视交叉外侧可见颈内动脉，它发出大脑前动脉和大脑中动脉，并经后交通动脉与基底动脉发出的大脑后动脉吻合，形成 Willis 环。本层面可显示 Willis 环的大部分。

　　鞍上池前方为大脑半球额叶底部。鞍上池的两侧方为颞叶，外侧裂池为额叶和颞叶的分界。鞍上池的后方为中脑大脑脚，中脑背侧有一对隆起，为下丘。四叠体池环绕下丘的表面，两侧下丘之间可见中脑导水管。层面后部为两侧小脑半球及蚓部。枕骨中央常可见向内的骨性突起，为枕内隆突（图 2-3-5）。

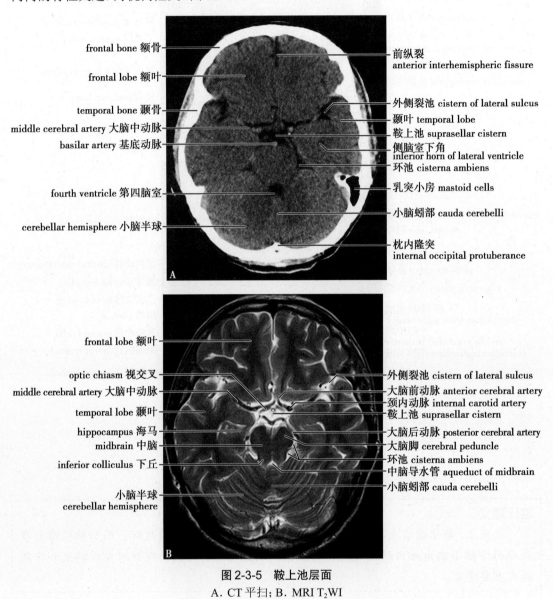

图 2-3-5　鞍上池层面
A. CT 平扫；B. MRI T$_2$WI

临床意义

　　临床上，鞍上池的解剖较为重要。许多疾病均发生于此，如垂体瘤、颅咽管瘤、脑膜瘤、动脉瘤、生殖细胞瘤、视神经及下丘脑肿瘤等。它们均可表现为鞍上池内占位，正常鞍上池五角或六角星形态残缺或消失。

（五）第三脑室下部层面

中脑位于此层面中央，中脑腹侧见大脑脚。在 MR T_2WI 上可见位于大脑脚底的黑质和红核，左右各一并对称。黑质在前，呈卵圆形。红核在后，呈圆形。它们均呈低信号。中脑背侧可见中脑导水管及上丘。上丘后方为四叠体池。

下丘脑居中脑前方，其中间为裂隙状的第三脑室下部。第三脑室的前外方可见侧脑室前角下部及大脑半球额叶。侧脑室前角后外侧方可见尾状核和豆状核。大脑外侧裂呈横置的"T"形，其深面的脑实质为岛叶。覆盖岛叶的大脑组织称为岛盖；侧脑室下角居颞叶内，呈弧形裂隙影。层面后部可见枕叶及小脑蚓部等（图 2-3-6）。

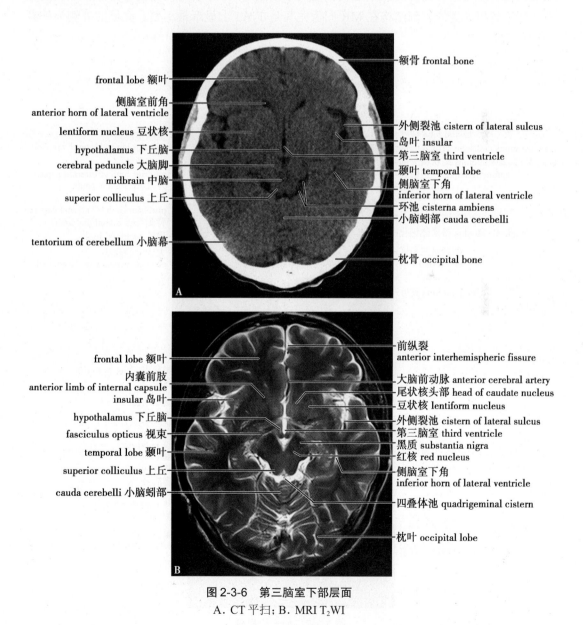

图 2-3-6 第三脑室下部层面
A. CT 平扫；B. MRI T_2WI

（六）松果体层面

第三脑室呈裂隙状，位于层面中央。它与前方的室间孔、穹隆及透明隔构成中线结构。室间孔居穹隆与背侧丘脑之间，它连接两侧侧脑室并与第三脑室相通。侧脑室前角与大脑纵裂池之间为胼胝体膝部，它连接左右额叶。第三脑室后方为松果体，后者常钙化并在CT上呈高密度，极易识别。大脑大静脉池及直窦位于松果体后方，于CT增强或MRI T$_2$WI上显示尤为清楚。侧脑室三角区内富含静脉丛，常发生钙化。侧脑室三角区后方为枕叶。

内囊位于豆状核与尾状核头及背侧丘脑之间，呈"<"或">"形，尖端朝内侧。内囊分三部分，尾状核头部与背侧丘脑之间为内囊膝部，尾状核头部与豆状核之间为内囊前肢，背侧丘脑与豆状核之间为内囊后肢。豆状核由两个核团组成，分别是内侧的苍白球和外侧的壳核。基底节和内囊的解剖结构在MR图像尤其是T$_2$WI上显示最清楚。壳核的外侧为外囊（图2-3-7）。

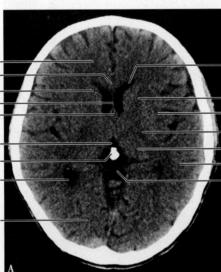

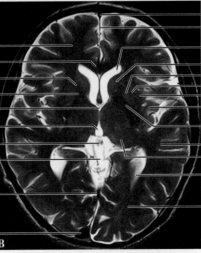

图2-3-7　松果体层面

A. CT平扫；B. MRI T$_2$WI

临床意义

　　基底节区影像解剖十分重要。此区为脑卒中好发部位，豆纹动脉破裂、梗塞可分别引起基底节—内囊区出血和梗死，导致患者偏瘫。出血量大时可波及外囊甚至最外囊，严重者可侵犯背侧丘脑、破入脑室。

（七）侧脑室体部层面

　　两侧侧脑室由透明隔相隔，居中线两旁，两侧形态基本对称。透明隔为两层膜状结构紧贴而成，之间可有潜在腔隙，如扩大则形成第五脑室，属正常变异。侧脑室体部两旁为尾状核头部及背侧丘脑。两侧侧脑室前角之间为胼胝体膝部，后角之间为胼胝体压部。

　　大脑外侧裂位于半球凸面中点处，向后向内延伸，为额叶和颞叶的分界标志。顶枕沟始于中线后 1/3 处，为顶叶和枕叶分界标志。此层面同时出现大脑半球的额、颞、顶、枕四个叶（图 2-3-8）。

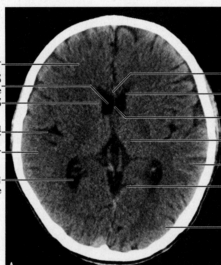
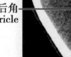
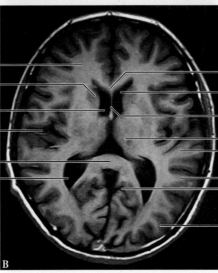

图 2-3-8　侧脑室体部层面
A. CT 平扫；B. MRI T$_1$WI

（八）胼胝体干层面

胼胝体干位于层面中央，与大脑镰组成中线结构。侧脑室体部呈凹缘向外侧的镰刀状，位列中线两侧。此层面上大脑半球从前向后依次见额叶、顶叶和枕叶。中央沟为额叶与顶叶的分界标志，一般位于大脑半球凸面平侧脑室前 1/3 水平。顶枕沟位于半球内侧面后部，沟较深，呈水平走向（图 2-3-9）。

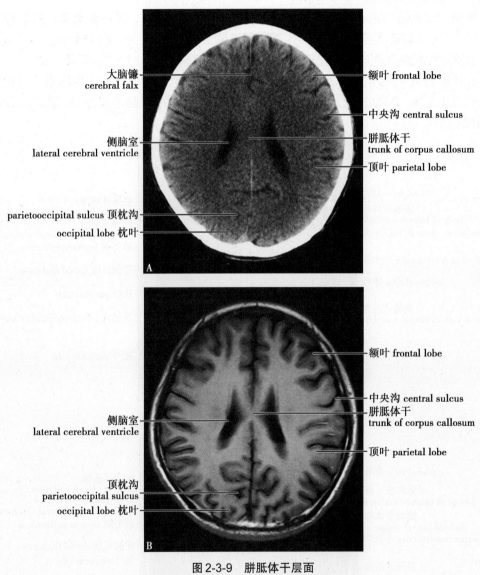

图 2-3-9　胼胝体干层面
A. CT 平扫；B. MRI T$_1$WI

（九）半卵圆中心层面

中线结构为大脑镰，其前后端连上矢状窦。上矢状窦断面呈三角形，MR 图像上因流空效应而呈低信号，在 CT 增强图像上呈高密度，易于识别。此层面上大脑半球的白质较丰富，断面形态近似半卵圆形，故称半卵圆中心。临床上，脱髓鞘病变如多发性硬化等多发生于此。

此层面上中央沟与其他脑沟较难区分，大约位于半球外侧面前 1/4 与后 3/4 交界处，此沟为额叶与顶叶的分界标志。顶枕沟位于半球外侧面后部，前内侧走向，是层面上最深的脑沟（图 2-3-10）。

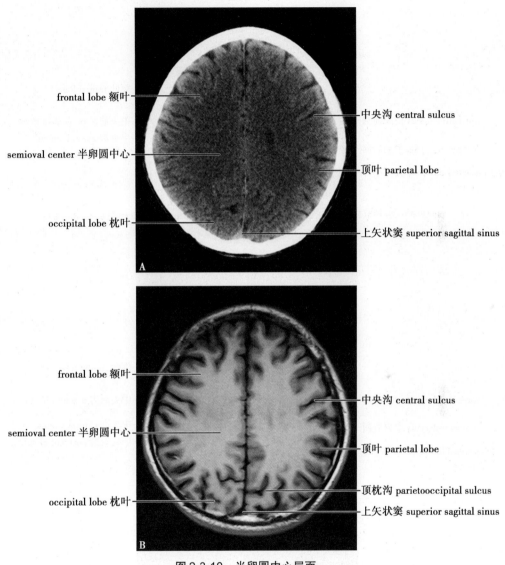

图 2-3-10 半卵圆中心层面
A. CT 平扫；B. MRI T₁WI

（十）中央旁小叶层面

此层面已近颅顶，左右大脑半球以大脑镰为中线呈镜像对称，脑回和脑沟结构十分清晰。中央沟为层面上最深的脑沟，自半球外侧面的中点稍向后横行，几乎达半球的内侧面，多不中断。中央沟的前后各有一条与之伴行的脑沟，分别为中央前沟和中央后沟。中央沟与中央前沟之间的脑回为中央前回，中央沟与中央后沟之间的脑回为中央后回。中央旁小叶位于半球内侧面中部区域，包绕中央沟内侧端周围。此层面上已无枕叶（图 2-3-11）。

临床意义

　　中央前回和中央后回分别是躯体运动和感觉的中枢所在。临床上,此处病变如损伤、肿瘤、梗死、出血或炎症等均可导致患者偏身瘫痪或麻痹,也是颅脑手术的"禁区"。

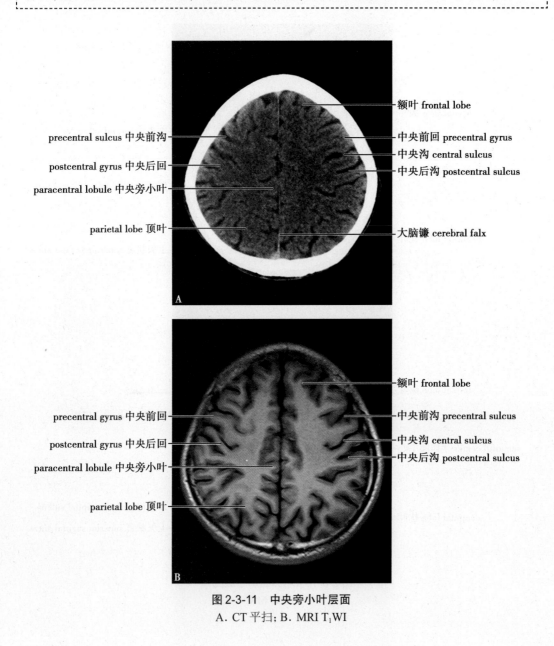

图2-3-11　中央旁小叶层面
A. CT 平扫；B. MRI T₁WI

附:

　　大脑前、中、后动脉及其分支有其各自的供血范围,了解横断面上各个层面的血供区域,有助于临床脑梗死的定位诊断。由于侧支循环的存在,某一血管闭塞所导致的损伤范围通常小于示意图所绘的范围(图2-3-12)。人体的运动及感觉等受中枢支配,在脑部存在相应的功能区。了解这些功能区的定位,对疾病的诊断与指导临床治疗,尤其是提供神经外科手术治疗安全性具有重要意义。

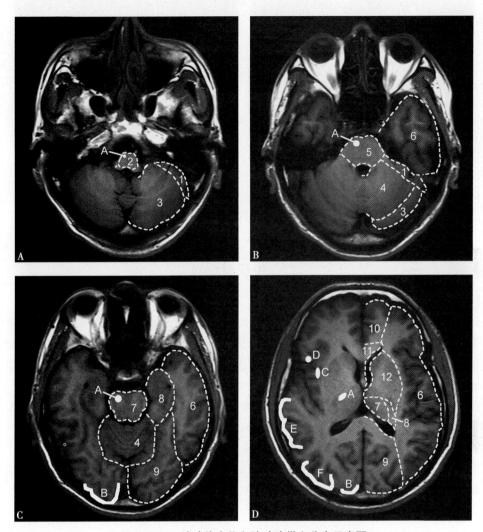

图 2-3-12 脑功能定位和脑动脉供血分布示意图

1. 小脑前下动脉供血区；2. 椎动脉穿支供血区；3. 小脑后下动脉（☆延髓外侧段）供血区；4. 小脑上动脉供血区；5. 基底动脉穿支供血区 6. 大脑中动脉供血区；7. 脉络膜后动脉及丘脑后穿动脉供血区；8. 脉络膜前动脉及丘脑前穿动脉供血区；9. 大脑后动脉供血区；10. 大脑前动脉供血区；11. 内侧豆纹动脉和胼胝体穿支（发自大脑前动脉）供血区；12. 外侧豆纹动脉（发自大脑中动脉）供血区；A. 皮质脊髓束；B. 视区（枕叶内侧距状沟两侧皮质）；C. 味觉中枢（岛盖皮质）；D. 运动性语言中枢（额下回岛盖部）；E. 听觉性语言中枢（颞上中回后部）；F. 视觉性语言中枢（角回）；G. 书写中枢（额中回后部）；H. 听区（颞叶外侧沟下壁的颞横回）；I. 运动前区 6 区（额上回）；J. 运动前区 8 区（额中回）；K. 第一躯体运动区（中央前回）；L. 手运动区（中央前回中份膝部）；M. 躯体感觉区（中央后回）；N. 上肢感觉区

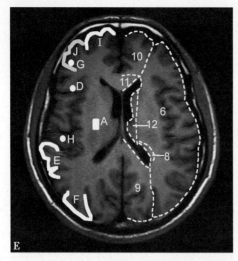
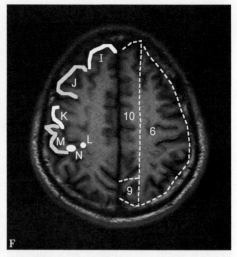

图 2-3-12　脑功能定位和脑动脉供血分布示意图（续）

二、矢状面解剖

（一）中线层面

此层面显示胼胝体全貌，它位于层面中央区域，呈上凸下凹的弧形结构。它由前向后分为嘴、膝、干和压四部分。扣带回环绕胼胝体上方，扣带沟位于扣带回的上方。大脑半球中部和后部分别可见较深且恒定的中央沟和顶枕沟。前者是额顶叶分界标志，后者则为顶枕叶分界标志。

胼胝体下方为侧脑室（或透明隔）及穹隆，第三脑室借穹隆与前上方的侧脑室体部分开，背侧丘脑的内侧面以及中脑顶盖分别为第三脑室的外侧壁和底。第三脑室向下经中脑导水管通第四脑室。脑干由中脑、脑桥和延髓组成，自第三脑室底向下后稍斜行，移行于颈髓。由上至下，脑干腹侧可见脚间池、桥前池和延髓池，脑干背侧可见四叠体池和小脑延髓池。此外，在小脑幕和小脑上面之间可见小脑上池（图 2-3-13）。

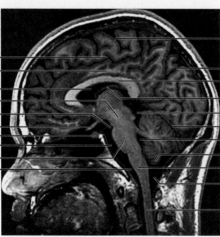

cingulate sulcus 扣带沟	中央沟 central sulcus
cingulate gyrus 扣带回	顶枕沟 parietooccipital sulcus
lateral ventricle 侧脑室	胼胝体 corpus callosum
middle brain 中脑	穹隆 fornix
interpeduncular cistern 脚间池	四叠体池 quadrigeminal cistern
optic chiasma 视交叉	小脑幕 tentorium of cerebellum
pituitary gland 垂体	第四脑室 fourth ventricle
pontine cistern 桥前池	小脑扁桃体 tonsil of cerebellum
pons 脑桥	延髓 medulla oblongata
medullary cistern 延髓池	小脑延髓池 cerebellomedullary cistern
	颈髓 cervical cord

图 2-3-13　中线层面（MR 增强 T_1WI）

垂体位于蝶鞍内，分为腺垂体和神经垂体两部分，其后上部分在 MR T_1WI 上常呈高信号，为神经垂体所在。垂体下缘为鞍底及蝶窦，上缘因鞍隔存在而平直，垂体借垂体柄向上连于丘脑下部。垂体的前上方见视交叉和视束（图 2-3-14）。

小脑幕居枕叶和小脑之间，向后下连窦汇，向前至中脑后方游离，称小脑幕切迹。临床上小脑幕切迹疝就发生于此。小脑幕下方为小脑蚓部及小脑扁桃体。

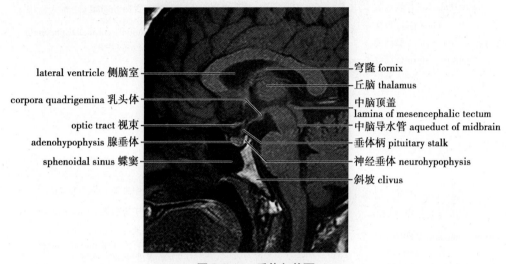

左侧标注（从上到下）：
lateral ventricle 侧脑室
corpora quadrigemina 乳头体
optic tract 视束
adenohypophysis 腺垂体
sphenoidal sinus 蝶窦

右侧标注（从上到下）：
穹隆 fornix
丘脑 thalamus
中脑顶盖
lamina of mesencephalic tectum
中脑导水管 aqueduct of midbrain
垂体柄 pituitary stalk
神经垂体 neurohypophysis
斜坡 clivus

图 2-3-14　垂体矢状面

临床意义

垂体后叶高信号区消失是中枢性尿崩症患者的常见征象。垂体大腺瘤时，正常垂体形态消失，肿瘤可突破鞍隔向鞍上生长，压迫视交叉、视束。肿瘤亦可破坏鞍底，侵犯蝶窦。

（二）丘脑内侧层面

胼胝体仍位于层面中央，其上方的扣带回、扣带沟、中央沟以及顶枕沟等结构显示较中央层面清晰。侧脑室前角下方为尾状核头及体。背侧丘脑下连脑干。中央沟后方依次为中央后回、顶上小叶、楔前叶，顶枕沟与距状沟之间为楔叶，距状沟两侧为视觉皮层。距状沟下方为舌回。脑干背侧从上到下依次可见穹隆、四叠体、小脑中脚及小脑扁桃体等。脑干腹侧可见视束、脚间池、桥前池、枕骨斜坡等（图 2-3-15）。

（三）豆状核内侧层面

基底核占该层面的中央区域，尾状核与苍白球呈上下关系，其间为内囊前肢所在。苍白球与背侧丘脑呈前后关系，两者之间为内囊后肢。苍白球及背侧丘脑下方为海马旁回，海马旁回向前上方卷曲形成钩。钩与杏仁体相连（图 2-3-16）。

（四）海马层面

此层面通过海马及豆状核的壳部。壳位于层面中央区域，其上方可见侧脑室三角区，其下方为海马。海马分为头、体、尾三部分。海马前方有时可见较窄的侧脑室下角。层面上部可见中央沟及中央前沟，中央前沟向前依次可见额上回、额中回和额下回。此层面顶枕、颞枕分界欠清，枕叶已较小。小脑幕下方为小脑半球、横窦（图 2-3-17）。

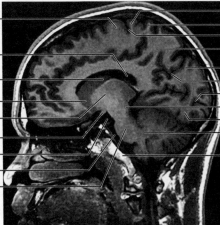

precentral gyrus 中央前回
lateral ventricle 侧脑室
body of caudate nucleus 尾状核体
head of caudate nucleus 尾状核头
dorsal thalamus 背侧丘脑
optic tract 视束
interpeduncular cistern 脚间池
pontine cistern 桥前池
pons 脑桥

中央后回 postcentral gyrus
顶上小叶 superior parietal lobule
中央沟 central sulcus
楔前叶 precuneus lobe
楔叶 cuneus
顶枕沟 parietooccipital sulcus
距状沟 calcarine sulcus
四叠体 corpora quadrigemina
舌回 lingual gyrus
小脑中脚 middle cerebellar peduncle
斜坡 clivus

图 2-3-15　丘脑内侧层面（MR T₁WI）

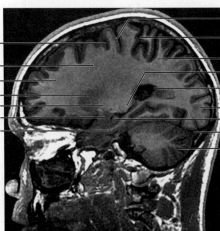

precentral sulcus 中央前沟
centrum semiovale 半卵圆中心
frontal lobe 额叶
head of caudate nucleus 尾状核头
globus pallidus 苍白球
amygdaloid body 杏仁体
parahippocampal gyrus 海马旁回

中央沟 central sulcus
中央后沟 postcentral sulcus
顶叶 parietal lobe
背侧丘脑 dorsal thalamus
侧脑室三角区 trigone of lateral ventricle
枕叶 occipital lobe
海马 hippocampus
横窦 transverse sinus
小脑半球 cerebellar hemisphere

图 2-3-16　豆状核内侧层面（MR T₁WI）

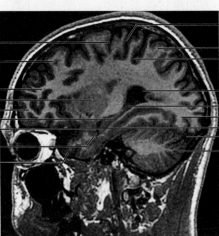

precentral sulcus 中央前沟
superior frontal gyrus 额上回
middle frontal gyrus 额中回
putamen 壳
inferior frontal gyrus 额下回
hippocampal body 海马体
hippocampal head 海马头
侧脑室下角
inferior horn of lateral ventricle
temporal pole 颞极

中央沟 central sulcus
顶上小叶 superior parietal lobule
中央后沟 postcentral sulcus
侧脑室三角 trigone of lateral ventricle
海马尾 hippocampal tail
枕叶 occipital lobe
海马旁回 parahippocampal gyrus
横窦 transverse sinus
小脑半球 cerebellar hemisphere

图 2-3-17　海马层面（MR T₁WI）

（五）侧脑室下角层面

侧脑室下角居层面近中央，呈自后上向前下延续的裂隙状，其前下方为大脑颞叶的颞下回。颞下回上方可见外侧裂及岛叶。大脑凸面自前向后为额叶、顶叶和枕叶。小脑半球位于枕叶下方，水平裂将小脑半球分为上下两部分，上方称上半月小叶，下方称下半月小叶（图 2-3-18）。

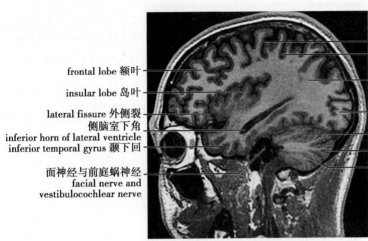

图 2-3-18 侧脑室下角层面（MR T_1WI）

三、冠状面解剖

（一）胼胝体前层面

此层面经胼胝体前方，颅腔内主要为大脑额叶。中线结构为上矢状窦、大脑镰及前纵裂。大脑半球内侧面从上至下为额上回、扣带沟、扣带回和直回。半球凸面自额上回起，向外依次为额中回、额下回和眶回。眶回位于前颅窝底、直回的外侧（图 2-3-19）。

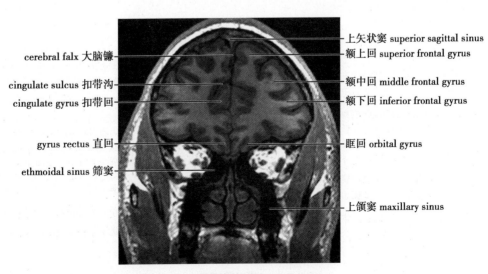

图 2-3-19 胼胝体前层面（MR T_1WI）

（二）胼胝体膝部层面

胼胝体膝部居层面中央，与大脑镰共同构成中线结构。胼胝体膝向外依次可见侧脑室前角、尾状核头部及岛叶。大脑外侧裂及外侧裂池在层面上显示清楚，其下方为颞底的前部。在 MR T_2WI 上，在外侧裂池内可见呈低信号的大脑中动脉断面影，在胼胝体上方纵裂池内可见胼周、胼缘动脉影。其余结构配布同前一层面（图 2-3-20）。

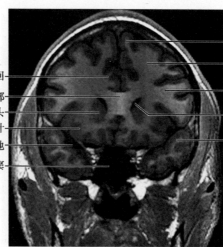

cingulate gyrus 扣带回
genu of corpus callosum 胼胝体膝部
head of caudate nucleus 尾状核头
insular lobe 岛叶
cistern of lateral sulcus 外侧裂池
sphenoidal sinus 蝶窦

额上回 superior frontal gyrus
额中回 middle frontal gyrus
额下回 inferior frontal gyrus
侧脑室前角 anterior horn of lateral ventricle
颞叶 temporal lobe

图 2-3-20　胼胝体膝部层面（MR T_1WI）

（三）视交叉层面

胼胝体干居层面中央，与上矢状窦、大脑镰及其下方的透明隔和视交叉共同构成中线结构。自侧脑室向外依次为尾状核、内囊前肢、豆状核、外囊、屏状核、最外囊及岛叶。屏状核体积很小，在高场 MR T_2WI 上能够显示。大脑外侧裂较前一层面更清楚，呈横置的"T"形或"Y"形。颞叶外侧面从上到下为颞上回、颞中回和颞下回，颞上回为听觉中枢。大脑额叶结构配布基本同前一层面（图 2-3-21）。

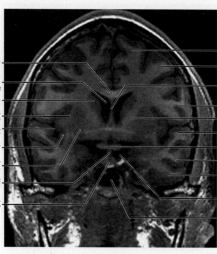

trunk of corpus callosum 胼胝体干
侧脑室前角 anterior horn of lateral ventricle
head of caudate nucleus 尾状核头
external capsule 外囊
lateral fissure 外侧裂
insular lobe 岛叶
lenticular nucleus 豆状核
pituitary stalk 垂体柄
pituitary gland 垂体

额上回 superior frontal gyrus
额中回 middle frontal gyrus
透明隔 septum pellucidum
额下回 inferior frontal gyrus
内囊 internal capsule
颞上回 superior temporal gyrus
视交叉 optic chiasma
颞中回 middle temporal gyrus
颞下回 inferior temporal gyrus
鞍上池 supracellar cistern
蝶窦 sphenoidal sinus

图 2-3-21　视交叉层面（MR T_1WI）

（四）垂体层面

此层面中线结构从上到下依次为上矢状窦、大脑镰、胼胝体干、透明隔及两侧侧脑室、穹隆、第三脑室、视交叉和垂体。侧脑室向外依次为尾状核、丘脑、内囊、豆状核、外囊、屏状核、最外囊及岛叶。

垂体位于垂体窝内，正常成人垂体高度小于 8mm。其上缘多平坦，少数见轻度隆起。垂体两旁为海绵窦，内有颈内动脉和多对脑神经通过，颈内动脉断面呈圆形低信号影，在其外方有动眼神经、滑车神经、三叉神经眼支和上颌支、展神经。垂体下方为鞍底及蝶窦（图 2-3-22）。

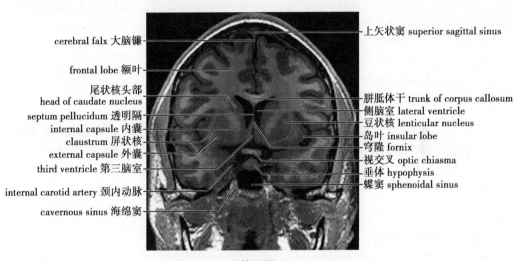

图 2-3-22　垂体层面（MR T$_1$WI）

（五）丘脑下部层面

在此层面上矢状窦、大脑镰、胼胝体干、透明隔、第三脑室组成中线结构。胼胝体上方可见扣带回及扣带沟，基底节区结构配布同前一层面，区别在于尾状核体积已很小。颅底中线两侧见海马旁回，其外侧三角形裂隙为侧脑室下角。颞叶外侧面从上到下依次为颞上回、颞中回和颞下回（图 2-3-23）。

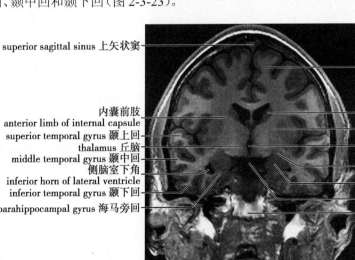

图 2-3-23　丘脑下部层面（MR T$_1$WI）

(六) 大脑脚层面

此层面中线结构为上矢状窦、大脑镰、胼胝体干、侧脑室体、第三脑室、大脑脚及脑桥基底部等。第三脑室旁为丘脑。外侧裂下方为颞叶,海马位于颞叶的最内侧,它毗邻侧脑室下角及海马旁回。脑桥中部的两侧桥池内可见出脑前行的三叉神经断面,在该神经的后外方可见面神经和位听神经(图2-3-24)。

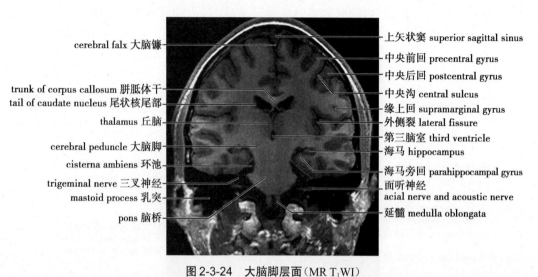

图 2-3-24　大脑脚层面(MR T₁WI)

(七) 第四脑室层面

中线结构从上到下为上矢状窦、大脑镰、胼胝体压部、松果体、四叠体池、小脑蚓、第四脑室和延髓等。胼胝体两旁为侧脑室三角区,大脑半球内侧面上部为中央后回,向外为顶上小叶(图2-3-25)。

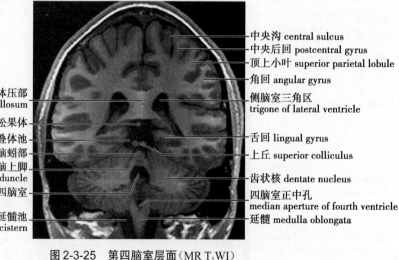

图 2-3-25　第四脑室层面(MR T₁WI)

(八) 小脑齿状核层面

中线结构自上而下依次为上矢状窦、大脑镰、直窦、小脑蚓、蚓锥体及小脑扁桃体等。大脑镰两侧为顶上小叶和楔前叶。顶上小叶的外下方依次为角回和颞中回。在大脑镰和小脑幕连接处半球的内侧面可见顶枕沟和距状沟相汇合。小脑齿状核被包埋在近中线的小脑白质内。水平裂上下方分别为上半月小叶和下半月小叶（图2-3-26）。

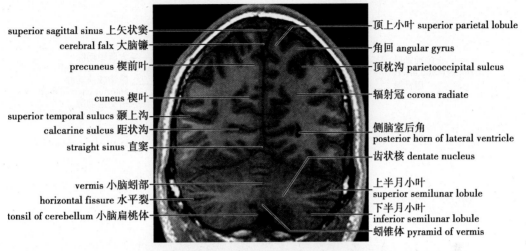

superior sagittal sinus 上矢状窦
cerebral falx 大脑镰
precuneus 楔前叶
cuneus 楔叶
superior temporal sulucs 颞上沟
calcarine sulcus 距状沟
straight sinus 直窦
vermis 小脑蚓部
horizontal fissure 水平裂
tonsil of cerebellum 小脑扁桃体

顶上小叶 superior parietal lobule
角回 angular gyrus
顶枕沟 parietooccipital sulcus
辐射冠 corona radiate
侧脑室后角 posterior horn of lateral ventricle
齿状核 dentate nucleus
上半月小叶 superior semilunar lobule
下半月小叶 inferior semilunar lobule
蚓锥体 pyramid of vermis

图2-3-26 小脑齿状核层面（MR T₁WI）

第四节 脑血管造影解剖

脑的动脉源自颈内动脉和椎动脉。颈内动脉系统供应大脑半球前2/3（顶枕沟为界）和部分间脑，椎—基底动脉系统供应大脑半球后1/3、脑干、小脑和部分间脑。两动脉系在脑底部吻合成大脑动脉环（Willis环），并发出大脑前、中、后动脉，其皮质支营养大脑皮质及浅部髓质，中央支（穿支动脉）自大脑底部穿入大脑基底灰质区，营养大脑深部结构。颅面部及脑膜的血供来自颈动脉发出的颈外动脉供给。脑的静脉回流包括浅静脉和深静脉。

一、脑动脉造影解剖

（一）颈内动脉系统

颈内动脉系统主要分支包括大脑前动脉、大脑中动脉、后交通动脉、眼动脉和脉络丛前动脉等（图2-4-1）。血管造影前后位像上可见颈内动脉（internal carotid artery，ICA）分叉成为大脑前动脉（anterior cerebral artery，ACA）及大脑中动脉（middle cerebral artery，MCA），三者关系呈"T"形，大脑前动脉组成"T"形的内侧臂（图2-4-2）。

1. 颈内动脉 颈内动脉在第6颈椎平面自颈总动脉分叉处分出后，先居颈外动脉后外侧上行，在转向颈外动脉后内侧后上行达颅底，经颈动脉管入中颅窝，穿过海绵窦止于前床突上方大脑前、中动脉分叉处。1996年Bouthillier等提出颈内动脉新的分段法，按照血流方向，颈内动脉共分7段，C1为颅外段，C2～C7段为颅内段（图2-4-3）。

（1）C1（颈段）：起自颈总动脉分叉水平，终止于颈动脉管颅外口。颈段通常不发出任何分支，是鉴别颈内、颈外动脉的依据。颈内动脉起始处形成一个梭形膨大，称颈动脉窦，为压力感受器。该段和颈动脉分叉处易发生动脉粥样硬化斑块，是狭窄的好发部位。

（2）C2（岩段）：位于颞骨岩部的颈动脉管内，起于颈动脉管颅外口，止于破裂孔后缘，全长25～35mm。从颈动脉孔中垂直向上称垂直段，然后水平向前内侧为水平段。

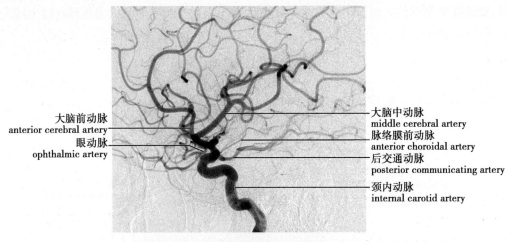

大脑前动脉
anterior cerebral artery

眼动脉
ophthalmic artery

大脑中动脉
middle cerebral artery

脉络膜前动脉
anterior choroidal artery

后交通动脉
posterior communicating artery

颈内动脉
internal carotid artery

图 2-4-1　颈内动脉主要分支（侧位）

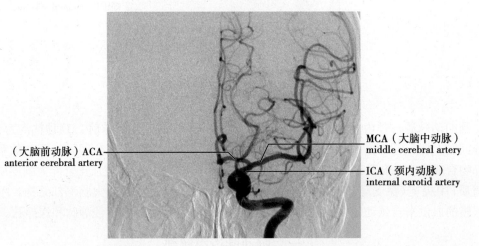

（大脑前动脉）ACA
anterior cerebral artery

MCA（大脑中动脉）
middle cerebral artery

ICA（颈内动脉）
internal carotid artery

图 2-4-2　ICA 与 ACA、MCA 空间关系（前后位）

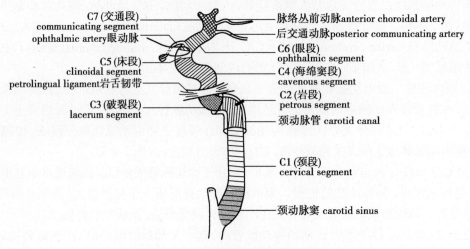

C7 (交通段)
communicating segment
ophthalmic artery眼动脉

C5 (床段)
clinoidal segment

petrolingual ligament岩舌韧带

C3 (破裂段)
lacerum segment

脉络丛前动脉anterior choroidal artery

后交通动脉posterior communicating artery

C6 (眼段)
ophthalmic segment

C4 (海绵窦段)
cavenous segment

C2 (岩段)
petrous segment

颈动脉管 carotid canal

C1 (颈段)
cervical segment

颈动脉窦 carotid sinus

图 2-4-3　颈内动脉分段示意图（侧位）

（3）C3（破裂孔段）：起于颈动脉管末端，在破裂孔的垂直管内上升，向着海绵后窦走行，止于岩舌韧带上缘。

（4）C4（海绵窦段）：始于岩舌韧带上缘，止于近侧硬膜环。此段主要走行于海绵窦内，四周为脂肪、结缔组织、静脉丛和节后交感神经。海绵窦段按走行方向分为垂直部、后弯、水平部和前弯。颅底外伤骨折累及该段常易形成颈内动脉海绵窦瘘。

（5）C5（床段）：起于近侧硬膜环，止于远侧硬膜环。长约 4～6mm，斜行于外侧前床突和内侧颈动脉沟之间。

（6）C6（眼段）：起于远侧硬膜环，止于后交通动脉起点的紧近侧。此段颈内动脉常发出两条重要动脉，即眼动脉和垂体上动脉。

（7）C7（交通段）：起于紧邻后交通动脉起点的近侧，止于颈内动脉分叉处。此段发出后交通动脉和脉络丛前动脉这两条重要分支。后交通动脉与大脑后动脉相连接，参与 Willis 环的构成。后交通动脉上面和外侧面常有多支穿支，供应下丘脑后部、丘脑前部、底部和内囊后肢。

2. 大脑前动脉　大脑前动脉（ACA）是供应大脑半球内侧面的主要动脉，主要供应额顶叶的内侧面、尾状核、基底节、胼胝以及额叶的底面。其从颈内动脉分出后，斜向前内侧行，越视交叉或视神经至大脑纵裂。再向后上绕过胼胝体的膝部，沿胼胝体沟后行，过胼胝体压部，在此与大脑后动脉分支吻合。两侧大脑前动脉在视交叉前或上方借前交通动脉相连。大脑前动脉包括大脑前动脉主干（近侧段）、前交通动脉、胼周动脉及其分支。胼周动脉主要供应大脑内侧面和内侧凸面的皮层，其主要分支包括：眶额动脉、额极动脉、胼缘动脉、顶内上动脉和顶内下动脉（图 2-4-4，图 2-4-5）。

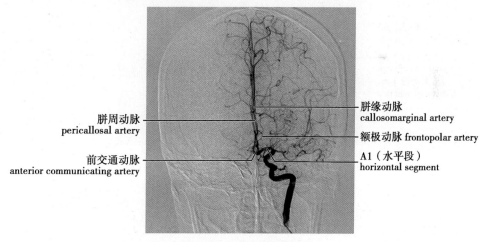

胼周动脉
pericallosal artery

前交通动脉
anterior communicating artery

胼缘动脉
callosomarginal artery

额极动脉 frontopolar artery

A1（水平段）
horizontal segment

图 2-4-4　大脑前动脉正位

ACA 在造影片上分 5 段：

A1，水平或交通前段，自分出至前交通动脉的一段。侧位上常与大脑中动脉 M1 段重叠，在前后位片上显示清楚，为横行至中线的一段。

A2，垂直或交通后段，自前交通动脉起始至胼胝体膝下方的一段。前后位片上自中线弯向上行。A2 起始部发出眶额动脉。

A3，膝段，环绕胼胝体膝、突向前方的一段，侧位上呈"C"形，形状和弧度与胼胝体一致。此段发出额极动脉。

A4，胼周段，在胼胝体沟内由前向后走行，至胼胝体压部稍前方，此段亦称胼周动脉。

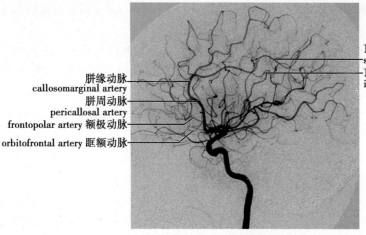

顶内上动脉
superior medial parietal artery

顶内下动脉
inferior medial parietal artery

胼缘动脉
callosomarginal artery

胼周动脉
pericallosal artery

frontopolar artery 额极动脉

orbitofrontal artery 眶额动脉

图 2-4-5 大脑前动脉侧位

A5，终段，胼周动脉在胼胝体压部前上方弯曲向上，移行为楔前动脉，此楔前动脉一段称为终段（图 2-4-6，图 2-4-7）。

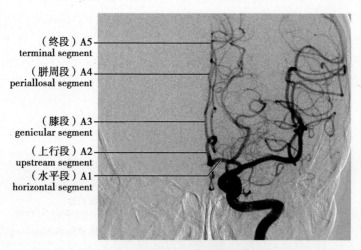

（终段）A5
terminal segment

（胼周段）A4
periallosal segment

（膝段）A3
genicular segment

（上行段）A2
upstream segment

（水平段）A1
horizontal segment

图 2-4-6 大脑前动脉分段（正位）

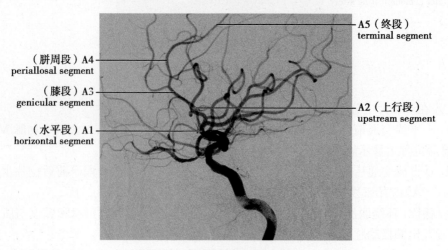

A5（终段）
terminal segment

（胼周段）A4
periallosal segment

（膝段）A3
genicular segment

A2（上行段）
upstream segment

（水平段）A1
horizontal segment

图 2-4-7 大脑前动脉分段（侧位）

　　3. 大脑中动脉　　大脑中动脉（MCA）是颈内动脉分出大脑前动脉以后的直接延续，在颈内动脉分支中最为粗大，供应整个大脑半球外侧面广泛区域以及基底节、额叶的下面。其发出后即横过前穿质，向后外行，在岛域附近分支。分支前的一段走行近于水平，称大脑中动脉水平段。水平段发出中央支，称外侧豆纹动脉，是供应纹状体和内囊的主要动脉。易破裂出血，故又名"出血动脉"。大脑中动脉的皮质支主要有：眶额动脉、额顶升动脉、中央沟前动脉、中央沟动脉、中央后沟动脉、顶前动脉、顶后动脉、角回动脉、颞后动脉、颞中动脉、颞前动脉、颞枕动脉等（图 2-4-8，图 2-4-9）。

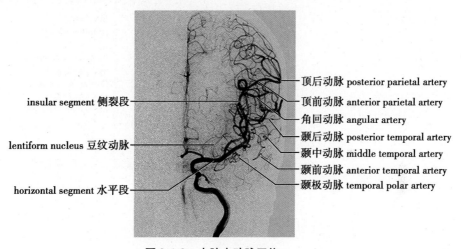

图 2-4-8　大脑中动脉正位

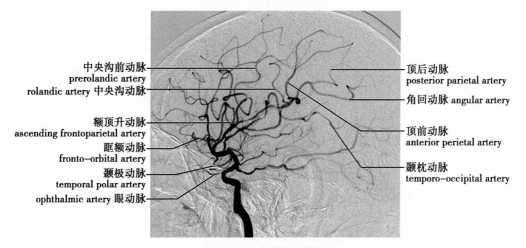

图 2-4-9　大脑中动脉侧位

在血管造影上MCA分为5段：

M1，水平段，为颈内动脉的延续，从视交叉外侧的嗅三角和前穿质下方，水平外行至颞极的一段，约3cm。此段发出若干中央支（如豆纹动脉）。侧位上，此段呈凸向前的弧形，有时与大脑前动脉的A1段重叠。

M2，环绕段，此段呈"U"形环绕岛叶前端进入外侧裂。侧位上，构成由前下至后上的直线。

M3，侧裂段，位于大脑侧裂内，紧贴岛叶表面由前下至后上走行，沿途发出数条皮质支，在侧裂内走行一段后浅出，分布于半球背外侧面。

M4，分叉段，大脑中动脉主干末端于顶叶、枕叶、颞叶交界处分叉为角回动脉和颞后动脉的一段。

M5，终段，一般指角回动脉为大脑中动脉的终段（图2-4-10，图2-4-11）。

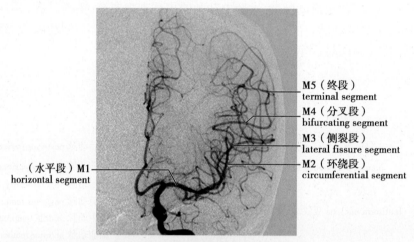

图2-4-10　大脑中动脉分段（正位）

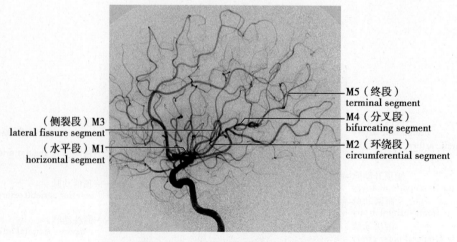

图2-4-11　大脑中动脉分段（侧位）

4. 眼动脉　眼动脉是ICA出海绵窦后的第一大分支，通常始于C4段穿过硬脑膜移行于膝段处。眼动脉有许多分支，大体分为三类：①眼支；②眶支；③眶外支。

5. 脉络丛前动脉 脉络丛前动脉直接从 ICA 发出的一支较细动脉,多数在后交通动脉起始处外方 1.5～4.5mm 范围,主要供血前外的纹状体与后内的丘脑之间的一个弧形区域,范围大致包括以下部分:视束、内囊后肢、大脑脚、脉络丛和颞叶内侧。

6. 后交通动脉 后交通动脉起始自 ICA 终段,全程约 15mm,是组成 willis 环的重要动脉之一。它既将供应脑的两个动脉系(ICA 系和椎动脉系)连接成一个有机的整体,也是平衡这两个系之间的动脉压力的重要渠道。

(二)椎—基动脉系统

包括椎动脉、基底动脉及其分支。

1. 椎动脉 椎动脉是锁骨下动脉的第一分支,从第 7 颈椎横突前面向内上方行走,进入第 6 颈椎横突孔后几乎垂直向上,行至第 1 颈椎水平,穿过第 1 颈椎横突孔后,沿水平沟向后内侧走行。在靠近中线处,椎动脉急转向上,穿过寰枕筋膜进入椎管,穿过硬脑膜向前内侧走,经枕大孔入颅。在脑桥延髓交界附近,左、右两支椎动脉汇合成基底动脉(图 2-4-12,图 2-4-13)。

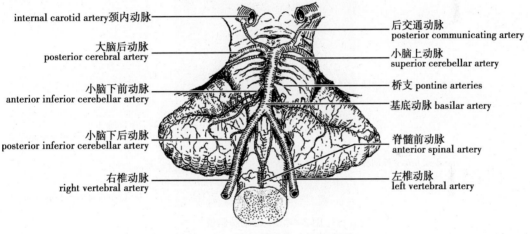

图 2-4-12 椎—基动脉正位示意图

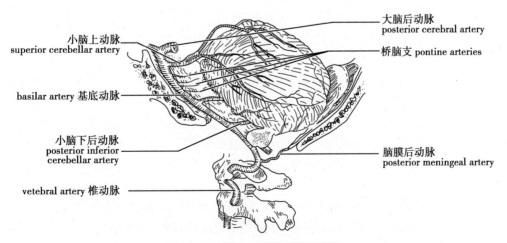

图 2-4-13 椎—基动脉侧位示意图

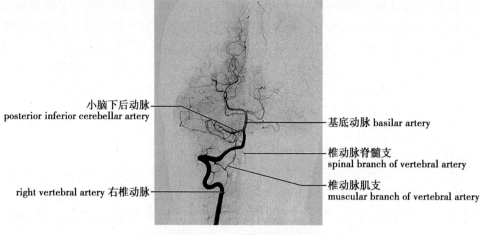

图 2-4-14　椎动脉正位

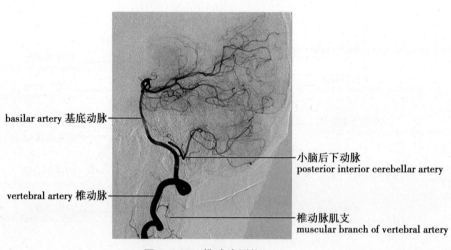

图 2-4-15　椎动脉侧位

椎动脉的颈段分出脊髓支和肌支,椎动脉的颅内段的主要分支有脊髓前动脉、脊髓后动脉和小脑下后动脉。小脑下后动脉是椎动脉最大和最后的一个分支,供应小脑下面后部、延髓橄榄后区及第四脑室脉络丛。此动脉行程较长,弯曲多,容易发生血栓阻塞(图 2-4-14,图 2-4-15)。

2. 基底动脉　基底动脉是由双侧椎动脉在脑桥下缘汇合而成,其分支分为内侧组和外侧组供应脑桥及小脑皮层腹侧。在基底动脉远端,还有许多小分支供应中脑。基底动脉主要分支包括小脑下前动脉、小脑上动脉和大脑后动脉(图 2-4-16,图 2-4-17)。

(1)小脑下前动脉:起于基底动脉下 1/3,在脑桥腹侧沿展神经向下外走行,进入桥小脑角池,在内耳道形成一个袢,称内耳道袢。内听动脉常起于此袢顶,并进入内听道供应内耳结构。

(2)小脑上动脉:是基底动脉最后一对幕下分支。在大脑后动脉下方发自基底动脉上端,在动眼神经腹侧绕至脑桥外后方,在三叉神经根附近形成弯曲,供应小脑上部。

(3)大脑后动脉:是基底动脉在脑桥腹侧上段最后分成的左右两终支,它们走向两侧连接后交通动脉，环绕中脑外侧到达背面，越过小脑幕切迹，行于小脑幕上面及大脑半球底面之间，继续向后进入距状裂，最后分成顶枕动脉和距状动脉。

临床意义

从毗邻关系上看，小脑下前动脉和小脑上动脉分别与面神经、三叉神经关系密切，动脉硬化、血管迂曲等可压迫神经，导致面肌痉挛或三叉神经痛，具有重要临床意义。

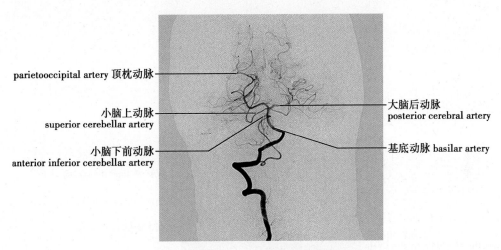

图 2-4-16　基底动脉造影正位

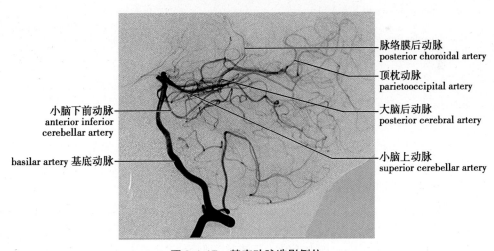

图 2-4-17　基底动脉造影侧位

二、脑静脉造影解剖

脑静脉系统包括幕上静脉系统和后颅凹静脉。

（一）幕上静脉系统

幕上静脉系统包括浅静脉、深静脉和硬膜静脉窦。大脑的静脉一般都不与脑动脉伴行（图 2-4-18，图 2-4-19）。

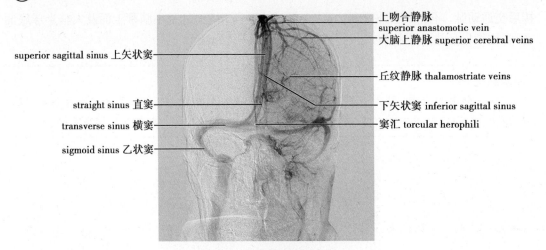

图 2-4-18　脑静脉造影正位

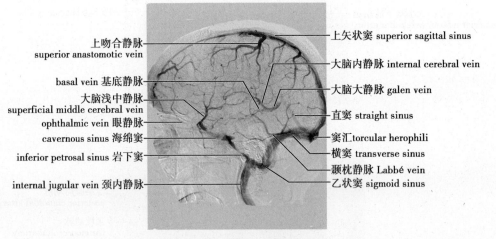

图 2-4-19　脑静脉造影侧位

1. 浅静脉　大脑的浅静脉包括大脑上静脉、大脑浅中静脉和大脑下静脉三组,它们均为许多静脉的总称,而非单根静脉。三组静脉间有广泛的吻合,主要收集大脑皮层及邻近髓质的静脉血,汇入附近的硬膜静脉窦。

(1) 大脑上静脉:共 8～15 支,引流大脑半球上、外侧和内侧的血液。一般位于脑沟内,汇入上矢状窦。其中较大的一支静脉称 Trolard 静脉,亦称中央沟静脉或上吻合静脉。

(2) 大脑浅中静脉:又称大脑中静脉。引流外侧裂附近额、颞、顶叶的血液,向前下汇入蝶顶窦。有时可通过蝶底静脉入翼丛或通过蝶岩静脉入横窦。

(3) 大脑下静脉:共 1～7 支,主要将大脑的下部包括额叶眶面的血流引流入上矢状窦的前部,颞叶的静脉回流到横窦。其中较大的一支为 Labbé 静脉,该静脉损伤时,可引起颞叶肿胀、失语,甚至钩回疝。

2. 深静脉　大脑深静脉引流大脑半球深部的静脉血,主要收集大脑半球髓质(包括内囊)、基底神经节、间脑及脑室脉络丛等处的静脉血。包括大脑大静脉系和基底静脉系。

(1) 大脑大静脉:又称 Galen 大静脉。由两条大脑内静脉汇合而成,然后向上呈一浅凹形与下矢状窦一起汇入直窦，其主要接收两侧的大脑内静脉、基底静脉、和枕静脉的血液。

（2）大脑内静脉：又称 Galen 小静脉。两侧大脑内静脉起于室间孔止于透明隔的后下面。其属支包括丘纹静脉、脉络膜静脉、透明隔静脉、丘脑上静脉及侧脑室静脉。血管造影侧位上可见其呈轻度上弧形，前后位呈卵圆形或拉长的浓集点，与上下矢状窦重叠。

（3）基底静脉：由大脑深中静脉汇合而成，接受额叶底面、岛叶、大脑纵裂、基底神经节以及颞叶内下面的血液，回流入大脑大静脉。

3. 硬膜静脉窦　硬膜静脉窦是将脑内的血液引流到颈内静脉的通道，位于两层硬膜之间，所有硬膜静脉窦血流均回流到颈内静脉。

（1）上矢状窦：起于额骨的盲孔，呈倒置的三角形，沿着颅骨内板的浅沟向后延伸，主要接受大脑上静脉、岛静脉和板障静脉的血液，流入窦汇后分成左右横窦。

（2）下矢状窦：起自大脑镰下缘中部，向后走行，接受大脑镰、大脑内侧面和胼胝体的血液，与大脑大静脉一起注入直窦。

（3）直窦：直窦形成了大脑镰与小脑幕的联接，接受下矢状窦及大脑大静脉的血液，回流到窦汇，另外小脑上静脉、小脑下静脉及部分人的基底静脉通过小脑幕窦引流入直窦。

（4）横窦：起于窦汇，在颞骨的外侧沟中向前外侧行走止于颞骨岩部的基底。小脑幕外缘与横窦相连接。小脑半球下静脉、Labbé 静脉、岩上窦和许多导静脉引流入横窦。

（5）乙状窦：是横窦的延伸，在颞枕骨的乙状沟内向下行走，接收岛静脉和小脑静脉的血液，于颈静脉孔处引流入颈内静脉。

（6）岩窦：海绵窦后部与横窦的远端与岩上窦相连，接受大脑下静脉、小脑静脉及岩静脉血液，岩下窦连接海绵窦的后下部和颈静脉球，并接受后颅凹血液。

（7）海绵窦：位于蝶鞍两侧的两层硬脑膜之间，接受眼上静脉、眼下静脉、钩回静脉和侧裂浅静脉的血液，引流入岩窦、基底丛或汇入翼丛的硬脑膜静脉。

（8）蝶顶窦：起于蝶骨小翼，引流入海绵窦的前部，与岩窦相连。

（二）后颅凹静脉

根据其部位和引流方向，后颅凹静脉分为上、前、后三组（图 2-4-20，图 2-4-21）。

1. 上组　亦称 Galen 静脉组，包括小脑前中央静脉、上蚓静脉、中脑外侧静脉、中脑后静脉及桥中央静脉，主要引流到 Galen 大脑大静脉内。

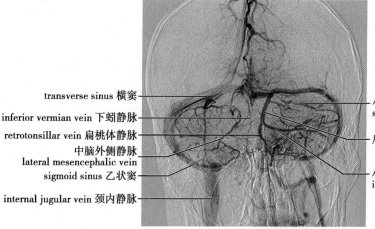

图 2-4-20　后颅凹静脉正位

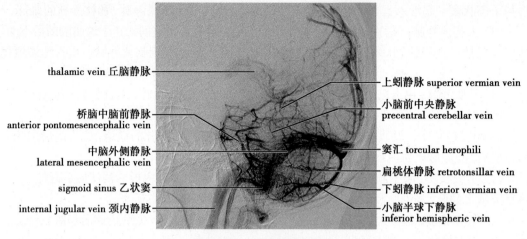

thalamic vein 丘脑静脉

桥脑中脑前静脉
anterior pontomesencephalic vein

中脑外侧静脉
lateral mesencephalic vein

sigmoid sinus 乙状窦

internal jugular vein 颈内静脉

上蚓静脉 superior vermian vein

小脑前中央静脉
precentral cerebellar vein

窦汇 torcular herophili

扁桃体静脉 retrotonsillar vein

下蚓静脉 inferior vermian vein

小脑半球下静脉
inferior hemispheric vein

图 2-4-21　后颅凹静脉侧位

2. 前组　亦称岩组，主要接收脑桥前面、小脑上面、小脑下面、小脑延髓裂以及四脑室侧隐窝的血液，引流到岩静脉。

3. 后组　亦称幕组，接受小脑下蚓和小脑半球内侧血液，引流入直窦、窦汇和横窦。后组还包括上半球、下半球静脉，将小脑半球上内侧和下内侧的血液分别引流入直窦和横窦。

临床意义

脑静脉、硬膜静脉窦发生血栓或受邻近肿瘤压迫时可引起静脉回流受阻，导致可引流区的脑组织肿胀、梗死，严重者可引起功能障碍甚至发生脑疝而危及生命。

静脉窦尤其是上矢状窦附近的巨大肿瘤，常可侵犯静脉窦。神经外科手术剥离瘤体时若损伤静脉窦，可导致无法控制的大出血，因此术前了解肿瘤与静脉窦的解剖关系尤为重要。

（胡春洪　王晓东　朱晓黎　刘一之　胡　粟　陈尔齐）

第三章
颜 面 部

第一节 眼 与 眼 眶

一、解剖学概述

眼眶呈四棱锥形腔隙，底朝前外、尖向后内，眶尖处有圆形视神经管与颅中窝相通。眼眶上壁由额骨眶部和蝶骨小翼构成，前外侧份有泪腺窝，容纳泪腺；下壁主要由上颌骨构成，与外侧壁交界处的后份有眶下裂，内容三叉神经上颌支、眼下静脉的分支，沟通眼眶与翼腭窝及颞下窝；内侧壁自前向后由上颌骨额突、泪骨、筛骨眶板和蝶骨体构成，前下份有圆形的泪囊窝，容纳泪囊。外侧壁由颧骨和蝶骨大翼构成，与上壁交界处的后份有眶上裂，此裂向后与颅中窝相通，内有三叉神经眼支、动眼神经、滑车神经、展神经及眼上神经通过。

眼球位于眼眶内，呈近似球形。眼球壁自外向内为纤维膜（前 1/6 为角膜，后 5/6 为巩膜）、血管膜（自前向后为虹膜、睫状体、脉络膜）和视网膜。眼球内容物有房水、晶状体和玻璃体。晶状体位于虹膜和玻璃体之间，呈双凸透镜状。

眼外肌分布于眼球周围，包括上、下、内、外直肌，上、下斜肌以及上睑提肌。每条眼外肌由中部的肌腹和两端的肌腱构成。

二、眼眶 X 线解剖

X 线片上，眼眶的骨壁呈致密浓白影，边缘清晰。而眼球、眼外肌等眶内容物均呈灰白色影像，彼此难以分辨。

（一）正位

眼眶骨壁呈稍椭圆的四边形，两侧基本对称。顶壁前部大半为额骨水平板，后部由蝶骨小翼组成。蝶骨小翼呈边缘规则锐利的长三角形致密影。眶外侧壁可见一条自外上斜向内下的线状致密影，为额骨和蝶骨大翼弯曲的颞侧面的切线投影，称为无名线。眶底稍低于眶下缘，其中部可见椭圆形的眶下裂。眶深部有蝶骨大翼、小翼围城的眶上裂，呈倒置的逗点状低密度影（图 3-1-1）。

（二）侧位

眼眶呈锥体形，底朝前，尖朝后，两侧眼眶结构重叠。眶上壁大部为额骨水平部，其上面即前颅窝底。眶外侧壁前缘呈略向前凹的致密粗线影，排列于眶内侧壁前缘的稍后方，眶内侧壁下部可见上颌骨内侧向上伸出的额突。眶后壁位于眶尖部的两条近似平行并略向前凸的弧形致密线影，为蝶骨大小翼的切线投影。眶底骨壁菲薄，其下方见上颌窦。

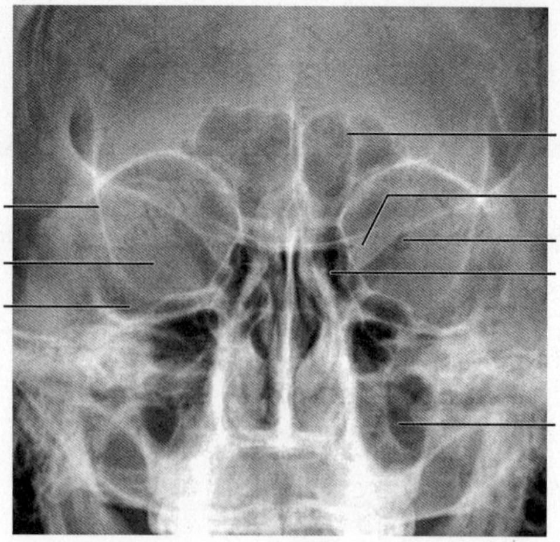

图 3-1-1 眼眶正位

三、眼眶断面影像解剖

CT 图像上,眼球壁、视神经、眼上静脉及眼外肌呈中等密度,即灰色影像。眼晶状体呈高密度,玻璃体呈低密度。眶内脂肪密度最低,呈黑色影像。MRI T_1WI 上,眼球壁、视神经、晶状体及眼外肌呈中等信号,即灰色影像。眼房水及玻璃体呈低信号。T_2WI 上眼球壁、视神经及眼外肌呈中等信号,晶状体呈低信号,眼房水及玻璃体呈显著高信号。眶内脂肪组织在 T_1WI、T_2WI 上均呈高信号,在脂肪抑制像上脂肪组织呈低信号。

(一)横断面解剖

1. 眼球上部层面　眼眶呈底朝前、尖朝后的锥形。眶内壁主要由筛骨迷路、纸样眶板构成,外壁的前部为颧骨,后部为蝶骨大翼。该层面前部可见上眼睑,泪腺位于眶外缘之泪腺窝内,呈扁平状。两侧眼球对称,近似圆形,位于眶前部。眼球壁亦称眼环,厚约 1~2mm。眼球后方主要为脂肪组织,充填于眼外肌、视神经、血管等结构之间,称眶脂体。眼上静脉呈细线状影,在眶尖部可见视神经管和眶上裂,视神经管位于前床突内侧,眶上裂位于前床突外下方蝶窦外侧(图 3-1-2)。

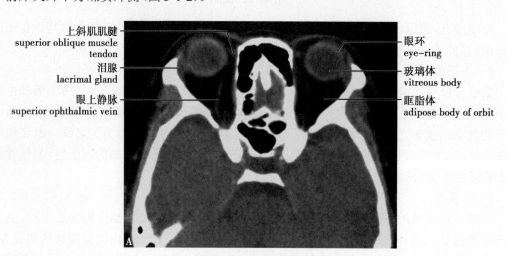

图 3-1-2 眼球上部层面
A. CT

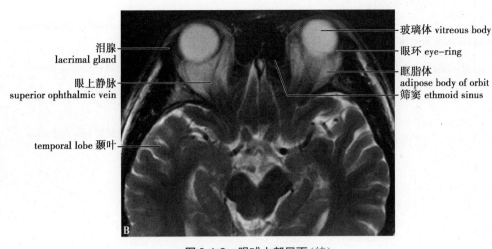

图 3-1-2　眼球上部层面（续）

B. MRI T₂WI

　　2. 眼球中部层面　该层面显示眼球最大径面，视神经和内直肌、外直肌等结构显示最清楚。眼球前部有晶状体，后方为玻璃体。视神经从眼球后极至眶尖走行，呈 4～5mm 粗的带状影。内直肌、外直肌从眶尖分别沿眶内、外侧壁向前止于眼球赤道前部两侧。以内直肌、外直肌为界将眼球后脂肪间隙划分为肌锥内间隙和肌锥外间隙（图 3-1-3）。

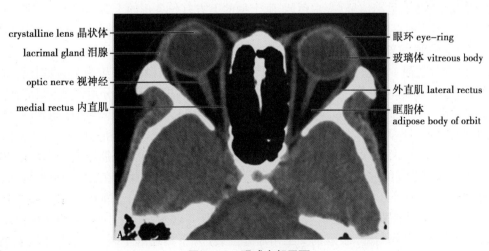

图 3-1-3　眼球中部层面

A. CT

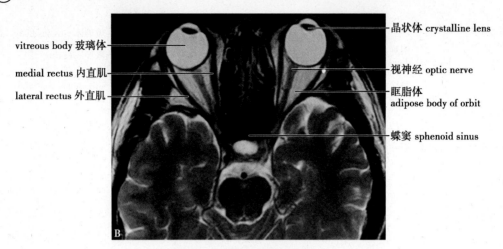

图 3-1-3　眼球中部层面（续）

B. MRI T$_2$WI

临床意义

　　观察病灶与肌锥的位置关系，有助于理清眶内病变的影像诊断思路。肌锥内病变以海绵状血管瘤最常见，其次为视神经相关的肿瘤（视神经胶质瘤和脑膜瘤）；肌锥外病变主要是神经源性肿瘤、泪腺肿瘤、胚胎性肿瘤以及眶骨肿瘤；肌锥内外均累及的病变，除炎性假瘤外多为恶性肿瘤（淋巴瘤、转移瘤等）。

---

　　3. 眼球下部层面　眼眶仍呈锥形，可见下直肌，下斜肌多难以分清。眶底后内部分常见上颌窦顶部腔影，在上颌窦顶后方与眶外侧壁后段间为眶下裂（图 3-1-4）。

（二）矢状面解剖

　　以沿视神经走向的斜矢状面作为代表层面。眼眶呈锥形，其最前方为眼睑、眼裂。前半部有圆形的眼环，眼环前部为角膜，角膜的后方有梭形的晶状体，其后方为玻璃体。视神经自眼球后极向后伸向眶尖的稍上方。眼环后方为眶脂体，CT 上呈低密度影（黑色），MRI 常规 T$_1$WI 及 T$_2$WI 上呈高信号（亮白色）。眶上壁的下方有长条形的上直肌和上睑提肌，眶下壁上方有条形的下直肌影。上直肌前端与视神经之间可显示眼上静脉斜断面影（图 3-1-5）。

（三）冠状面解剖

　　1. 眶中部层面　眼眶呈圆形，上壁为额骨眶板，内壁为纸样板，下壁为上颌窦上壁，外壁为颧骨。眼球居眼眶的中央，外周为眼环，内部为玻璃体。在眼环周围分别有四条眼外直肌断面，呈扁平状。上直肌上方、眶下可见上睑提肌影。上直肌、内直肌和眶内上壁间显示上斜肌呈较细薄的断面紧贴眶壁。在眼眶外上方可见扁平状泪腺影介于眼球和眶壁之间（图 3-1-6）。

　　2. 眼球后缘层面　球后脂肪丰富，除下斜肌不可见外，其余眼外肌断面显示均较清楚，有时可见四条直肌间的细线状肌间筋膜，此筋膜为肌锥内、外之界限。在肌锥中央可见直径约 5mm 的圆点状视神经断面影。视神经与上直肌、内直肌间可显示眼上静脉断面影（图 3-1-7）。

　　3. 眶尖层面　眼眶明显缩小，呈三角形，上边为额骨眶板或蝶骨小翼，外边为蝶骨大翼，内下边为后组筛窦外侧壁，眼眶的外上角通眶上裂，外下角通眶下裂。上直肌和上睑提肌的断面贴近眶上壁或外上角，外直肌的断面贴近外侧壁，内直肌断面接近眶腔的内上角，下直肌的断面贴近眶的内下壁，诸肌趋于靠近，视神经断面偏于肌环内上区（图 3-1-8）。

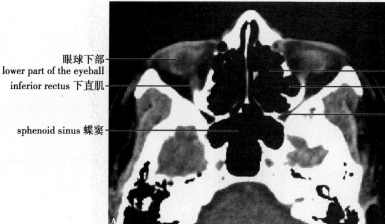

眼球下部 lower part of the eyeball
inferior rectus 下直肌
sphenoid sinus 蝶窦
筛窦 ethmoid sinus
上颌窦 maxillary sinus
眶下裂 inferior orbital fissure

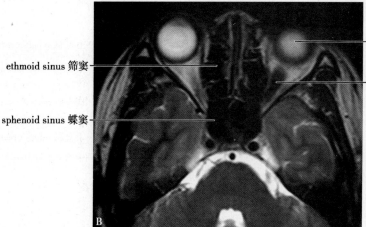

ethmoid sinus 筛窦
sphenoid sinus 蝶窦
眼球下部 lower part of the eyeball
下直肌 inferior rectus

图 3-1-4　眼球下部层面
A. CT；B. MRI T$_2$WI

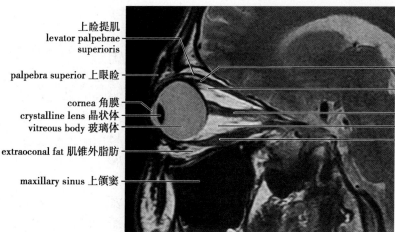

上睑提肌 levator palpebrae superioris
palpebra superior 上眼睑
cornea 角膜
crystalline lens 晶状体
vitreous body 玻璃体
extraoconal fat 肌锥外脂肪
maxillary sinus 上颌窦
上直肌 superior rectus
眼上静脉 superior ophthalmic vein
视神经 optic nerve
肌锥内脂肪 intraconal fat
下直肌 inferior rectus

图 3-1-5　眼眶斜矢状面（MRI T$_2$WI）

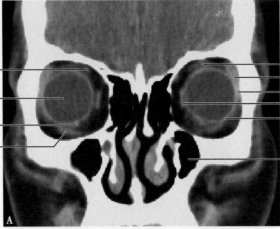

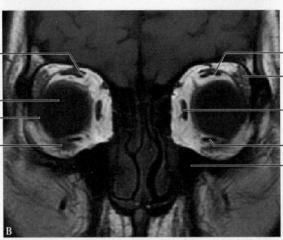

图 3-1-6 眶中部层面
A. CT；B. MRI T₁WI

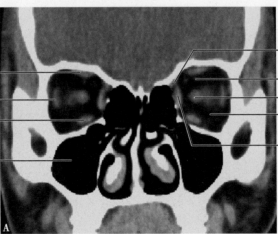

图 3-1-7 眼球后缘层面
A. CT

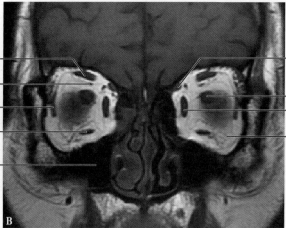

superior rectus 上直肌
眼上静脉 superior ophthalmic vein
lateral rectus 外直肌
inferior rectus 下直肌
maxillary sinus 上颌窦

上斜肌 superior oblique
视神经 optic nerve
内直肌 medial rectus
眶脂体 adipose body of orbit

图 3-1-7　眼球后缘层面（续）
B. MRI T$_1$WI

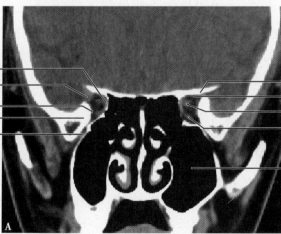

medial rectus 内直肌
眶上裂 superior orbital fissure
lateral rectus 外直肌
greater wing 蝶骨大翼
眶下裂 inferior orbital fissure

蝶骨小翼 lesser wing
上直肌 superior rectus
视神经 optic nerve
下直肌 inferior rectus
上颌窦 maxillary sinus

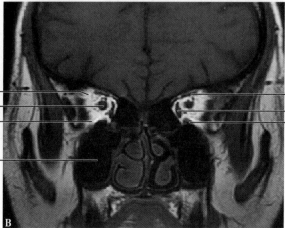

眶上裂 superior orbital fissure
optic nerve 视神经
眶下裂 inferior orbital fissure
maxillary sinus 上颌窦

上直肌 superior rectus
内直肌 medial rectus
下直肌 inferior rectus

图 3-1-8　眶尖层面
A. CT；B. MRI T$_1$WI

第二节　鼻腔鼻旁窦和鼻咽

一、解剖学概述

鼻腔由鼻中隔将其分为左、右两侧。鼻中隔由筛骨垂直板、犁骨和鼻中隔软骨共同构成。鼻腔的顶主要由筛骨的筛板构成，底为腭，外侧壁主要由筛骨迷路构成，可见上、中、下鼻甲及其相应下方的鼻道，向后经鼻后孔通鼻咽。

鼻旁窦包括额窦、蝶窦、上颌窦和筛窦，为含气颅骨的腔，开口于鼻腔，其中上颌窦窦口高于窦底，直立位时窦内液体不易引流。上颌窦左右各一，蝶窦被中隔分为左右两部分，筛窦分为前、中、后三组。

鼻咽位于颅底与软腭平面之间，前方为鼻中隔后缘及鼻后孔。顶壁为蝶骨体及枕骨基底部。后壁平第1、第2颈椎，顶后壁黏膜下有丰富的淋巴组织聚集，称为腺样体。鼻咽左右两侧有咽鼓管咽口、咽鼓管圆枕及咽隐窝。咽隐窝为咽鼓管圆枕后上方与咽后壁之间的凹陷区，是鼻咽癌的好发部位。

二、鼻腔鼻旁窦和鼻咽X线解剖

鼻腔、鼻旁窦和鼻咽具有良好的自然对比。其中，以骨骼密度最高，在X线平片上呈现白色致密影像，含气腔隙呈现黑色影像，颌面部软组织密度介于上述两者之间，呈现灰色影像。但由于颌面部结构较多，且较为复杂，X线平片上又相互重叠，不利于观察。

（一）鼻腔鼻旁窦

1. 顶颏位　即 Water 位，两侧颞骨岩部投影于上颌窦腔下方，额窦、筛窦及上颌窦显示清晰。窦腔气房低密度，高于眼眶。上颌窦呈尖朝下的三角形低密度影，窦壁呈致密线状影，内侧壁薄，外侧壁厚，为前后壁移行部的切线影，顶壁微上凸，位于眶下缘之下。额窦位于额骨内，多呈扇形低密度区，气化发育个体差异较大。筛窦位于两侧眼眶之间的筛骨内，呈蜂窝状气房，前后组筛窦可以分开，前组位于鼻腔和眼眶之间的筛骨迷路内，后组位置偏低、偏外，可投影于鼻腔上部和上颌窦的内上部（图3-2-1）。

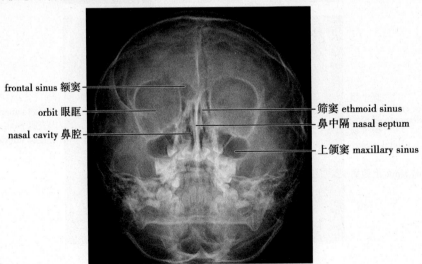

frontal sinus 额窦

orbit 眼眶

nasal cavity 鼻腔

筛窦 ethmoid sinus

鼻中隔 nasal septum

上颌窦 maxillary sinus

图 3-2-1　顶颏位

2. 鼻颌位 即 Caldwell 位，两侧颞骨岩部投影于上颌窦腔轮廓内。额窦呈扇形低密度区，两侧多不对称，大小形态差别较大。两侧筛窦位于两眼眶内侧，密度低于眼眶，其内可见数条纵横交错的致密线状骨性间隔。前组和后组筛窦无明显界限（图 3-2-2）。

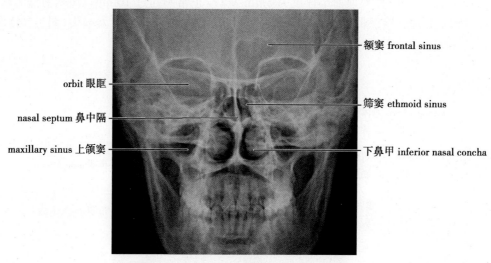

图 3-2-2 鼻颌位

3. 侧位 额窦位于额骨内外板之间，密度略低于眼眶。上颌窦呈方形，两侧重叠，前上部与上颌骨颧突重叠，下鼻甲呈横形也与上颌窦重叠。上颌窦前壁为上颌骨的面壁，后壁为翼腭窝前界，底壁有上颌骨牙槽突，顶壁为眶底壁。筛窦重叠于鼻腔和眼眶，不易区分。蝶窦位于蝶骨体内，大小形状及气化程度差别较大，其下方为鼻咽顶壁。鼻骨表现为自鼻额缝起始的细长三角形致密影（图 3-2-3）。

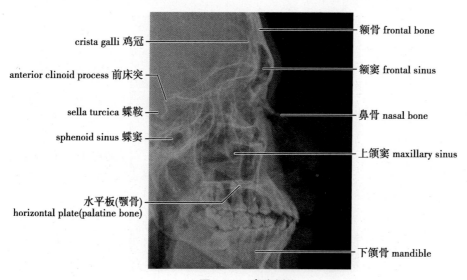

图 3-2-3 鼻窦侧位

（二）鼻咽

1. 侧位　鼻咽部居鼻腔后，上界颅底，下界软腭。咽顶壁及后壁软组织依附于骨壁上，对比清晰。连续向下与颈椎前的软组织相接，表面光滑，在寰椎结节处稍向前突。鼻咽顶部和咽后壁的软组织厚度因年龄而异。儿童时因腺样体肥大，顶后壁交界处较厚，10 岁后则逐渐萎缩。一般鼻咽顶前部厚度为 5mm 左右，正常不超过 10mm。鼻咽前壁为软腭背面，软腭呈光滑软组织带影，其下方可见口咽和喉咽部的舌根、会厌及喉头（图 3-2-4）。

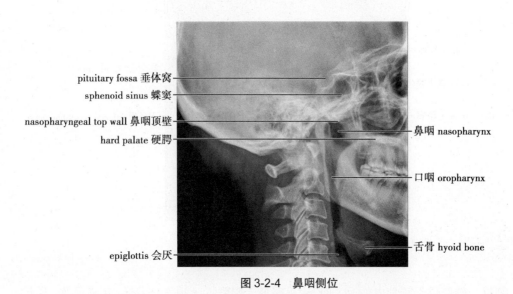

图 3-2-4　鼻咽侧位

2. 颏—顶位　主要显示颅底结构。在颅底中部，鼻咽与口咽透明影重叠。鼻咽腔较小而清晰，前方以鼻中隔后端、下鼻甲后端和翼突为界。在鼻咽两侧壁上，有对称的向内侧隆起的咽鼓管圆枕，其前方透明腔稍向外凸，为咽鼓管咽口，圆枕后方可见透明腔影向外呈圆形外突，为咽隐窝（图 3-2-5）。

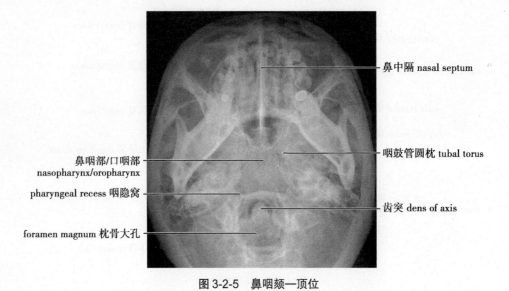

图 3-2-5　鼻咽颏—顶位

三、鼻腔鼻旁窦和鼻咽断面影像解剖

CT 扫描显示颌面部的断面影像，常用横断面，有时也用冠状面。可满意显示颌面部的骨骼、软组织、窦腔及间隙等。鼻旁窦骨壁呈光滑高密度，表面黏膜菲薄，一般不显示，如增厚而显影，即为异常，多见于炎症。窦腔含有空气，呈黑色。肌肉软组织呈中等密度影。

MRI 可直接行横断、冠状、矢状等多种平面成像，且对软组织具有极好的分辨能力。由于颌面部骨性结构较多，而骨结构在 MRI 上多为无信号的黑色影像，窦壁黏膜在 T_2WI 上呈线样高信号，鼻旁窦窦腔无论在 T_1WI 还是 T_2WI 上均呈无信号黑色阴影。

（一）横断面解剖

1. 蝶窦层面　鼻腔中部有较细的骨性鼻中隔。筛窦气房位于鼻中隔两侧，筛窦内有许多密度较高的间隔。筛窦外壁为纸样板，也是眼眶的内侧壁。筛窦内壁与鼻中隔平行，两者之间的狭窄低密度区为总鼻道。筛窦与蝶窦之间有骨板相隔。蝶窦被骨性中隔一分为二，蝶窦后方致密影为斜坡，为枕骨的基底部（图 3-2-6）。

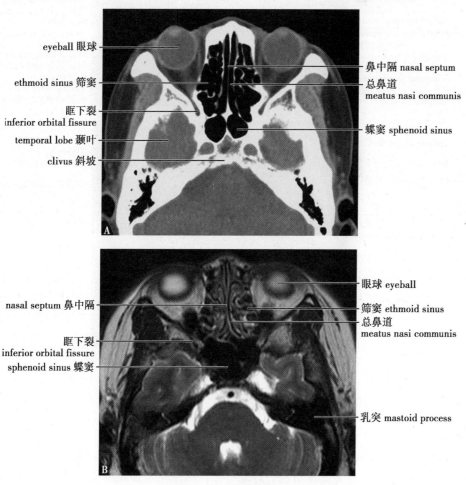

图 3-2-6　蝶窦层面
A. CT；B. MRI T_2WI

2. **鼻咽层面**　此层面通过上颌窦中部,前方的鼻部中线上前方有软骨鼻中隔,后方为骨性鼻中隔。鼻中隔两侧为左、右下鼻甲。上颌窦前壁较厚,内侧壁、后壁较薄。上颌窦后壁的外后方为颞下窝,浅层有颞肌。上颌窦后壁内侧部后方为翼突内外板,后壁与翼内外板连接处为翼腭窝。内外板间为翼突窝,有翼内肌附着。翼内板后缘形成鼻后孔的内侧界。翼突内板后方有咽鼓管圆枕,圆枕与内板之间有一凹陷为咽鼓管咽口。圆枕后方与咽后壁间形成一弧形外凸,为咽隐窝。咽后壁稍向前隆,中间可有一切迹。在此层面,鼻咽腔呈梯形。咽隐窝外侧后方为脂肪组织间隙,称咽旁间隙,其后方可见颈内动脉和颈内静脉。头长肌后方为寰椎前弓、延髓等(图3-2-7)。

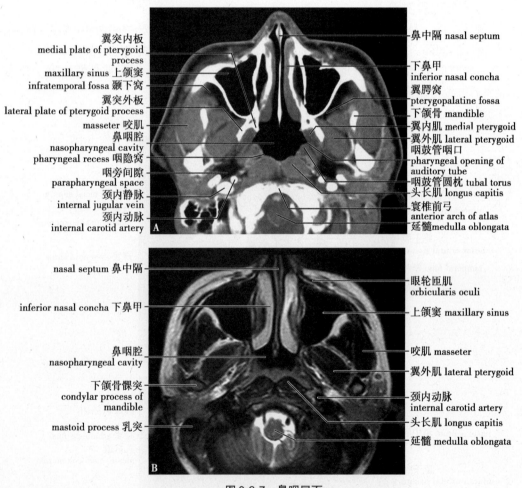

图 3-2-7　鼻咽层面
A. CT; B. MRI T$_2$WI

临床意义

　　掌握鼻咽正常解剖具有很重要的临床意义。几乎所有的鼻咽癌都发生鼻咽腔形态或局部结构的异常。咽隐窝是鼻咽癌的好发部位。咽旁间隙亦是一重要结构,鼻咽癌常侵犯此间隙,表现为咽旁间隙受压变形或正常脂肪组织被肿瘤组织取代。

（二）冠状面解剖

1. **额窦中部层面**　额窦位于额骨垂直部的内外板之间，窦腔内见纵行骨性分隔。额窦上方即为颅腔，两侧为眼眶结构。额窦下方两侧是额骨鼻突，其向下与鼻骨相连。鼻中隔由上部的骨性和下部的软骨性成分构成。鼻前庭被鼻中隔分隔成左右两部分（图 3-2-8）。

2. **筛窦前部层面**　此层面中间的气腔上部是额窦，下部是前组筛窦，可见筛窦气房影。两侧气腔的中部是筛骨的垂直板，其两侧见上颌骨额突，内有鼻泪管走行，鼻泪管连接眼眶和下鼻道。梨状孔的下外壁可见下鼻甲。在鼻腔两侧的上颌骨内可见上颌窦的前部（图 3-2-9）。

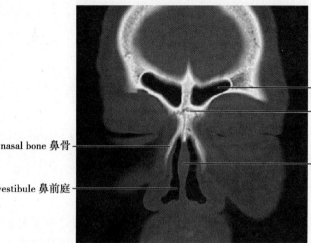

图 3-2-8　额窦中部层面

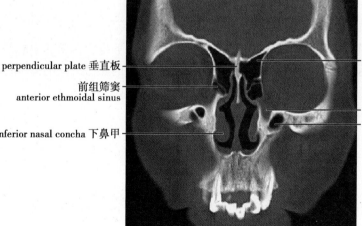

图 3-2-9　筛窦前部层面

3. **筛漏斗层面**　此层面可见副鼻窦窦口—鼻道复合体。中央上部向颅内的骨性突起是鸡冠，其两侧是嗅窝，内藏嗅球。筛窦内侧见中鼻甲垂直板，在中鼻道外壁上的气腔是筛泡。筛泡下方与上颌窦相连的腔隙是筛漏斗，其内侧是由外下向内上走行的筛骨钩突。钩突上方和筛泡间的弧形裂隙是筛漏斗通向中鼻道的裂口——半月裂。鼻腔下部可见下鼻甲的主体。两侧的上颌窦呈三角形，腔内有时可见骨性分隔（图 3-2-10）。

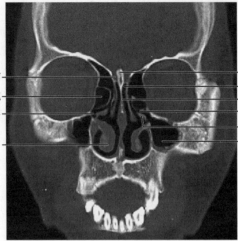

图 3-2-10　筛漏斗层面

4. 上颌窦口层面　层面上部是后组筛窦,窦腔中间可见起自筛骨水平板内侧的上鼻甲。在中鼻甲基部下可见上颌窦的开口,与中鼻道相通(图 3-2-11)。

临床意义

窦口—鼻道复合体,为额窦、上颌窦引流到前组筛窦以及前组筛窦引流通道等结构的统称,由额陷窝、筛漏斗、半月裂孔及中鼻道邻近结构组成。此结构的临床意义较重要,先天解剖变异或后天因素导致窦口鼻道狭窄阻塞,是引起额窦、上颌窦、筛窦炎症病变的主要原因。另外,术前明确筛骨钩突位置,是避免术中损伤邻近结构如眼眶、鼻泪管的关键。

5. 蝶筛隐窝层面　在筛窦腔下部中线旁见蝶筛隐窝出现,其下是中鼻甲的中后部。鼻腔旁是上颌窦的后部。两侧上颌窦形状近似卵圆形上颌骨与外侧的颧弓之间的间隙是颞下窝(图 3-2-12)。

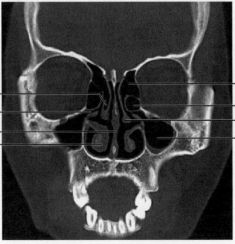

图 3-2-11　上颌窦口层面

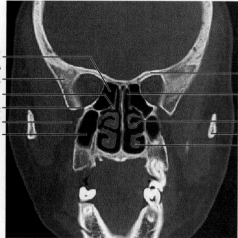

后组筛窦
posterior ethmoidal sinus
greater wing 蝶骨大翼
superior nasal concha 上鼻甲
inferior orbital fissure 眶下裂
infratemporal fossa 颞下窝
maxillary sinus 上颌窦

蝶骨小翼 lesser wing
蝶筛隐窝
sphenoethmoidal recess
中鼻甲 middle nasal concha
颧弓 zygomatic arch
下鼻甲 inferior nasal concha

图 3-2-12　蝶筛隐窝层面

6. 蝶窦口层面　此层面紧接上一层面,在蝶筛隐窝后是蝶窦的开口。其上窦腔属于蝶窦,窦腔壁外侧是眶上裂。在上颌骨与颧弓之间可见下颌骨支影(图 3-2-13)。

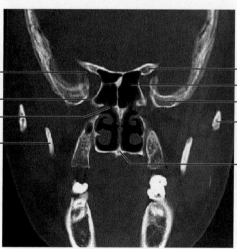

superior orbital fissure 眶上裂

inferior orbital fissure 眶下裂

ostia of sphenoid sinus 蝶窦口

mandible ramus 下颌支

蝶骨小翼 lesser wing
蝶窦 sphenoid sinus
蝶骨大翼 greater wing
颧弓 zygomatic arch

硬腭 hard palate

图 3-2-13　蝶窦口层面

第三节　耳及颞骨影像解剖

一、解剖学概述

耳分外耳、中耳和内耳(图 3-3-1)。

外耳包括耳廓、外耳道及鼓膜。

中耳为含气不规则腔道,外以鼓膜与外耳道相隔,内以封贴于前庭窗和蜗窗等的结构与内耳相邻。包括鼓室、咽鼓管、乳突和乳突气房。鼓室分为上、中、下三部分。鼓膜紧张部上缘平面以上部分为上鼓室,鼓膜紧张部平面相对应的部分为中鼓室,鼓膜紧张部下缘以下部分为下鼓室。上、中鼓室内含有三块听小骨,即锤骨、砧骨和镫骨,它们组成听骨链连接鼓膜与前庭窗。鼓室有六个壁：上壁为鼓室盖；下壁为颈静脉壁；前壁为颈动脉壁；后壁为乳突壁；外侧壁为鼓膜及鼓膜上方的骨部；内侧壁为迷路壁。

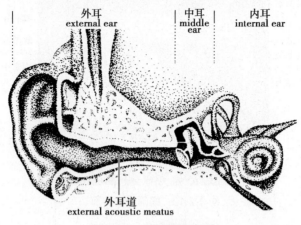

图 3-3-1　耳结构示意图

内耳位于颞骨岩部内，是位于鼓室与内耳道底之间的两套复杂管道，即骨迷路与膜迷路。骨迷路从前内向后外依次为耳蜗、前庭及三个互为垂直的骨半规管（图 3-3-2）。每个半规管的两端均开口于前庭，其中前半规管（亦称上半规管）、后半规管各有一单脚汇合成总脚。因此，三个半规管共有五个孔与前庭相通。内耳道（内听道）是位于颞骨岩部的骨性管道，有前庭蜗神经、面神经等经内耳道底小孔通过。

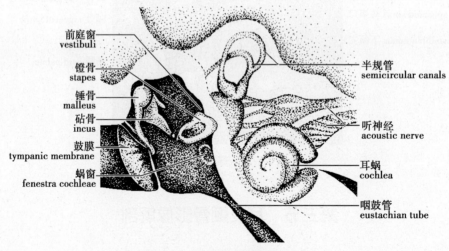

图 3-3-2　中耳及内耳结构示意图

二、耳及颞骨 X 线解剖

耳及颞骨主要为骨性结构，呈高密度影。其中的外耳道、鼓室、鼓窦及乳突气房等因含气，故呈低密度影，为黑色影像。

（一）许氏位

又称 Schuller 位。主要观察鼓室盖、乳突气房及乙状窦壁等结构。颞下颌关节后方见内、外耳门重叠投影。鼓室和鼓窦上方有条状致密影为鼓室盖,据此将鼓窦与颅中窝相隔。鼓室盖下后方凹陷向前的弧形致密影为乙状窦壁。鼓室盖与乙状窦壁相交构成硬膜窦角。乳突气房分布于鼓窦周围及乳突部。根据乳突气房发育情况将乳突分为气化型、板障型、硬化型和混合型(图3-3-3)。

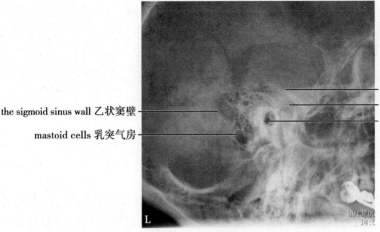

图 3-3-3　许氏位

(二)梅氏位

又称 Mayer 位。主要显示鼓窦、鼓窦入口、鼓室、外耳道。颞骨岩部长轴与下颌骨髁状突后缘几乎平行,岩尖垂直指向下方,乙状窦前壁连于岩部的后缘,岩部前缘从外耳后壁延伸到岩尖。外耳道的上部可见鼓窦、鼓窦入口及上鼓室(图3-3-4)。

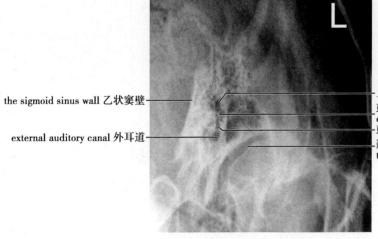

图 3-3-4　梅氏位

三、耳及颞骨断面影像解剖

中耳及内耳结构精细,横断面解剖亦较为复杂,为了便于细节观察,常采用高分辨率CT扫描图像,而且将局部进行放大。骨壁、听小骨呈高密度影,肌肉、神经等呈中等密度影,外耳道、鼓室、鼓窦及乳突气房等因含气而呈低密度影,为黑色影像。

（一）横断面解剖

现选取主要的六个层面加以叙述（图 3-3-5）。

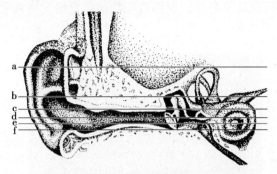

图 3-3-5　耳 CT 横断面扫描定位示意图

a. 前半规管层面；b. 外半规管层面；c. 前庭窗层面；
d. 耳蜗层面；e. 蜗窗层面；f. 颈动脉管层面

1. 前半规管层面　颞骨岩部骨质致密，颞骨乳突部可见较多气化的乳突气房，其前方板状骨为颞骨鳞部。岩部尖端后内侧有一凹陷，为弓状下窝。前半规管的走向与岩骨长轴垂直，断面呈圆点状，而后半规管的走向与岩骨长轴平行，断面呈斜行的管状影，并与总脚相连。前半规管的外侧有一前后走向的哑铃状的空腔，前方为上鼓室（亦称鼓室上隐窝），后方为鼓窦，中间为鼓窦入口（图 3-3-6）。

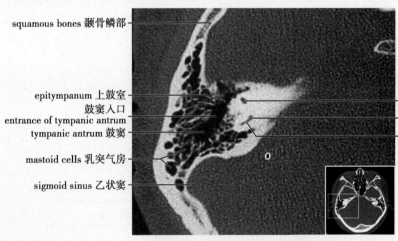

squamous bones 颞骨鳞部

epitympanum 上鼓室
鼓窦入口
entrance of tympanic antrum
tympanic antrum 鼓窦

mastoid cells 乳突气房

sigmoid sinus 乙状窦

前半规管
anterior semicircular canal
总脚 common crus
后半规管
posterior semicircular canal

图 3-3-6　前半规管层面

右下角为全景图

2. 外半规管层面　岩部尖端后外侧有一与颅后窝相通的管道截面为内耳道（内听道），呈喇叭状，内有面神经和位听神经通过，正常内耳道宽度应小于 10mm。内耳道底前方有一前后走向的裂隙样影，为面神经迷路段，其前部有一结节状影为膝神经节，与面神经鼓室段相续。内耳道底外侧有一大的圆形低密度影，为前半规管壶腹；与其相连的，弯向外后方、呈水平走行的半月形低密度影为外半规管，其后内侧圆形影为总脚。总脚后方可见前庭导水管。外半规管后方椭圆形低密度影为后半规管。上鼓室内开始出现听小骨，位于内前方的是锤骨头，其后方不规则形小骨是砧骨体部，两骨构成锤砧关节（图 3-3-7）。

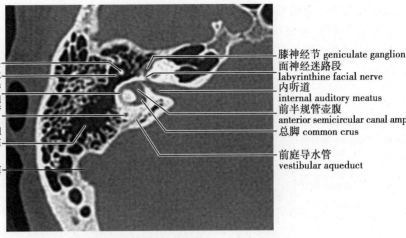

图 3-3-7　外半规管层面

3. 前庭窗层面　内耳道底前可见两层管状低密度影，是耳蜗螺旋管底转、中转的断面，呈垒石状。内耳道后外侧卵圆形低密度影为前庭，其外侧骨壁缺口为前庭窗，窗口细线状骨影为镫骨底板。鼓室内侧壁与前庭之间，由前内向后外走行的较低密度细线状影为面神经鼓室段。前庭后外方状似火柴头样低密度影为后骨壶腹，连向后外方的后半规管。耳蜗与前庭外侧为鼓室。鼓室内锤砧关节显示更为清晰，砧骨体向后外侧伸出短突，向内下侧伸出长突与镫骨相连（图 3-3-8）。

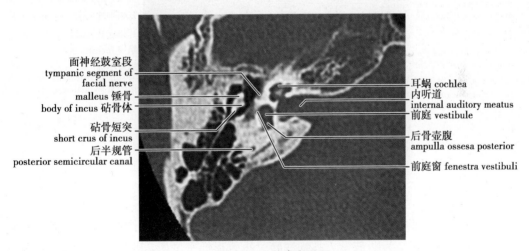

图 3-3-8　前庭窗层面

4. 耳蜗层面　内耳道底前可见耳蜗的断面。耳蜗后外方椭圆形影为前庭。鼓室内见三块听小骨，前方是锤骨柄，其后内方是砧骨长突，再后内方为镫骨。鼓室后壁上向前凸的骨性隆起称锥隆起，其内侧隐窝为锥隐窝（亦称鼓室窦），外侧较大的凹陷为面神经隐窝。面神经隐窝后外方可见面神经垂直段（亦称乳突段）的断面，呈小圆形低密度影，密度高于乳突气房（图 3-3-9）。

5. 蜗窗层面　耳蜗底转呈横行管道状影，其上方的耳蜗中转较小。耳蜗底转的后缘与中鼓室内缘交界处是蜗窗（圆窗），蜗窗后外侧的凹陷称蜗窗小窝（圆窗龛）。中鼓室前内方有条状低密度影,为鼓膜张肌,从前内向后外进入鼓室。鼓室外方为外耳道,鼓膜有时可见。岩部前方开始出现颈动脉管,为较宽大的管状低密度影。中鼓室内可见两块听小骨,前方呈扁圆形者为锤骨柄,后方较小的是砧骨长突(图3-3-10)。

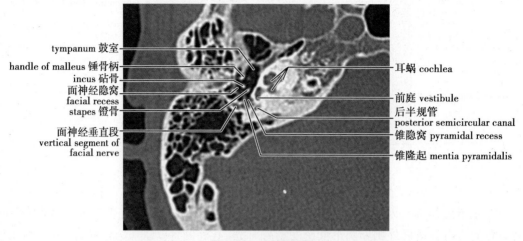

图3-3-9　耳蜗层面

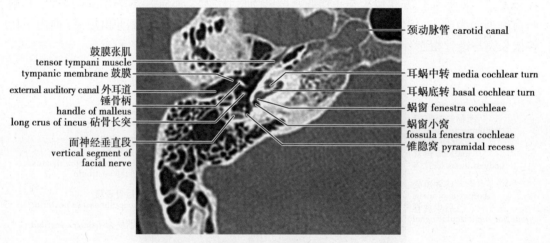

图3-3-10　蜗窗层面

6. 颈动脉管层面　此层显示颈动脉管岩内段全程。该管前外方有一细管状影与其相交呈锐角,直通中鼓室,为咽鼓管。耳蜗底转呈短弧形低密度影,其后缘的凹陷为蜗窗小窝,与后内方的颈静脉窝相邻。外耳道分骨段和软骨段,与外界相通。外耳道前方可见颞下颌关节窝。乳突气房呈蜂窝状黑色影(图3-3-11)。

临床意义

慢性化脓性中耳乳突炎为临床常见疾病,患此病时耳部许多重要结构常受侵犯或破坏,如听小骨、鼓室盖、骨性半规管、乙状窦骨壁及面神经管等。了解这些结构的变化有助于判断疾病的严重程度,制订合理手术计划,预防面神经、乙状窦等重要结构的误伤,提高手术安全性。

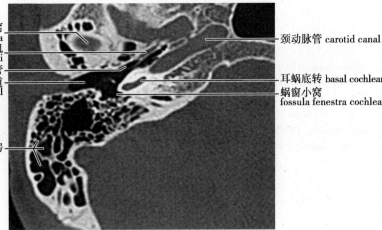

下颌关节窝
temporomandibular joint fossa
鼓膜张肌
musculi tensor tympani
eustachian tube 咽鼓管
外耳道
external auditory canal

颈动脉管 carotid canal

耳蜗底转 basal cochlear turn
蜗窗小窝
fossula fenestra cochleae

mastoid cells 乳突气房

图 3-3-11　颈动脉管层面

（二）冠状面解剖

现选取主要的四个层面加以叙述（图 3-3-12）。

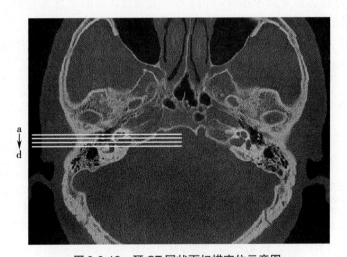

图 3-3-12　耳 CT 冠状面扫描定位示意图
a. 耳蜗层面；b. 前庭窗层面；c. 面神经管后膝层面；d. 面神经垂直段层面

1. 耳蜗层面　颈动脉管上方岩骨内有耳蜗。耳蜗外侧的屈曲管状低密度影，为面神经迷路段向后折返并沿鼓室内侧壁下行延续至鼓室段的断面影像。耳蜗外下方为中鼓室，其上通上鼓室，上鼓室顶壁为鼓室盖，与脑颞叶相隔。鼓室内可见一蝌蚪样高密度影，为锤骨头及柄。外耳道上壁内侧与上鼓室外壁交界处之骨嵴，为盾板。盾板与锤骨颈之间的间隙为 Prussak 间隙（图 3-3-13）。

临床意义

盾板是上鼓室胆脂瘤首先破坏之处。Prussak 间隙是后天原发性胆脂瘤的好发部位。慢性化脓性中耳乳突炎患者出现鼓室盖骨质破坏，常提示炎症波及颅内之可能。

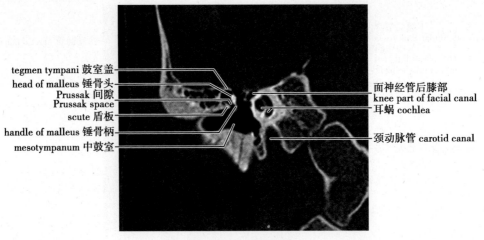

图 3-3-13 耳蜗层面

2. 前庭窗层面 岩部中央横行通向颅内的管状低密度影为内耳道,内耳道底中间有一横行骨嵴称横嵴,横嵴上方有面神经,下方有位听神经通过。横嵴外侧的椭圆形低密度影为前庭。前庭上方管状影为前半规管,外侧为外半规管。前庭卜方连耳蜗。在鼓室内侧壁,前庭外侧壁的凹陷部分是前庭窗,耳蜗外侧壁的陷凹为蜗窗。鼓室中部见斜"L"形高密度影,位于外上方稍大的是砧骨长突,位于前庭窗外侧略小的是镫骨,镫骨底板附于前庭窗。鼓室向外借鼓膜与外耳道相隔。通常鼓膜不易显示(图 3-3-14)。

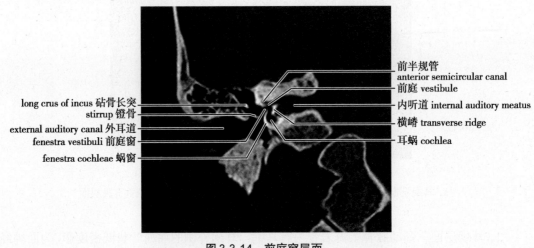

图 3-3-14 前庭窗层面

3. 面神经管后膝层面 该层面中部骨质中可见呈"三点和一横"排列的低密度影。最上"一点",是前半规管一个脚的截面,中间椭圆形"一点",为前半规管另一脚的截面,最下"一点"较大,是前庭的截面。"一横"位于中间"一点"外侧,是外半规管的截面。外半规管下方见弯曲稍低密度管状影为面神经管后膝部,为面神经管鼓室段和垂直段(亦称乳突段)之间转折处。面神经管后膝部内下方腔隙为鼓室,外上方腔隙为鼓窦。颞骨岩部与枕骨之间光滑宽大的裂孔是颈静脉孔,该孔内侧,枕骨上有一弧形切迹,是舌下神经管。枕骨枕髁借寰枕关节与寰椎侧块相连(图 3-3-15)。

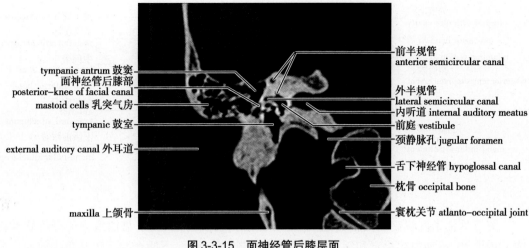

图 3-3-15　面神经管后膝层面

前半规管 anterior semicircular canal
外半规管 lateral semicircular canal
内听道 internal auditory meatus
前庭 vestibule
颈静脉孔 jugular foramen
舌下神经管 hypoglossal canal
枕骨 occipital bone
寰枕关节 atlanto-occipital joint
tympanic antrum 鼓窦
面神经管后膝部 posterior-knee of facial canal
mastoid cells 乳突气房
tympanic 鼓室
external auditory canal 外耳道
maxilla 上颌骨

4. 面神经垂直段层面　颞骨岩部骨质内见上下排列两个圆形低密度影,上为前半规管,下为后半规管。后半规管外下方见一管道状稍低密度影,向下穿行于乳突气房之间,为面神经垂直段,向下开口于茎乳孔(图 3-3-16)。

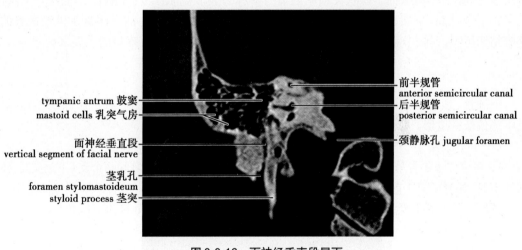

图 3-3-16　面神经垂直段层面

第四节　下颌骨及颞下颌关节影像解剖

一、解剖学概述

颞下颌关节是颌面部唯一的左右双侧联动关节,由下颌骨髁状突、颞骨下颌窝及关节结节、关节盘、关节囊和关节韧带等组成(图 3-4-1)。

下颌骨髁状突略呈椭圆形,由一横嵴把髁状突顶分为前后两个斜面,前斜面覆盖着较厚的纤维软骨,是关节的功能区,很多关节病最早破坏此区。颞骨关节面的凹部为关节窝,容纳髁状突;凸部为关节结节,是主要承受咀嚼压力区。

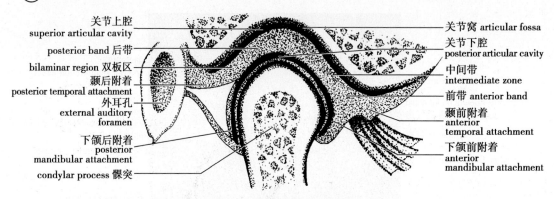

图 3-4-1　颞下颌关节矢状面

　　关节盘位于髁状突和关节窝之间，呈卵圆形，两面凹陷。关节盘由致密的纤维软骨构成，在髁状突运动中起稳定和缓冲作用，并将关节腔分为上、下两个腔。关节盘由前向后分前带、中带、后带和双板区等 4 个部分。前带较厚，表面有滑膜覆盖，其前方有两个附着，颞前附着起自关节盘上方前缘，止于关节结节的前斜面。下颌前附着起自关节盘下方前缘，止于髁状突前斜面的前端；中间带最薄，介于关节结节后斜面和髁状突前斜面之间，是关节的负重区，也是关节盘穿孔、破裂的好发部位；后带最厚，前后径最宽，介于髁状突横嵴和关节窝顶之间，后带后缘位于髁状突横嵴的前方即称为关节盘前移位；双板区分上层和下层，上层止于鼓鳞裂，下层止于髁状突后斜面的后端。双板区上下层之间充满富于神经血管的疏松结缔组织，是关节盘穿孔、破裂的最好发区，也是临床上关节区疼痛的主要部位之一。

二、下颌骨及颞下颌关节 X 线解剖

　　下颌骨、牙齿及颞下颌关节的构成骨在 X 线上显示清楚，呈现白色致密影像，关节间隙呈中等偏低密度影。

（一）下颌骨

　　1. 正位　下颌骨呈"U"形，X 线片上呈马蹄状，分一个体（下颌体）和两个支（下颌支）。体部的中央，相当于第 2 前磨牙下方见颏孔，由颏孔向后见透明管，为下颌管。下颌体部两侧后方为下颌支。下颌支髁状突与冠突部分重叠。下颌体与下颌支交界处称为下颌角（图 3-4-2）。

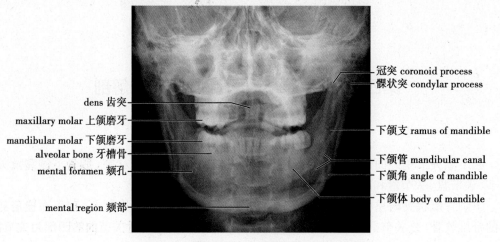

图 3-4-2　下颌骨正位

2．**侧位**　可完整显示一侧下颌体和下颌支。下颌体上有牙槽突，下颌体前部为颏部，其后方可见颏孔，相当于第 2 前磨牙下方，颏孔向后上方弧形管状影为下颌管，连于下颌支内面的下颌孔。下颌体下缘与下颌支交界处为下颌角，呈钝角。下颌支上方有下颌切迹及两个突起，前方为冠突，后方为髁状突，两突间为下颌切迹，髁状突末端膨大部分为下颌头，头下有较细的颈。髁状突与颞骨形成颞下颌关节（图 3-4-3）。

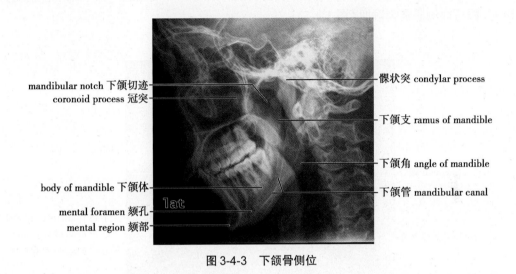

图 3-4-3　下颌骨侧位

（二）颞下颌关节

颞骨下颌关节窝和前方关节结节与下颌骨髁状突共同构成颞下颌关节，位于外耳道前方，下颌头位于关节窝内，闭口时，关节间隙约为 2mm；张口时，髁状突向关节窝的前方移位，关节间隙增宽。正常情况下髁状突向前移动范围不超过关节结节下方，且两侧对称（图 3-4-4）。

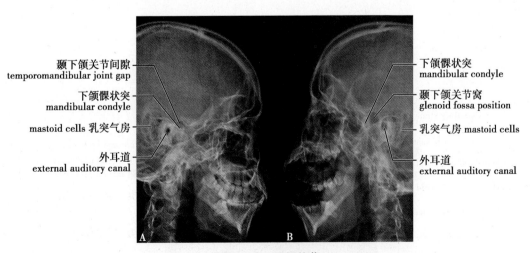

图 3-4-4　颞颌关节

A. 闭口位；B. 开口位

三、下颌骨及颞下颌关节断面影像解剖

(一)横断面解剖

1. 颞下颌关节层面   此层面显示完整颞颌关节。下颌头断面呈椭圆形,左右径大于前后径。下颌头的大小与关节窝相适应。关节间隙约 2～3mm,后间隙略大于前间隙。下颌关节窝前部为关节结节,内侧为蝶骨嵴,后侧以鳞骨裂与外耳道相隔。关节结节向前延伸为颧弓,颧弓内侧肌肉为颞肌(图 3-4-5)。

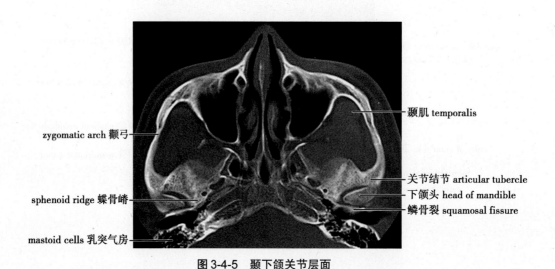

图 3-4-5   颞下颌关节层面

2. 冠突层面   此层面位于下颌切迹上方,显示下颌升支的两个突起:冠突和髁状突。冠突在前、稍小,髁状突在后、较大。在髁状突后方还有两个骨性标志,前内方为茎突,后外方为乳突尖,均从颞骨延续下来。在冠突与髁状突外侧为咬肌,内侧从外向内依次为颞肌、翼外肌、翼内肌(图 3-4-6)。

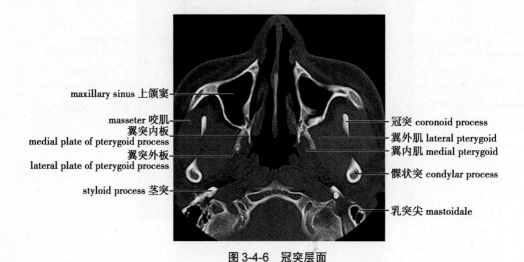

图 3-4-6   冠突层面

3. 下牙槽层面 此层面平下牙槽骨,牙槽内见整齐排列的下颌牙根。在牙根后方下颌骨内见孔状或管状影为下颌管,内有下牙槽神经及动脉。下颌骨前方为半环形的口轮匝肌,下颌升支外侧为咬肌,内侧为翼内肌。咬肌和下颌骨后方为腮腺,而颌下腺位于翼内肌内侧(图 3-4-7)。

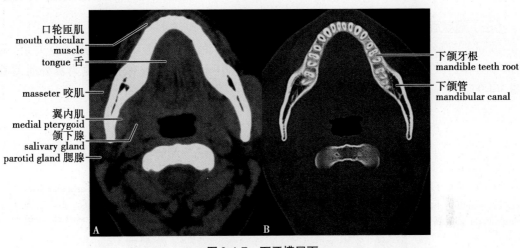

图 3-4-7 下牙槽层面

A. 软组织窗;B. 骨窗

(二)矢状面解剖

主要观察颞颌关节。闭口时,下颌头位于颞下颌关节窝内,关节间隙匀称。MRI 上,关节盘呈双凹透镜状低信号影,其前带较厚,中间带较薄,后带最厚,其后方延续为双板区,双板区与后带之间分界较清晰。下颌头上方正对关节盘后带。关节盘前方为翼外肌,其上肌腱绕过关节结节与关节盘前带相连(图 3-4-8)。张口时,下颌头移出关节窝到达关节结节顶端的下方,关节盘随髁状突一起向前下移动至髁状突与关节结节之间。关节盘的后带位于下颌头的后上方。

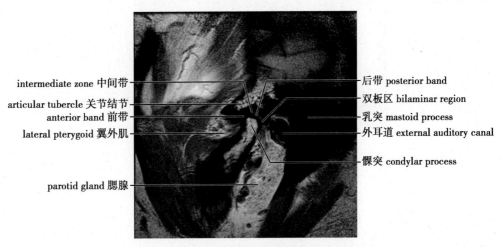

图 3-4-8 颞颌关节矢状面

闭口位,MR T_1WI

临床意义

　　MRI 尤其是矢状面图像能清晰显示关节盘、关节腔,以及下颌髁状突与关节窝位置关系,对颞下颌关节紊乱综合征的诊断具有重要意义。关节盘中间带、双板区是关节盘穿孔、破裂的好发部位,表现为信号升高。

(三)冠状面解剖

　　颞颌关节窝在冠状面上呈抛物线形,髁状突关节面呈圆弧形,由于扫描体位关系,两侧常不对称。关节盘呈弯带状覆盖在髁状突的顶部(下颌头)。下颌颈内侧为翼外肌附着(图 3-4-9)。

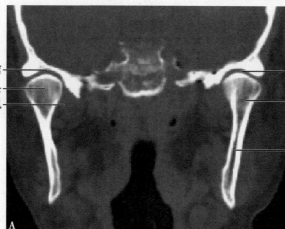

mandibular fossa 下颌窝
head of mandible 下颌头
lateral pterygoid 翼外肌

关节盘 articular disc
下颌颈 neck of mandible
下颌支 ramus of mandible

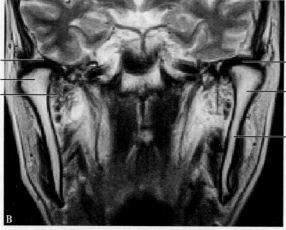

mandibular fossa 下颌窝
head of mandible 下颌头
lateral pterygoid 翼外肌

关节盘 articular disc
下颌颈 neck of mandible
下颌支 ramus of mandible

图 3-4-9　颞颌关节冠状面
A. CT 冠状面; B. MRI T₂WI

第五节　颜面血管造影解剖

　　颜面部血供主要来自颈外动脉,其主要分支包括舌动脉、面动脉、咽升动脉、枕动脉、耳后动脉、颞前动脉及颌内动脉(图 3-5-1)。

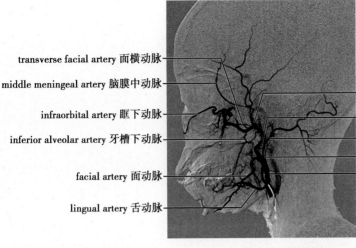

transverse facial artery 面横动脉
middle meningeal artery 脑膜中动脉
infraorbital artery 眶下动脉
inferior alveolar artery 牙槽下动脉
facial artery 面动脉
lingual artery 舌动脉

颞浅动脉 superficial temporal artery
耳后动脉 posterior auricular artery
枕动脉 occipital artery
咽升动脉 ascending pharyngeal artery
颈外动脉 external carotid artery

图 3-5-1　颈外动脉造影侧位

1. 舌动脉　是颈外动脉的第二个向前的分支,供应同侧舌及舌下腺。

2. 面动脉　是颈外动脉的第三分支,主要供应面部皮肤、咬肌、唾液腺体积大部分口腔黏膜。

3. 咽升动脉　是咽部肌肉的主要血管,同时还供应脑膜、神经和鼓膜。其中咽升动脉的脑膜支与椎动脉的脑膜支于入颅前吻合。

4. 枕动脉　供应枕部肌肉、皮肤和硬膜,并通过茎乳突动脉向岩骨内供血,其主要分支包括茎乳突动脉、颈后动脉和夹肌动脉、耳动脉及脑膜支。

5. 耳后动脉　是颈内动脉较细的分支,起源于颈外动脉后面的腮腺区,主要供应耳廓区的内侧面,耳后头皮及腮腺。

6. 颞浅动脉　是颈外动脉的表浅终末支,供应腮腺和额颞顶部软组织及眼轮匝肌等。

7. 颌内动脉　是颈外动脉的深终末支,主要分支包括脑膜中动脉、脑膜副动脉、翼管动脉、翼腭动脉。其中脑膜中动脉通过棘孔入颅,供应幕上所有脑叶凸面硬脑膜、大脑镰、眶板等。

临床提示

　　颌内动脉是外伤性颅底骨折或顽固性鼻衄引起口鼻腔大出血时,行颈外动脉栓塞治疗术的一个重要分支。颌内动脉分支脑膜中动脉及脑膜副动脉是供应大脑凸面脑膜瘤的主要血管,在脑膜瘤术前栓塞时尤为重要。

（宋　亭　沈海林　殷瑞根　胡春洪）

第四章

颈 部

第一节　解剖学概述

　　颈部上部以下颌下缘、乳突至枕外粗隆的连线与头面部分界，下部以胸骨颈静脉切迹、胸锁关节、锁骨与肩峰的连线，与胸部、上肢、背部分界。颈部在发生上与鳃弓和咽囊有密切的关系，因此颈部易发生一些先天性疾病。颈部淋巴结是全身淋巴的总汇区，炎症及肿瘤转移时易受累，表现为淋巴结肿大。颈部有气管、大血管、神经干、甲状腺、喉等重要器官。

　　颈部以胸锁乳突肌前后缘为标志可分为颈前区、胸锁乳突肌区、颈外侧区。颈前区又进一步划分为若干三角，其中比较重要的是颈动脉三角（图4-1-1）。它位于胸锁乳突肌上份前缘、肩胛舌骨肌上腹和二腹肌后腹之间。其顶为封套筋膜，底为椎前筋膜，内侧为咽侧壁及其筋膜。其内有颈内静脉、颈总动脉、迷走神经、舌咽神经及舌下神经等重要的血管和神经。颈内静脉位于胸锁乳突肌前缘深面，起始于颈静脉孔，为乙状窦的延续。颈总动脉位于颈内静脉内侧，平甲状软骨上缘分为颈内动脉及颈外动脉。颈总动脉末端及分叉处分别有颈动脉窦和颈动脉体。颈内动脉位于颈外动脉后外侧，垂直上行入颈动脉管至颅内。颈外动脉居前内侧。颈动脉三角是肿瘤好发部位，肿瘤可引起颈动脉移位及分叉角度改变。

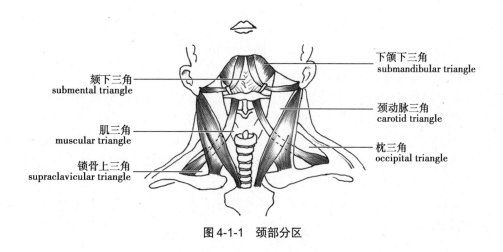

图4-1-1　颈部分区

第二节 颈部X线解剖

颈部结构在常规X线检查中,骨骼密度最高,在X线图像上呈白色致密影;颈部软组织及大血管为中等密度,彼此缺乏对比,难以分辨,呈灰白色;咽腔、喉腔及气道内因有气体呈黑色影像。

一、正 位

颈部正位像上,喉及气管与颈椎阴影重叠。在中线上显示为宽带状透明的喉腔、气管轮廓,上段为喉腔,下段为气管,两者以第6颈椎下缘为界。喉软骨可因钙化而显示(图4-2-1)。

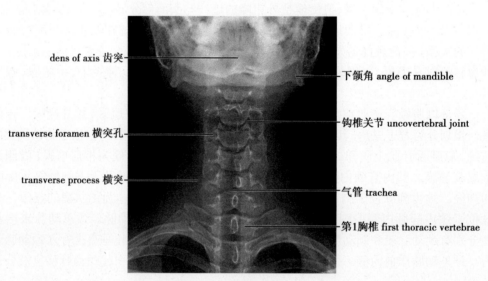

图 4-2-1 颈部正位

二、侧 位

颈椎前方长条形透亮影为咽腔,上达颅底,下续食管,前面与鼻腔、口腔、喉腔相通。以软腭和会厌上端为界,软腭以上的咽腔为鼻咽,会厌上端以下的咽腔为喉咽,两者之间为口咽。咽后壁与颈椎椎体前缘之间为咽后间隙。在舌根下方可见舌骨影。喉上部有会厌软骨,呈叶片状伸向后上方,远端游离。在会厌软骨下端的前下方有时可见甲状软骨前缘的阴影。在甲状软骨阴影内可见一横置的双凸透镜样的透明裂隙为喉室,其上缘为室带(即假声带),室带上方是喉前庭。在喉前庭阴影内可见自后下向前上走行连接杓状软骨和会厌软骨的杓会厌皱襞。喉下腔为声带以下到环状软骨下缘的部分,在第6颈椎椎体下缘水平与气管连接(图4-2-2)。

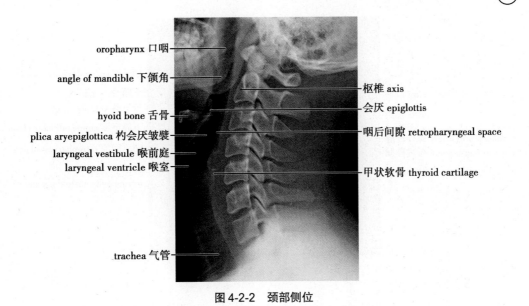

oropharynx 口咽

angle of mandible 下颌角

hyoid bone 舌骨

plica aryepiglottica 杓会厌皱襞

laryngeal vestibule 喉前庭

laryngeal ventricle 喉室

trachea 气管

枢椎 axis

会厌 epiglottis

咽后间隙 retropharyngeal space

甲状软骨 thyroid cartilage

图 4-2-2　颈部侧位

第三节　颈部断面影像解剖

颈部 CT 多为横断面图像，骨结构呈高密度致密影，软组织密度次之，气体密度最低。在 CT 增强扫描图像上，颈部的血管呈显著高密度影，与其他结构对比清楚。甲状腺密度亦显著增高。颈部 MRI 检查，可行横断面、冠状面、矢状面等多个平面成像。在 MRI 图像上，颈部的大血管由于流空效应而呈现无信号的黑色阴影，颈部脂肪呈高信号白色影像，颈椎椎体内因髓腔含有脂肪也呈高信号影，颈部软组织呈灰色影像。

一、横断面解剖

（一）口咽下部层面

下颌骨断面呈弓形，构成口的前界，其正后方可见颏舌肌、舌下腺，后内方为颌下间隙及位于其中的下颌下腺。下颌角与胸锁乳突肌之间间隙为鳃裂囊肿的好发部位。口咽腔位于层面的中心，其后壁与椎前筋膜之间为咽后间隙。咽侧壁与胸锁乳突肌之间有颈动脉鞘，内有颈总动脉、颈外动脉、颈内动脉、颈内静脉、迷走神经及淋巴结等重要结构，神经及淋巴结体积较小，不易显示。颈总动脉的分叉位置点存在个体及侧别差异。层面后部为颈椎及颈背部肌肉（图 4-3-1）。

临床意义

颈动脉鞘的解剖较为重要，颈部多数肿瘤均发生于此，鞘内血管的位置变化对肿块的鉴别诊断有帮助，颈动脉体瘤常骑跨于颈总动脉分叉处，导致分叉角度增大，颈内、颈外动脉距离加大。而迷走神经鞘瘤常位于颈动脉的深面，推移血管，使之向前外侧方移位。另外，该鞘内存在较多淋巴结，病理性肿大须注意与血管断面区分。

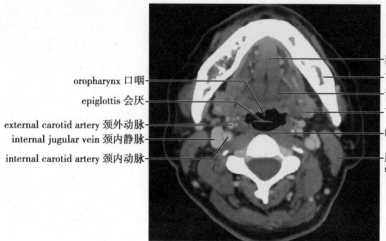

图4-3-1　口咽下部层面（CT增强）

（二）经舌骨体层面

舌骨呈弓形，其与下颌骨之间可见颏舌骨肌和下颌舌骨肌，舌骨后外侧为颌下间隙及下颌下腺。会厌位于舌骨后方，两者之间为会厌谷或会厌前间隙。会厌后方可见喉前庭、杓会厌皱襞、喉咽，以及两侧的梨状隐窝。咽侧壁后外侧为颈动脉鞘、胸锁乳突肌（图4-3-2）。

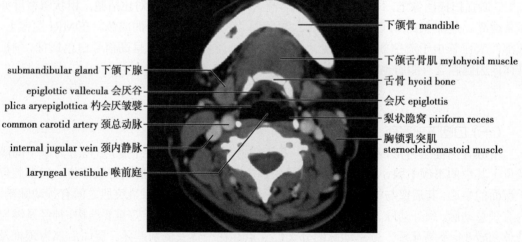

图4-3-2　经舌骨体层面（CT增强）

（三）经甲状软骨上部层面

此层面约平第5颈椎水平。两侧甲状软骨板上部显示，呈"八"字形，其外侧是舌骨下肌群。甲状软骨前端后缘与会厌软骨间的部分称会厌前间隙，内充填脂肪组织，中央密度稍高部分是甲状会厌韧带。气道在此层面呈"毡帽"状，帽顶为会厌软骨，两帽沿为杓会厌皱襞，杓会厌皱襞的厚度与梨状隐窝的扩张程度有关，一般上部厚约2.5mm，下部厚约5mm，两侧可相差1.5mm。气道前部为喉前庭，其两侧以杓会厌皱襞与梨状隐窝相隔，向后与喉咽相通（图4-3-3）。

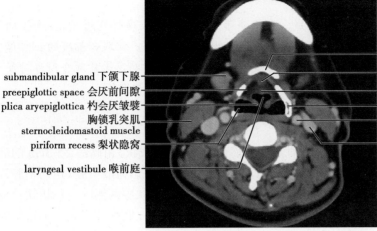

submandibular gland 下颌下腺
preepiglottic space 会厌前间隙
plica aryepiglottica 杓会厌皱襞
胸锁乳突肌
sternocleidomastoid muscle
piriform recess 梨状隐窝
laryngeal vestibule 喉前庭

舌骨 hyoid bone
甲状会厌韧带
thyroepiglottic ligament
会厌 epiglottis
甲状软骨 thyroid cartilage
颈总动脉 common carotid artery
颈内静脉 internal jugular vein

图 4-3-3　经甲状软骨上部层面（CT 增强）

（四）经喉中间腔层面

此层面经甲状软骨中部。两侧甲状软骨板前端相连，形成甲状软骨前角，男性约 90°，女性约 120°。甲状软骨前角的软骨前突形成喉结。喉中间腔为喉腔在前庭裂平面至声门裂之间的部分，其断面形态与声门开闭状态有关，可呈扁圆形甚至裂隙状，是喉腔最狭窄处。喉中间腔向两侧延伸至前庭襞（室带）与声襞（声带）间的梭形隐窝为喉室，横断面上不易观察。喉中间腔后外侧可见杓状软骨。喉咽位于喉后方，呈弧形裂隙影。胸锁乳突肌深面为颈动脉鞘（图 4-3-4）。

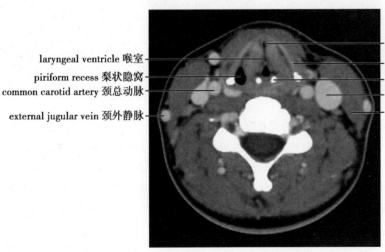

laryngeal ventricle 喉室
piriform recess 梨状隐窝
common carotid artery 颈总动脉
external jugular vein 颈外静脉

喉中间腔
intermedial cavity of larynx
甲状软骨 thyroid cartilage
杓状软骨 arytenoid cartilage
颈内静脉 internal jugular vein
胸锁乳突肌
sternocleidomastoid muscle

图 4-3-4　经喉中间腔层面（CT 增强）

声带前端起自甲状软骨前角中段内面，后端止于杓状软骨的声带突，两侧声带间近似三角形的狭长裂隙称声门裂。两侧声带前端在甲状软骨前角内面的交汇处称为前联合。

临床意义

　　声带由声韧带、肌纤维和黏膜组成。成人声带厚约 5mm，长度男性约 2cm，女性约 1.5cm。两侧声带前端在甲状软骨前角内面的交汇处称为前联合。前联合黏膜的正常厚度约 1～2mm。早期喉癌可表现为声带的不规则增厚或结节。喉癌患者前联合增厚时高度提示癌肿侵犯，此征象对喉癌分期和手术方案的制订有重要参考价值。

（五）经环状软骨层面

　　此层面约平第 6 颈椎水平。环状软骨居层面前部中央，呈印戒状，由高约 2～3cm 的后软骨板与高约 5～7mm 的前弓构成。环状软骨所围绕的圆形透亮影为喉下腔（声门下腔），下通气管。环状软骨弓的前方软组织为舌骨下肌群，外后方是甲状腺两侧叶。环状软骨板后方为咽与食管移行部。甲状腺的后外侧为颈总动脉和颈内静脉，胸锁乳突肌位于它们的外侧（图 4-3-5）。

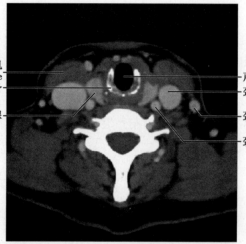

　　胸锁乳突肌 sternocleidomastoid muscle
　　cricoid cartilage 环状软骨
　　thyroid gland 甲状腺
　　声门下腔 infraglottic cavity
　　颈内静脉 internal jugular vein
　　颈外静脉 external jugular vein
　　颈总动脉 common carotid artery

图 4-3-5　经环状软骨层面（CT 增强）

临床意义

　　声带与室带均在甲状软骨板内面，在常规轴位扫描时常不能区分，需用 3mm 以下的薄层扫描。区分室带和声带对病变的定位和临床治疗非常重要，其区别点主要有：①室带层面高于声带层面；②室带层面常可见充气的喉室或室带前段显示有含气的喉室小囊；③室带前端交角圆钝，声带的交角则锐利，故声门裂呈三角形；④室带后端止于杓状软骨顶部的软组织，声带后端则止于杓状软骨的声带突，后面可见环状软骨的上部；⑤室带的密度低于声带密度；⑥室带层面的喉旁间隙宽于声带层面。

（六）甲状腺峡部层面

　　此层面约平第 7 颈椎水平。甲状腺两侧叶借峡部在气管前方相连，侧叶前为舌骨下肌群，外侧是胸锁乳突肌，后外侧是颈动脉鞘。食管位于气管的后方偏左。椎体前的颈长肌与其外侧的前斜角肌之间的间隙是椎动脉三角。三角内有椎动脉、椎静脉丛、甲状腺下动脉、颈交感干和颈胸神经节等重要结构（图 4-3-6）。

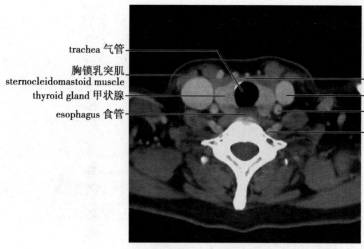

图 4-3-6　甲状腺峡部层面（CT 增强）

（七）颈根部层面

此层面约平第 1 胸椎体。气管呈圆形，位于前部中央，其前侧、外侧被甲状腺包绕。食管在气管后方，两者之间有喉返神经走行。在胸锁乳突肌内侧有颈内静脉，静脉的内侧是颈总动脉和迷走神经。在椎体前外侧是胸膜帽，其前方有锁骨下动脉和臂丛神经，外侧和后面可见肋骨断面（图 4-3-7）。

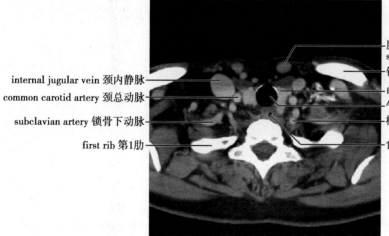

图 4-3-7　颈根部层面（CT 增强）

二、矢状面解剖

颈部正中矢状位可清晰显示口咽、喉咽内的结构及其和周围结构的毗邻关系。上部前方是舌根等口腔底壁结构，口咽位于其后，下界是会厌上部。会厌位于舌根后下方，呈叶片状由前下伸向后上方，其与舌根间为会厌谷。会厌以下至环状软骨下缘（平第 6 颈椎下缘）为喉咽，下与气管相连。喉咽内以室带（假声带）和声带分隔，室带以上部分称喉前庭，声带以下称声门下腔，两者之间狭长的间隙称为喉室（图 4-3-8）。

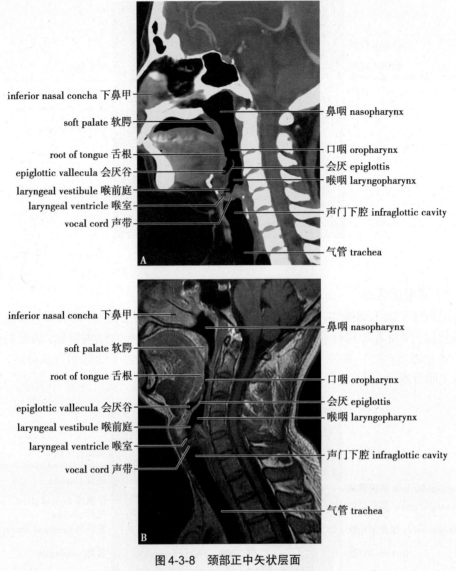

inferior nasal concha 下鼻甲

soft palate 软腭

root of tongue 舌根
epiglottic vallecula 会厌谷
laryngeal vestibule 喉前庭
laryngeal ventricle 喉室
vocal cord 声带

鼻咽 nasopharynx

口咽 oropharynx
会厌 epiglottis
喉咽 laryngopharynx

声门下腔 infraglottic cavity

气管 trachea

inferior nasal concha 下鼻甲

soft palate 软腭

root of tongue 舌根

epiglottic vallecula 会厌谷
laryngeal vestibule 喉前庭

laryngeal ventricle 喉室

vocal cord 声带

鼻咽 nasopharynx

口咽 oropharynx

会厌 epiglottis
喉咽 laryngopharynx

声门下腔 infraglottic cavity

气管 trachea

图 4-3-8 颈部正中矢状层面
A. CT 重组图像；B. MRI T₁WI

三、冠状面解剖

在垂直于喉室中部的冠状面像上，会厌软骨在黑色的气腔内，呈"八"字拱形突入口咽，其下是喉咽。会厌软骨外侧与口咽侧壁间的腔隙即为会厌谷。与会厌软骨下部相连的条形软组织影是杓会厌皱襞，皱襞外与喉咽壁间的三角形腔隙称梨状隐窝。隐窝外下壁的斜形高密度影是甲状软骨板。杓会厌皱襞下部可见向腔内突出的前庭襞（室带的组成部分），其下方的另一个突起，是声襞（声带），两个突起之间的梭形隐窝就是喉室，为喉中间腔向两侧的延伸。前庭襞、杓会厌皱襞和会厌软骨所围成的腔隙是喉前庭。在声门下腔与气管壁的外侧分别可见环状软骨、甲状腺、颈总动脉、颈内静脉和胸锁乳突肌等结构（图 4-3-9）。

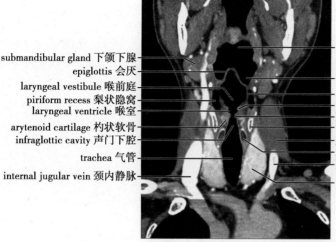

图 4-3-9 垂直于喉室中部冠状层面（CT 重建图像）

submandibular gland 下颌下腺
epiglottis 会厌
laryngeal vestibule 喉前庭
piriform recess 梨状隐窝
laryngeal ventricle 喉室
arytenoid cartilage 杓状软骨
infraglottic cavity 声门下腔
trachea 气管
internal jugular vein 颈内静脉

口咽 oropharynx
会厌谷 epiglottic vallecula
杓会厌皱襞 plica aryepiglottica
前庭襞 vestibular fold
声襞 vocal fold
甲状软骨 thyroid cartilage
胸锁乳突肌 sternocleidomastoid muscle
环状软骨 cricoid cartilage
颈总动脉 common carotid artery
甲状腺 thyroid gland

第四节 颈部血管造影解剖

颈部血供主要来自于颈动脉和锁骨下动脉的椎动脉、甲状颈干及肋颈干。颈部静脉回流通过颈浅静脉和颈深静脉。

一、颈动脉造影解剖

左右两侧颈总动脉的起始部位不同，右颈总动脉起自头臂干（无名动脉），左颈总动脉起始于主动脉弓顶端，通常左颈总动脉较右颈总动脉为长。左侧颈总动脉起始位置最常见的变异有两型：一是左颈总动脉开口于头臂干；二是左颈总动脉开口于左锁骨下动脉。颈总动脉沿食管和咽两侧上行，通常于第 4 颈椎椎体水平分为颈外动脉和颈内动脉，前者向后外方行走，后者向前内上行走，颈总动脉分叉高度的变异通常是双侧性的。通常在分叉之前颈总动脉主干没有分支，血管造影可见血管壁光整，管腔粗细均匀，年轻人颈总动脉较直，老年人较弯曲。颈外动脉主干发出的供应颈部的最主要分支为甲状腺上动脉，其余分支均供应头面部（图 4-4-1）。

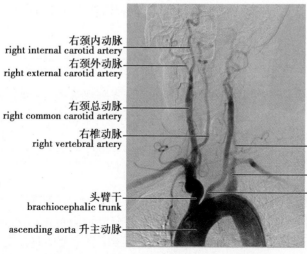

右颈内动脉
right internal carotid artery
右颈外动脉
right external carotid artery
右颈总动脉
right common carotid artery
右椎动脉
right vertebral artery
头臂干
brachiocephalic trunk
ascending aorta 升主动脉

左椎动脉
left vertebral artery
左锁骨下动脉
left subclavian artery
左颈总动脉
left common carotid artery

图 4-4-1 主动脉弓造影

二、锁骨下动脉造影解剖

两侧锁骨下动脉的起始部位不同,右侧锁骨下动脉起始于头臂干,左侧锁骨下动脉直接起自主动脉。锁骨下动脉的分支由内向外主要有椎动脉、胸廓内动脉、甲状颈干和肋颈干等(图4-4-2)。

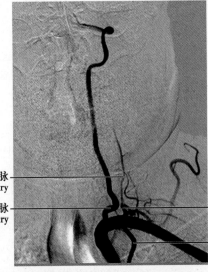

左甲状腺下动脉
left inferior thyroid artery

左椎动脉
left vertebral artery

左肋颈干
left costocervical trunk

左胸廓内动脉
left internal thoracic artery

图 4-4-2　左锁骨下动脉造影

(一)椎动脉

椎动脉自锁骨下动脉后壁发出后于第6颈椎进入横突孔行走,在椎动脉造影时可见椎动脉管径较颈总动脉纤细,行程相对恒定。双侧椎动脉一侧较粗大者约占75%,两侧椎动脉管径相当者约占25%。起源于椎动脉颈段的主要分支有脊髓支和肌支,正常情况下血管造影一般很难发现,在选择性椎动脉造影时有时可见枕动脉和咽升动脉。

(二)胸廓内动脉

胸廓内动脉起于锁骨下动脉,其开口常与同侧椎动脉起始部相对。锁骨下动脉造影或选择性胸廓内动脉造影时可见该动脉纵行向下走行于胸骨外侧缘,行程较直,供应乳房及前胸壁。

临床意义

胸廓内动脉正常情况下主要供应乳房和前胸壁,但在异常病理情况下,如乳房癌、肺结核侵犯胸壁、肺癌及肝癌邻近膈面时,常可出现异常增粗,因此在行介入治疗时也是一支重要的靶血管。

(三)甲状颈干

甲状颈干在前斜角肌内附近起自锁骨下动脉,主干很短,随即分出甲状腺下动脉、颈升动脉及肩胛上动脉。选择性甲状颈干造影时,上述三个主要分支清晰可见,甲状腺下动脉向内上行走供应甲状腺下部;颈升动脉向上行走,供应颈部肌肉,更重要的是此支常参与脊髓与脊膜的血液供应;肩胛上动脉向外侧行走,主要供应冈上肌、冈下肌和肩胛骨。

（四）肋颈干

肋颈干为锁骨下动脉外侧的一个重要分支，与甲状颈干相似，肋颈干自锁骨下动脉发出后也形成一很短的主干并立即分出两个分支及颈深动脉和第一肋间动脉。锁骨下动脉造影或选择性肋颈干造影时可见颈深动脉向上行走而第一肋间动脉向外下方行走，两血管均参与脊髓颈段的血液供应。

（王冬青　宋　亭　朱晓黎）

第五章

胸　部

第一节　解剖学概述

胸部以胸廓为支架，胸廓外面覆以肌、乳腺等软组织，内面衬以胸内筋膜构成胸壁，胸壁和膈围成胸腔。胸腔的两侧容纳肺和胸膜囊，中部为纵隔。纵隔内有心脏、大血管、食管及气管等。

胸骨角是胸部的重要骨性标志，在影像解剖学上具有重要意义。通过胸骨角的平面：①上纵隔的下界；②后方平对第4胸椎椎体下缘，是胸椎计数的参考标志；③平对主动脉弓的起、止端，穿越主动脉窗；④平对气管分叉；⑤其两侧为第2胸肋关节及第2肋，为计数肋骨的标志；⑥食管在此平面下与左主支气管相交叉，形成食管的第2个狭窄。

心包腔在大血管和心脏的周围形成了许多窦和隐窝，这些结构内有少量积液时，在影像上易被误认为肿大淋巴结。比较重要的窦和隐窝包括心包横窦、心包上隐窝和肺静脉隐窝。心包横窦位于升主动脉、肺动脉后壁与上腔静脉左壁、左心房前壁之间。心包上隐窝为升主动脉周围，是心包横窦向上的延伸，两者以右肺动脉上缘为界。肺静脉隐窝位于上、下肺静脉之间，右侧略深于左侧，且右肺静脉隐窝恰位于右肺中叶支气管的内侧和隆嵴下淋巴结的前方，该隐窝积液时更易误认为肿大淋巴结。

纵隔淋巴结数目众多，呈卵圆形，大小不一，正常者小于10mm。其分布复杂，按照解剖位置分群，主要包括纵隔前淋巴结、纵隔后淋巴结、气管支气管淋巴结、支气管肺淋巴结（位于肺门）和肺内淋巴结（位于肺叶支气管与肺段支气管分叉的夹角处）。

右肺分为上叶、中叶、下叶，左肺分为上叶、下叶。在肺门处，左、右主支气管分为肺叶支气管，肺叶支气管入肺后再分为肺段支气管。每一个肺段支气管及其分支分布区域的肺组织称为支气管肺段简称肺段，肺段为相对独立的肺结构和功能单位。右肺有10个肺段，而左肺有两处相邻的肺段支气管共干，致左肺肺段较右肺少，为8个段（图5-1-1）。

右上叶支气管分出尖、后、前三支。尖段支气管垂直向上走行，后段支气管向上走行，前段支气管呈水平方向走行；右中间支气管为右主支气管的直接延续；右中叶支气管开口于中间支气管下端前壁，向前外走行分出内、外两支段支气管；右下叶支气管是中间支气管的延续，其第1分支（上支，亦称背支）的开口几乎在中叶支气管开口的对面。下叶支气管在发出背支后的延续段，称基底支气管干。它稍向后外行1～1.5cm分出内、前、外、后4支基底段支气管。内基底段支气管向内下方走行。前基底段支气管开口于基底支气管干前外侧，分布于右下叶的前外侧部分。外基底支管径较前基底支细，分布于下叶的外侧部分。后基底支为下叶支气管干的延续，是下叶最大分支，向后下方走行，分布于下叶后部。正位

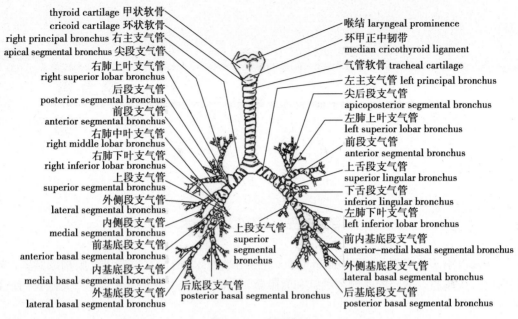

图 5-1-1　支气管树

投影像上，4 个基底支自外向内的排列顺序是前、外、后、内；侧位投影像上，从前向后是前、内、外、后。

左上叶支气管分上部和舌部支气管。上部支气管分成尖后段和前段支气管，舌部支气管走向外下方，分出上舌段和下舌段支气管；左下叶支气管分出背段、前内基底段、外基底段和后基底段支气管。前内基底支气管相当于右下叶前、内基底支。

肺段是由许多肺小叶（亦称次级肺小叶）组成。次级肺小叶是仅可由高分辨力 CT 所能显示的关键解剖结构，它由一支小叶细支气管分出的 3～5 支终末细支气管和伴随的小叶肺动脉及其所属的约 12 个肺腺泡构成，直径约 1～2cm，相邻次级肺小叶之间以小叶间隔为界。小叶细支气管、小叶动脉伴随，两者直径大致相等，位于次级肺小叶中心。淋巴管在小叶中心沿小叶动脉和小叶细支气管的近端走行，亦可在每个次级肺小叶的周围部分的小叶间隔内沿肺静脉走行。小叶静脉走行于小叶间隔内（图 5-1-2）。

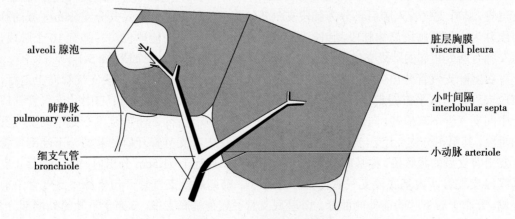

图 5-1-2　次级肺小叶解剖

肺由肺实质和肺间质构成,肺实质包括肺内各级支气管和肺泡等;肺间质是肺内血管、淋巴管、神经和结缔组织的总称。在 X 线平片上,正常肺实质与肺间质除了左、右肺动脉和肺静脉及其主要分支外,均不显影(图 5-1-3)。

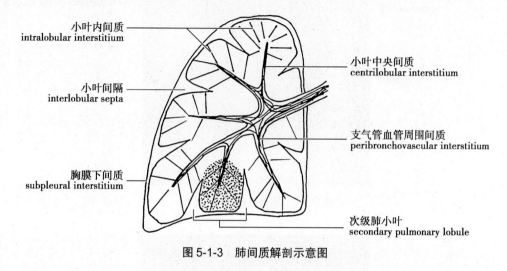

图 5-1-3　肺间质解剖示意图

第二节　胸部 X 线解剖

胸部结构具有良好的自然对比,X 线检查能够较清晰地显示胸部主要解剖结构。其中,骨骼密度最高,呈亮白影,胸壁软组织及心脏、大血管密度次之,呈灰白色影,而肺组织密度最低,呈黑色影(俗称透亮影)。在肺组织背景上,可见自肺门向肺外围呈放射状分布、由粗逐渐变细的树枝状阴影,称为肺纹理。它主要是肺动脉的投影,肺静脉、支气管和淋巴管也参与形成,于肺周边 1cm 范围内一般无肺纹理可见。肺纹理的疏密、粗细、分布以及有无扭曲、变形与移位等情况有助于肺部疾病的诊断。胸部 X 线检查缺点是前后结构重叠,纵隔结构及肺细微解剖结构显示不及 CT。

一、胸廓与胸膜 X 线解剖

(一)软组织

两侧胸大肌重叠于两侧肺中野外侧,显示为均匀的片状阴影,其外缘境界清楚锐利,向上延伸到腋窝。尤其肌肉发达的男性胸大肌影较明显。少数人两侧胸大肌可不对称,肌肉发达侧的肺野密度可轻度增高,不可误认为病变。锁骨上皮肤皱褶是锁骨上皮肤与皮下组织的投影,与锁骨上缘相平行,呈中等密度的薄层软组织阴影,约 2~3mm 至 1cm 厚(图 5-2-1)。

女性乳房常在两肺底形成密度增高的半圆形阴影,一般外下界清楚并与腋部软组织影连续,有时两侧乳房发育不等则阴影的大小与密度之高低均不同。女性乳头影多表现为在两侧肺下野边缘清楚的小圆形致密影(图 5-2-2),其形态很像结节性病灶,但乳头大多是对称的,此点可区别于病灶。有时男性乳头也可在肺中野呈较小的圆形阴影。

(二)骨骼

前有胸骨,后有脊柱,两侧肋骨环绕构成胸廓。此外还有肩胛骨及锁骨。

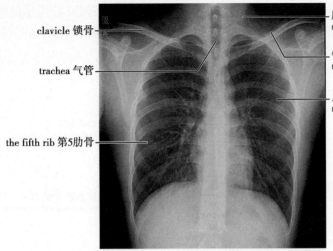

clavicle 锁骨

trachea 气管

the fifth rib 第5肋骨

胸锁乳突肌
sternocleidomastoid muscle

锁骨上皮肤皱褶
skin reflection over the clavicle

肩胛骨内侧缘
medial border of scapula

图 5-2-1　胸壁软组织影（男性）

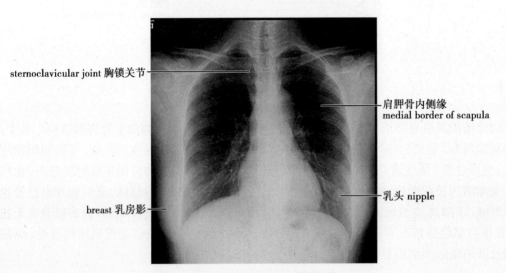

sternoclavicular joint 胸锁关节

breast 乳房影

肩胛骨内侧缘
medial border of scapula

乳头 nipple

图 5-2-2　女性乳房及乳头影

　　肋骨共 12 对，肋骨前后端不在同一水平上，自后上向前下斜行。常以肋骨作为胸部病变的定位标志。肋骨前段为软骨，在未钙化前，X 线片上不显影，因此肋骨之前部呈"游离"状态。约 25～30 岁起第 1 肋软骨开始有不同程度的钙化，钙化的肋软骨在肋骨与胸骨间呈断续或连续的片状、条状、颗粒状或块状钙化影。肋骨先天变异较为常见，以颈肋、叉状肋、肋骨融合较常见。

　　胸骨由胸骨柄、体和剑突构成。在正位片上，大部分胸骨与纵隔阴影相重叠，只有胸骨柄的两侧缘可以突出于纵隔阴影之外，勿误为纵隔阴影增宽。胸椎正位片上脊柱和纵隔影相重叠，如拍片条件适当，因为透亮的气管影的衬托可以显示上部的四个胸椎，在心脏后的胸椎仅隐约可见。

　　在标准后前位胸片上，两侧锁骨的内端应与中线等距，位于胸廓的上部，同第 1 肋骨前端相重叠。锁骨稍呈"∽"形，其内端与胸骨柄相连构成胸锁关节，外端与肩胛骨肩峰相连形成肩锁关节（图 5-2-1）。

（三）胸膜

胸膜菲薄，X线平片不能显示，在叶间裂、胸膜返折处和胸膜窦，可见其投影。

临床意义

　　胸部投照时，如两肩向前旋转不够，此时肩胛骨的内缘与胸壁平行呈带状阴影，不可误认为胸膜肥厚。正在发育期的肩胛骨其下角可有二次骨化中心出现，偶可投影于肺野内，不可误认为骨折和肺部病变。

二、气管、支气管与肺X线解剖

（一）气管、支气管

　　气管与支气管影像在高千伏、体层摄影和支气管造影时可以较清晰显示。正位片上，气管呈带状低密度阴影，由颈部正中向下延伸到第5、第6胸椎水平，分为左、右主支气管。气管上中段较清楚，下段因与主动脉弓阴影重叠较模糊。颈段气管较狭细处称气管甲状腺峡部。侧位片上，气管阴影位于上纵隔中部，从前上斜向后下与冠状面成15°～20°角。气管前壁影隐于腋前皮肤皱襞和上腔静脉的带状阴影内。气管后壁呈宽3～4mm条状致密影，为气管膜部和食管的共同投影。

　　右主支气管长1～4cm，与体轴成20°～30°角；左主支气管较长，约4～7cm，与体轴线成40°～50°角。左、右主支气管夹角为60°～80°。肺段以下支气管缺乏对比，需造影才能显示。

（二）肺

　　胸廓内及纵隔两旁含气肺组织在X线上显示的透亮区域为肺野。通常两侧肺野透亮度相同，两肺各肺叶与肺段之间无明显分界，临床上为了描述病变部位方便常将一侧肺野纵向分为弧形三等分，称为内带、中带、外带。又分别以第2、第4前肋下缘作水平线将一侧肺野分为上、中、下肺野（图5-2-3）。

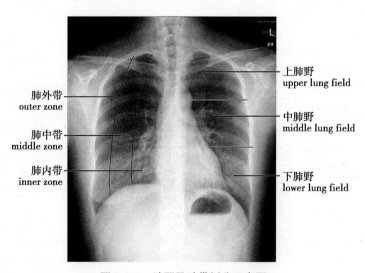

图5-2-3　肺野及肺带划分示意图

　　左肺分上、下两叶,右肺分上、中、下三叶。两肺各叶在正位上前后重叠,只能根据支气管和肺血管的分布状况,结合侧位片大致推断各肺叶的位置(图5-2-4)。每个肺叶含有2～5个肺段,其间无胸膜分隔。每个肺段与相应的段支气管同名,根据血管纹理分布大致可推断各肺段的位置与范围。肺段的形态多呈楔形,尖段指向肺门,底朝向肺外围。

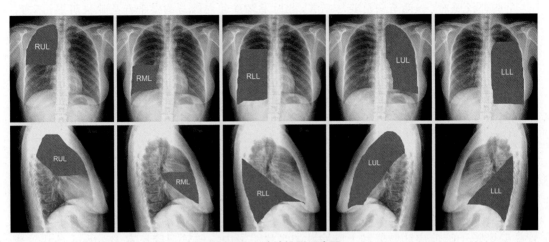

图5-2-4　肺叶投影示意图

RUL: 右上叶; RML: 右中叶; RLL: 右下叶; LUL: 左上叶; LLL: 左下叶

(三) 肺门

　　X线上所指肺门是肺动脉穿出纵隔后至肺段动脉分叉处的整个行径以及与其伴行的支气管和上肺静脉干的综合投影,其中肺动脉是主要成分。

　　正位片上,两侧肺门各分上下两部分,上下两部分交界角称肺门角,顶点称肺门点,是确定肺门的标志。左肺门一般较右侧高出1～2cm。右肺门上部由上肺动静脉和后回归动脉构成,右肺门下部主要由右下肺动脉干构成,约占右肺门的2/3。正常成人右下肺动脉干宽度不大于15mm。左肺门上部为左肺动脉弓,呈边缘较光滑的半球形阴影,直径2～2.5cm。下部为左下肺动脉及分支构成,由于左心缘的掩盖,通常仅可见其一部分(图5-2-5)。

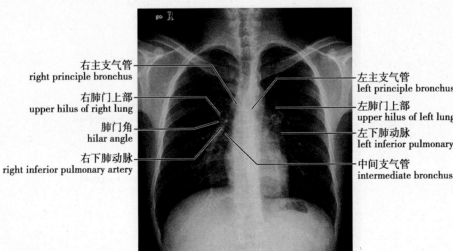

右主支气管
right principle bronchus

右肺门上部
upper hilus of right lung

肺门角
hilar angle

右下肺动脉
right inferior pulmonary artery

左主支气管
left principle bronchus

左肺门上部
upper hilus of left lung

左下肺动脉
left inferior pulmonary artery

中间支气管
intermediate bronchus

图5-2-5　肺门(正位)

　　侧位片上,左右肺门部分重叠。以气管轴线为界,右肺门大部分与气管影重叠或位于其前偏下方,左侧肺门大部分位于气管轴线后上方(图5-2-6)。

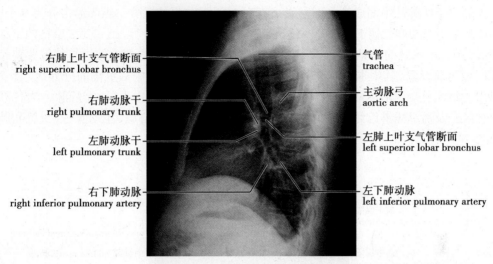

右肺上叶支气管断面
right superior lobar bronchus

右肺动脉干
right pulmonary trunk

左肺动脉干
left pulmonary trunk

右下肺动脉
right inferior pulmonary artery

气管
trachea

主动脉弓
aortic arch

左肺上叶支气管断面
left superior lobar bronchus

左下肺动脉
left inferior pulmonary artery

图5-2-6　肺门(侧位)

三、横膈X线解剖

　　横膈为一薄的腱膜肌,位于胸腔、腹腔之间,分为左右两半,各呈圆顶形,可上下移动。横膈本身具有主动脉孔、食管裂孔、腔静脉孔、胸膜裂孔等,某些情况下腹腔内脏器可能通过这些裂孔疝入胸腔。

(一)后前位

　　站立后前位胸片上,膈的顶部呈圆形,其最高点为膈顶。膈高度一般位于第5或第6前肋水平。瘦长体型的人略低一些,矮胖体型者膈肌位置略高。一般右膈顶高于左膈顶1.5～3.0cm,左膈低是由于心脏偏左,如胃泡扩张或结肠脾曲积气升高时,可推移左膈向上,左膈可高于右膈。仰卧位时膈位置比立位时升高3cm。

　　右膈顶位于肺中线略偏内,左膈顶因心脏下压,最高点偏外。膈顶部内侧端与心脏构成心膈角,心膈角的清晰度及角度大小与心型、心包脂肪垫有关。膈外侧与胸壁形成深而锐利的肋膈角。肋膈角是锐角,即使在深呼吸时也是锐角。

(二)侧位

　　侧位片上,横膈显示前高后低,前端与前胸壁形成前肋膈角,后部与后胸壁形成深而锐利的后肋膈角,为横膈的最低点。

临床意义

　　左侧膈前部上方是心脏,影像常不清楚,但左膈下有胃泡可作为左膈的标志。右膈的下方为肝脏致密影,两者界限不易区分。上消化道穿孔时,游离气体常聚集于膈下,尤其是右侧膈下。患者站立位X线平片检查时,可见膈下新月状低密度影(透亮影),此为重要的诊断征象。

四、纵隔及心脏大血管X线解剖

(一)纵隔分区

纵隔位于两肺的中间成为中部阴影,前有胸骨,后与脊柱重叠。纵隔通常分为9个区,沿第4胸椎下缘和胸骨柄下缘划一联线,为上纵隔与中纵隔的分界,通过第8胸椎的下缘的水平线为中、下纵隔的分界;胸骨之后,心脏、升主动脉和气管之前的较透亮的倒置狭长三角形区域为前纵隔,其中主要有胸腺和前纵隔淋巴结。食管为中后纵隔的分界线,食管及其以后的组织脏器为后纵隔,主要包含食管、降主动脉、胸导管中下段,奇静脉,半奇静脉、交感神经干及后纵隔淋巴结。前后纵隔之间为中纵隔,主要有心脏、主动脉弓、气管和肺门(图5-2-7)。

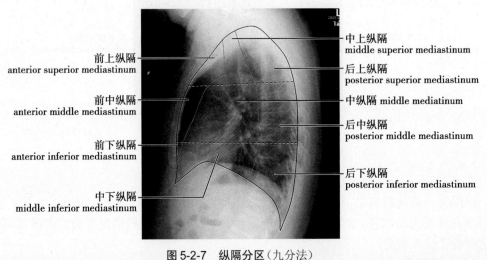

前上纵隔 anterior superior mediastinum
前中纵隔 anterior middle mediastinum
前下纵隔 anterior inferior mediastinum
中下纵隔 middle inferior mediastinum
中上纵隔 middle superior mediastinum
后上纵隔 posterior superior mediastinum
中纵隔 middle mediatinum
后中纵隔 posterior middle mediastinum
后下纵隔 posterior inferior mediastinum

图 5-2-7　纵隔分区(九分法)

临床意义

纵隔原发性肿瘤和瘤样病变往往有比较特定的好发部位,纵隔分区在判断纵隔肿瘤的来源和性质上有重要意义。一般而言,前纵隔的胸廓入口区多为甲状腺肿块和淋巴管瘤,前纵隔上部以胸腺瘤最常见,前纵隔中部以畸胎瘤好发,前心膈角区多为心包囊肿和脂肪瘤;中纵隔之气管旁肿块多见于支气管囊肿,中部以淋巴瘤最常见;后纵隔主要为神经源性肿瘤。

(二)心脏大血管

心脏大血管的大部分边缘与含气的肺组织相邻,X线能很好地显示,但只能显示其平面投影轮廓。心脏大血管内部结构缺乏自然对比,平片难以清楚显示。

1. 后前位　心脏阴影形态随年龄、呼吸相、体型和膈的位置而异,可分三种类型:①斜位心:见于胸廓宽度一般者,心轴与水平线约成45°角,绝大多数正常青年人的心脏属此型;②横位心:见于较肥胖型的人,其胸廓较宽,心轴与水平线的夹角<45°,心脏大部分约3/4横置于左胸部;③垂直型心(滴状心):见于无力型的人,其胸廓狭长,膈位较低,心轴与水平线之角度>45°。测量心胸比率是确定心脏有无增大最简单的方法。心胸比率为心脏最大横径与通过右侧膈顶之胸廓内径的比值,正常成人心胸比率≤0.5(图5-2-8)。

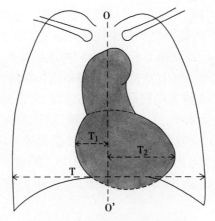

图 5-2-8　心胸比率测量示意图

OO':胸正中轴线；T_1+T_2:心脏横径，为心影左右缘最突出点至胸正中轴线的
距离之和；T:胸廓最大横径，经右侧膈顶平面胸廓两侧肋骨内缘间连线长度

　　心脏大血管投影与胸骨、胸椎、肋骨等重叠，其右缘可分为上、下两个扁平的弓部。上弓由血管阴影构成，在幼年和青年人此弓主要为上腔静脉的边缘，升主动脉隐于其内；中老年人则主要由升主动脉右缘构成，向外凸出更为显著。下弓较上弓更为膨隆，由右心房构成。正常情况下，右心室不参与下弓的构成。深吸气时右心膈角处可见到下腔静脉或肝静脉影。

　　心影左缘由 4 弓组成，由上到下依次为主动脉结、肺动脉段、左心耳和左心室段。第 1弓由主动脉弓远端及降主动脉起始段形成。年轻人主动脉结影突出不显著，老年人由于主动脉伸展迂曲导致其位置升高，并向左侧肺野突出；第 2 弓又称心腰，由肺动脉干左缘和左肺动脉构成，肺动脉常较平直或稍内凹；第 3 弓为左心耳，不明显，长仅 1～2cm；第 4 弓为左心室段，主要为左心室流出道的前壁构成，明显向左侧肺野突出。该段下端内收形成正位片上的心尖。心尖一般位于膈上。心尖外侧及左侧心膈角被心包脂肪垫充填，为一密度较低的三角形阴影（图 5-2-9）。

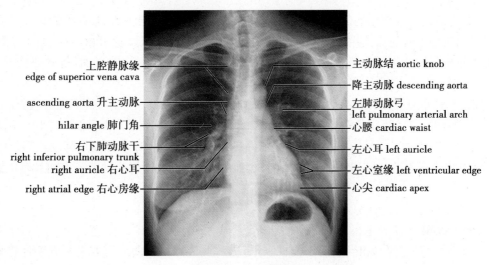

上腔静脉缘
edge of superior vena cava

ascending aorta 升主动脉

hilar angle 肺门角

右下肺动脉干
right inferior pulmonary trunk

right auricle 右心耳

right atrial edge 右心房缘

主动脉结 aortic knob

降主动脉 descending aorta

左肺动脉弓
left pulmonary arterial arch

心腰 cardiac waist

左心耳 left auricle

左心室缘 left ventricular edge

心尖 cardiac apex

图 5-2-9　心脏后前位

2. 左侧位　心脏大血管影居中偏前，呈斜置的椭圆形。心影前缘上部为升主动脉前壁，下部为右心室流出道，上、下两部分交界处呈钝角。升主动脉前缘和胸骨后缘之间的距离为 0.5～2.0cm，不超过 3cm。心前缘与前胸壁之间构成尖端朝下的三角形为胸骨后间隙。约在第 4 前肋水平以下的心前缘（右室前壁）与胸骨阴影相连，相接点到膈顶距离不小于4cm，否则为右心室增大。心前缘下端向后弯曲，与胸骨、膈之间形成一个小三角形透亮区。

心影后缘起于气管隆突下水平，上部阴影较模糊，往下轮廓逐渐清晰，自上而下由左心房段和左心室段组成，形成一支较光滑又略向后膨隆的弧线。左心室后下缘呈弧形弯向前部与膈顶形成锐利的后心膈角，下腔静脉可显示于心后间隙内。

心影膈面的前 1/3 为右心室，后 2/3 为左心室，室间隔下端约位于心膈面的前中 1/3 处（图 5-2-10）。

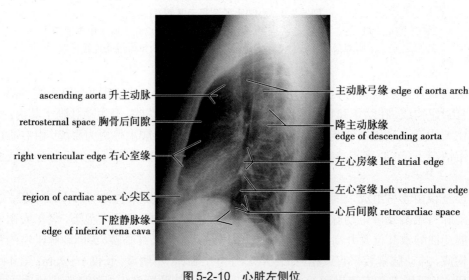

图 5-2-10　心脏左侧位

第三节　胸部断面影像解剖

CT 扫描显示胸部结构的横断面影像，克服了常规 X 线检查中影像重叠的缺点。根据所观察的结构不同而需采用不同的窗宽和窗位。肺窗上肺组织显示清晰，纵隔窗上心脏大血管等结构显示清晰，如结合 CT 增强，则效果更好。如需观察胸椎、肋骨等骨骼情况，可用骨窗观察。

MR 扫描可行胸部矢状面、冠状面、横断面及任意斜面成像。心肌壁呈现灰色影，心腔及大血管由于具有"流空效应"，在 MRI 图像上呈现黑色无信号影，显示非常清晰。纵隔内脂肪组织呈现白色高信号影。由于肺组织的 MRI 信号很弱，MRI 不能显示肺纹理等结构。

超声检查在显示心脏房室及瓣膜结构、大血管结构，以及评价心功能等方面具有优势。

一、横断面解剖

（一）纵隔

1. 胸骨切迹层面　相当于第 1 胸椎水平，亦称胸腔入口层面。前方见两侧锁骨的胸骨端，气管居中紧邻胸椎，气管壁呈细环形线，40 岁以上成人气管壁内可见钙化。气管左后方为食管,腔内可含有气体。气管两旁通常可见 3 对血管断面,位置偏前的为颈总动脉,其前外侧为头臂静脉、后外侧为锁骨下动脉(图 5-3-1)。椎动脉可在此层面上显示。

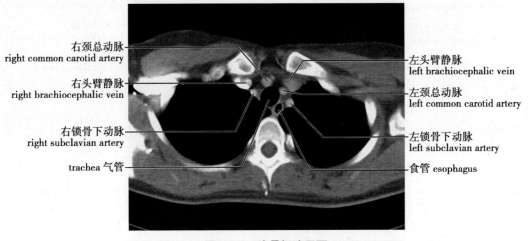

右颈总动脉
right common carotid artery

右头臂静脉
right brachiocephalic vein

右锁骨下动脉
right subclavian artery

trachea 气管

左头臂静脉
left brachiocephalic vein

左颈总动脉
left common carotid artery

左锁骨下动脉
left subclavian artery

食管 esophagus

图 5-3-1　胸骨切迹层面

临床意义

胸廓入口处、气管旁及相邻锁骨下区在临床上常有肿大淋巴结,而此层面血管断面亦多为类圆形,熟悉正常血管的走行及分布,应用对比增强的方法有利于与颈部淋巴结相鉴别。胸廓入口处肿块除淋巴结外,还可见胸内甲状腺肿、甲状腺良恶性肿瘤突入胸内、上段食管癌、肺上沟瘤(pancoast cancer)等。

2. 胸锁关节层面　亦称头臂动脉或胸骨柄层面,相当于第 2～3 胸椎层面。该层面以包含主动脉弓的 3 条主要分支断面为特征。前方为胸骨柄,气管仍居中,但较上一层面偏后,气管左后缘邻近食管。气管的右前方至左后方的 3 条较粗大的血管断面依次为头臂动脉、左颈总动脉、左锁骨下动脉。头臂动脉及左颈总动脉的前外方分别为右侧及左侧头臂静脉。右头臂静脉断面呈圆形,左头臂静脉因水平走向可呈带状或长椭圆形。此层面上胸骨后间隙的前界是胸骨后的胸横肌,后通血管前间隙,内含脂肪、结缔组织及淋巴结(图 5-3-2)。

3. 主动脉弓层面　相当于第 4 胸椎水平。主动脉弓自气管前方沿气管左壁向左后斜行,弓部左缘微凸,右缘微凹。年长者主动脉壁可见点状或环形钙化,主动脉的前方呈尖朝胸骨的三角形间隙为血管前间隙。30 岁以下,尤其是小儿,血管前间隙内能见到胸腺,呈软组织密度,常呈簇状或双叶形,边缘光滑,可外凸或内凹,宽 1～4cm,厚 0.4～1.5cm。成人胸腺组织逐渐萎缩,并被脂肪组织取代。正常时,此间隙不应见到淋巴结。在主动脉弓的右侧、上腔静脉的后方、气管的前方三角形间隙为气管前腔静脉后间隙,此间隙内常可见直径 7mm 左右的淋巴结,属正常支气管淋巴结(图 5-3-3)。

4. 主动脉窗层面　亦称气管分叉层面,相当于第 4～5 胸椎间隙水平。气管腔变宽阔,呈后缘稍扁平的横椭圆形。气管右前方为升主动脉,气管左后方、椎体左缘为降主动脉,升主动脉、降主动脉之间间隙为主动脉窗。窗内为脂肪组织,正常其中可见几枚小淋巴结。奇静脉弓自椎体前方绕气管右侧壁前行,汇入上腔静脉。气管右方为上腔静脉,后方为食管(图 5-3-4)。

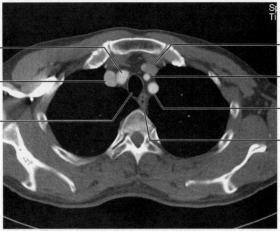

图 5-3-2 胸锁关节层面

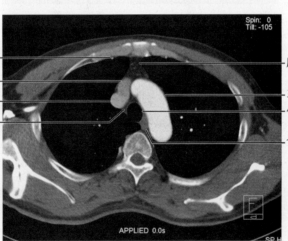

图 5-3-3 主动脉弓层面

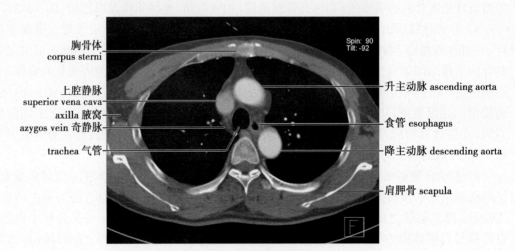

图 5-3-4 主动脉窗层面

5. **左肺动脉层面**　亦称气管隆突层面，相当于第 5 胸椎下部水平。左、右主支气管的斜切面呈长椭圆形，右主支气管和右上叶支气管可呈水平方向自纵隔右缘进入右肺。右主支气管的后方为奇静脉食管隐窝。左主支气管的前外侧见左肺动脉，它从左主支气管上缘绕向后外方，在左肺门处分支到上叶和下叶。左肺动脉的右前方是升主动脉。升主动脉后方偏右为上腔静脉。食管紧邻左主气管的后壁，因左主气管的轻度压迫而呈扁形。奇静脉靠近食管右侧缘，断面呈圆形，勿误认为淋巴结。食管左后方是降主动脉（图 5-3-5）。

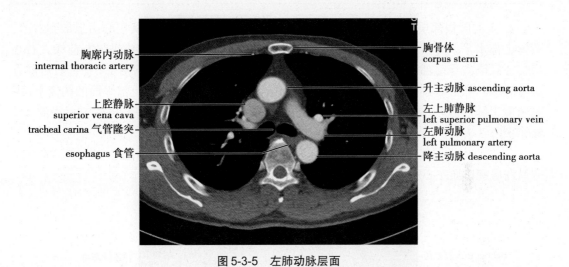

图 5-3-5　左肺动脉层面

6. **右肺动脉层面**　相当于右肺门上部平面。肺动脉干位于升主动脉的左前方，分出右肺动脉绕升主动脉的左后壁呈弧形向后、向右走行，穿行于上腔静脉和中间支气管之间，出纵隔至右肺门。中间支气管的后方为奇静脉食管隐窝。右肺动脉前外侧可见右上肺静脉。左主支气管前方为左上肺静脉断面，其后方为降主动脉，后外方为左肺动脉，后内方见食管断面。左右肺动脉分叉水平升主动脉、降主动脉直径分别小于 3.2cm±0.5cm、2.5cm±0.4cm，两者直径比为 1.5∶1（图 5-3-6）。

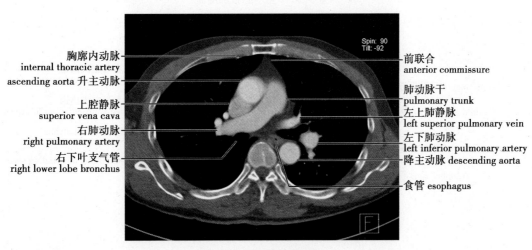

图 5-3-6　右肺动脉层面

临床意义

　　食管中段是食管癌的好发部位。右肺动脉层面上肺动脉干直径与降主动脉直径相当，直径为 2.4cm 左右。右肺动脉远端直径为 1.5cm 左右，大于 1.5cm 则提示肺动脉高压。

　　主动脉窗、气管前腔静脉后间隙、血管前间隙等是重要的影像解剖学概念，熟悉其组成及正常结构有利于发现病变。如前两间隙内最常见的是肿大淋巴结，其次是气管源性肿块或囊肿；而血管前间隙好发胸腺瘤、胸内甲状腺肿等。

　　7. 主动脉根部层面　亦称左心房层面。相当于心腰下部，范围从左心房上部到右房、右室上部水平。升主动脉根部位于纵隔中央，左前方为肺动脉干，构成纵隔左前缘。右心房构成纵隔右缘前部。主动脉根部的后方是左心房，食管紧贴左心房后部，食管右后侧方为奇静脉。降主动脉位于食管的左后方、椎体左缘。此外，在左心房上部平面的图像上，可见两侧上肺静脉，在右心房、右心室中部平面可见两侧下肺静脉。左心房的前后径约 4～5cm（图 5-3-7）。

　　8. 左心房下部层面　此层面上仍可见四腔心，左心房较上一层面缩小。左心房向左前方借左房室口通左心室。房室间隔可见（图 5-3-8）。

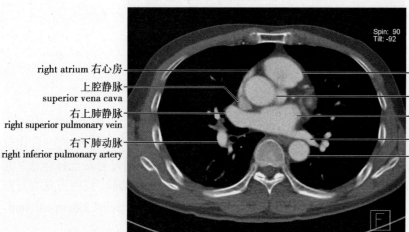

图 5-3-7　主动脉根部层面

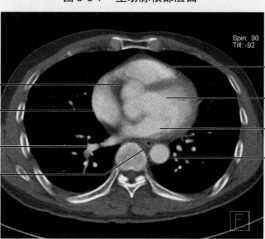

图 5-3-8　左心房下部层面

　　9. 心室层面　相当于膈上水平。纵隔主要由左心室、右心室构成。左右心室之间前缘有小切迹，为前室间沟。室间隔在 CT 增强及 MRI 上均可显示。心脏前缘的心包呈 1～2mm 粗的细线状，在心包外及心肌外脂肪的衬托下可显示（图 5-3-9）。

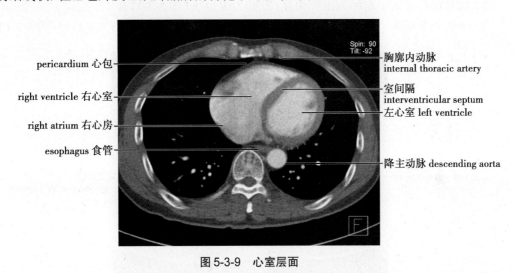

图 5-3-9　心室层面

　　10. 膈顶层面　此层面可见肝脏上部，下腔静脉位于肝脏的后内缘。胸椎前方见奇静脉，左侧有降主动脉，半奇静脉可显示。食管位于降主动脉右前方（图 5-3-10）。

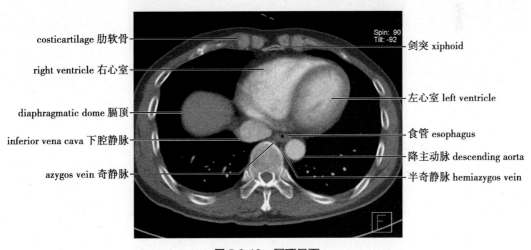

图 5-3-10　膈顶层面

（二）肺

　　肺叶在 CT 肺窗图像上可清晰显示。肺内血管因走向与 CT 成像平面所成角度不同，其断面可呈点状、树枝状等多种表现。

　　肺叶的 CT 解剖划分离不开肺叶支气管的标志和肺裂的显示，以两肺的斜裂及右肺的水平裂确定肺叶的范围和边界。肺裂的 CT 表现在常规层厚扫描时主要为低密度的"透亮带"（或称乏血管带），而在薄层扫描时则呈高密度的"细线影"。两侧斜裂在肺上部呈"八"字形由内前斜向外后方；在肺下部则逐渐移行呈"倒八"字形由内后斜向外前方。水平裂多见于中间段支气管水平，平右肺动脉叶间部，CT 表现呈向外横向走行的扇形少血管带，HRCT 可显示为线状或带状高密度影。肺段的确定主要依据是肺段支气管和肺裂，肺段之间的界限则难以确切划分，肺段 CT 定位可用下列主要层面说明：

1. 胸骨切迹层面　右肺为上叶尖段，左肺为尖后段（图 5-3-11）。

2. 胸锁关节层面　右肺野除尖段外，后方已有少量后段。左肺仍为尖后段（图 5-3-12）。

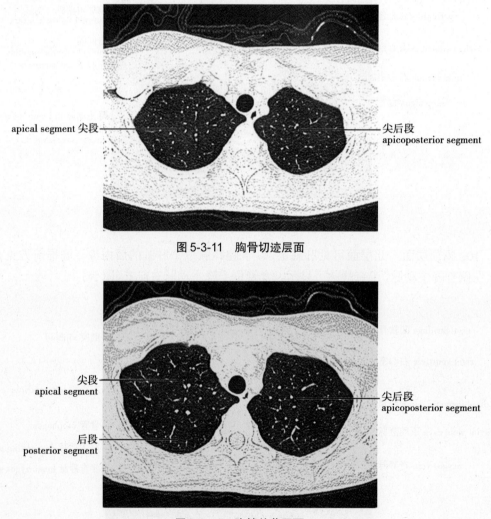

apical segment 尖段 — 尖后段 apicoposterior segment

图 5-3-11　胸骨切迹层面

尖段 apical segment — 尖后段 apicoposterior segment

后段 posterior segment

图 5-3-12　胸锁关节层面

3. 主动脉弓上部层面　右肺野前外部狭窄弓状区为前段，后部为后段，两者在外侧部相连。前、后段的内方为尖段。左肺野前 1/3 为前段，中后部大部分为尖后段，尖后段后方边缘已出现少许下叶背段（图 5-3-13）。

4. 主动脉弓层面　右肺野前后部分别为前段、后段占据，尖段占内侧中部很小区域。左肺野前段及背段范围扩大，尖后段所占据范围缩小（图 5-3-14）。

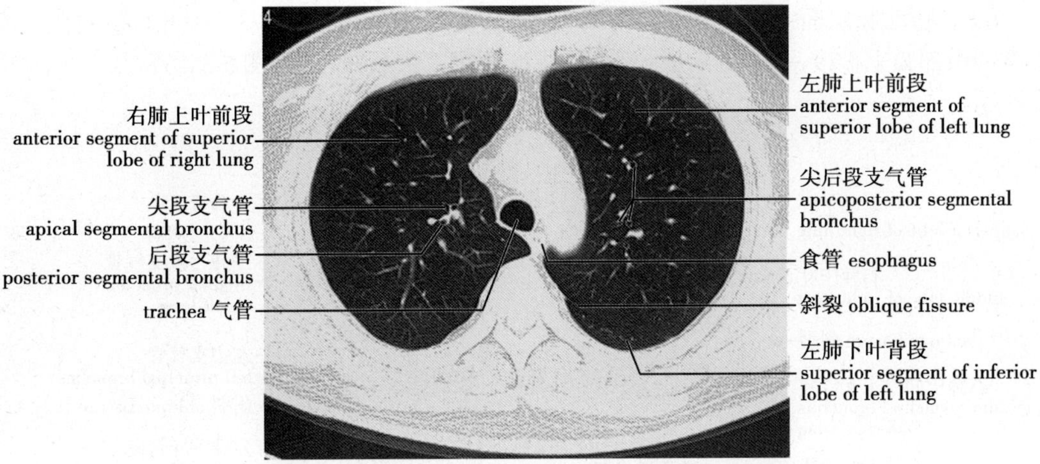

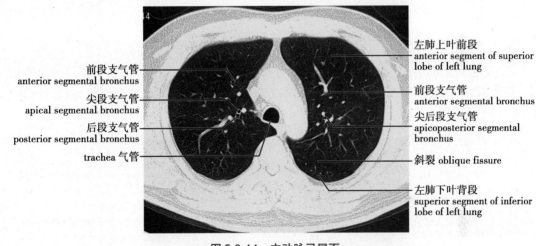

图 5-3-13　主动脉弓上部层面

图 5-3-14　主动脉弓层面

5. 主动脉窗层面　右肺前部为前段,中部为后段,后部为下叶背段,而尖段已无。左肺前部为前段,中部为尖后段,后部为背段(图 5-3-15)。

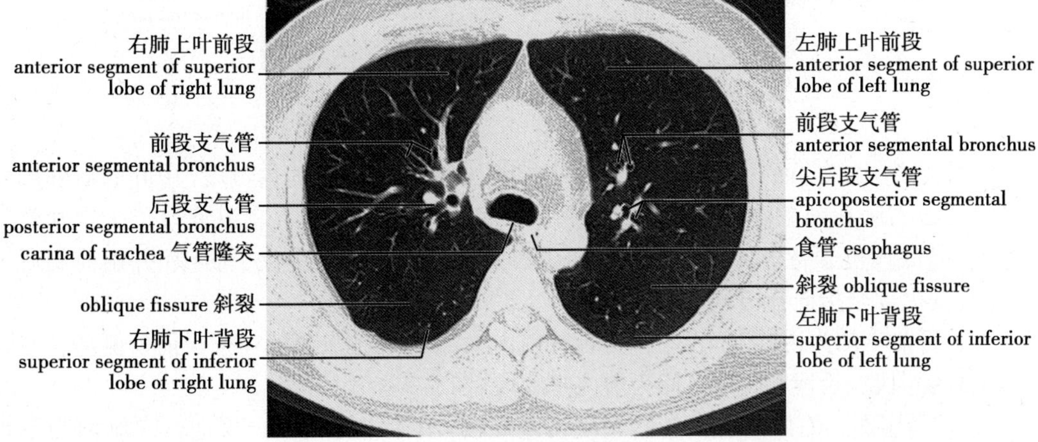

图 5-3-15　主动脉窗层面

6. 右肺动脉层面　右肺野后方背段范围扩大,约占前后径的 2/5。中叶可以见到。左肺野的中部为上舌段,前方为前段,后方为下叶背段。尖后段已无(图 5-3-16)。

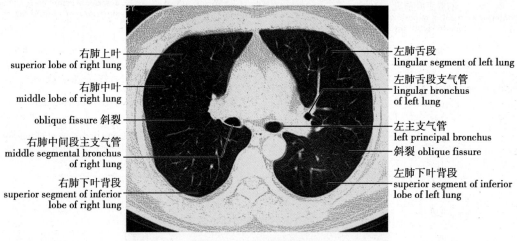

右肺上叶
superior lobe of right lung

右肺中叶
middle lobe of right lung

oblique fissure 斜裂

右肺中间段主支气管
middle segmental bronchus
of right lung

右肺下叶背段
superior segment of inferior
lobe of right lung

左肺舌段
lingular segment of left lung

左肺舌段支气管
lingular bronchus
of left lung

左主支气管
left principal bronchus

斜裂 oblique fissure

左肺下叶背段
superior segment of inferior
lobe of left lung

图 5-3-16　右肺动脉层面

7. 左心房上部层面　右肺野后方大部为背段,中部为中叶外侧段,前外部可见上叶前段,前内部为中叶内侧段。左肺后部为背段,前外侧为上舌段,前内部为前段,靠近肺门前方的为下舌段(图 5-3-17)。

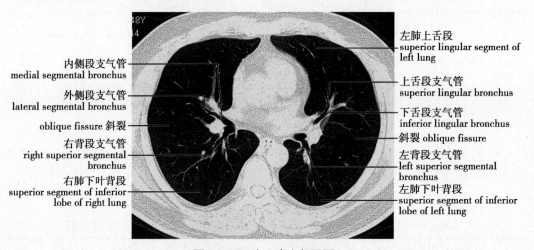

内侧段支气管
medial segmental bronchus

外侧段支气管
lateral segmental bronchus

oblique fissure 斜裂

右背段支气管
right superior segmental
bronchus

右肺下叶背段
superior segment of inferior
lobe of right lung

左肺上舌段
superior lingular segment of
left lung

上舌段支气管
superior lingular bronchus

下舌段支气管
inferior lingular bronchus

斜裂 oblique fissure

左背段支气管
left superior segmental
bronchus

左肺下叶背段
superior segment of inferior
lobe of left lung

图 5-3-17　左心房上部层面

8. 左心房中部层面　右肺野前半部为中叶,中叶前内部分为内侧段,中叶的后外部分为外侧段。右肺后部偏内侧为背段。右肺中部可见前、外基底段,前基底段位于中叶外段后方,外基底段位于背段的前方。此层面上右肺 5 个肺段底面全位于肋缘,并由前到后依次排列,其尖部全指向肺门。

左肺野前半部为舌叶,下舌叶占据舌叶前内大部分,上舌叶窄小,位于前外侧部。左肺野后 1/3 为背段。舌段和背段之间为前内基底段(图 5-3-18)。

9. 心室层面　右肺野肺门旁已出现内基底段,其余部分同上一层面。左肺前为下舌段,后为背段,两者之间仍为前内基底段(图 5-3-19)。

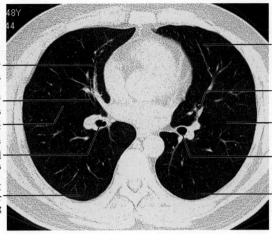

左肺下舌段
inferior lingular segment
of left lung

下舌段支气管
inferior lingular bronchus

斜裂 oblique fissure

左基底段支气管
left basal segmental
bronchus

左肺下叶背段
superior segment of inferior
lobe of left lung

内侧段支气管
medial segmental bronchus

外侧段支气管
lateral segmental bronchus

斜裂 oblique fissure

右基底段支气管
right basal segmental
bronchus

右肺下叶背段
superior segment of inferior
lobe of right lung

图 5-3-18　左心房中部层面

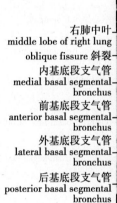
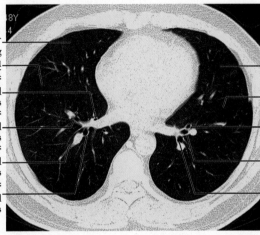

右肺中叶
middle lobe of right lung

斜裂 oblique fissure

内基底段支气管
medial basal segmental
bronchus

前基底段支气管
anterior basal segmental
bronchus

外基底段支气管
lateral basal segmental
bronchus

后基底段支气管
posterior basal segmental
bronchus

左肺下舌段
inferior lingular segment
of left lung

斜裂 oblique fissure

前内基底段支气管
medial and anterior basal
segmental bronchus

外基底段支气管
lateral basal segmental
bronchus

后基底段支气管
posterior basal segmental
bronchus

图 5-3-19　心室层面

10. 心脏下部层面　右肺野前部为中叶内侧段,外侧段几乎消失,中叶向后沿肋缘依次为前基底段、外基底段及后基底段,背段已无。肺野中部内侧见内基底段。左肺野前为下舌段,向后依次为前内基底段、外基底段及后基底段(图 5-3-20)。

11. 膈顶层面　从膈面越向下,肺野范围越少,只显示各基底段及左肺下舌段的边缘部。最低的肺段为下叶外基底段及后基底段(图 5-3-21)。

临床意义

　　肺叶、肺段在 CT 轴位上的形态、分布不是绝对固定不变的,许多因素如不同个体、呼吸时相不同、肺部病变(如肺气肿、肺不张、手术等均可导致肺叶肺段分布改变)等均可带来一定差异。各肺叶肺段的辨别主要是根据各支气管及其伴随动脉(纹理)的走行、分布和叶间裂的位置。

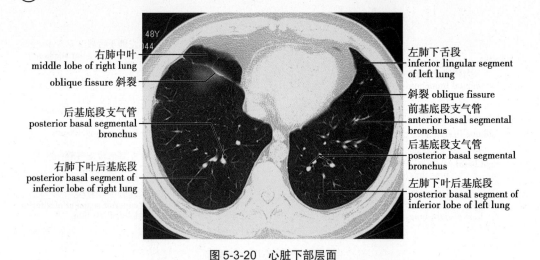

右肺中叶 middle lobe of right lung
oblique fissure 斜裂
后基底段支气管 posterior basal segmental bronchus
右肺下叶后基底段 posterior basal segment of inferior lobe of right lung

左肺下舌段 inferior lingular segment of left lung
斜裂 oblique fissure
前基底段支气管 anterior basal segmental bronchus
后基底段支气管 posterior basal segmental bronchus
左肺下叶后基底段 posterior basal segment of inferior lobe of left lung

图 5-3-20　心脏下部层面

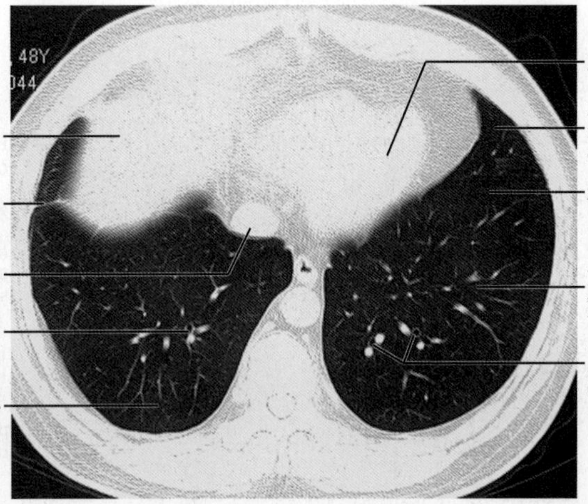

diaphragmatic dome 膈顶
oblique fissure 斜裂
inferior vena cava 下腔静脉
后基底段支气管 posterior basal segmental bronchus
右肺下叶后基底段 posterior basal lobe of inferior lobe of right lung

左心室 left ventricle
左肺下舌段 inferior lingular segment of left lung
斜裂 oblique fissure
左肺下叶后基底段 posterior basal lobe of inferior lobe of left lung
后基底段支气管 posterior basal segmental bronchus

图 5-3-21　膈顶层面

（三）胸壁与胸膜

　　胸壁由骨骼、肌肉及脂肪组织等组成，女性包括乳房。从第 5 肋软骨的头侧起向上，前胸壁的胸大肌与胸小肌前后重叠，两者之间有脂肪层。第 7 肋软骨以下前胸壁内侧为腹直肌，外侧为腹外斜肌。第 8 至第 9 肋骨上方的侧胸壁为前锯肌，包绕肋弓走行。肩胛骨位于前锯肌背侧，其周围有肩胛下肌、大圆肌、小圆肌和冈下肌等，诸肌间无脂肪层。胸大肌、胸小肌和肩胛下肌间为腋窝，腋窝内充满脂肪及少许血管，有时亦可见小的淋巴结。后胸壁最外侧为斜方肌，平肩胛骨内侧为大小菱形肌，再内侧为胸椎棘突周围的竖脊肌（图 5-3-22）。

　　除叶间胸膜外，正常胸膜在 CT 及 MRI 上均不能显示。叶间胸膜分主叶间裂和水平叶间裂脏层胸膜。在 1～2mm 薄层肺窗图像上，呈细线或发丝状。叶间裂的附近肺纹理稀疏。

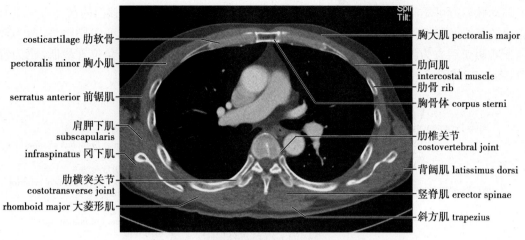

costicartilage 肋软骨
pectoralis minor 胸小肌
serratus anterior 前锯肌
肩胛下肌 subscapularis
infraspinatus 冈下肌
肋横突关节 costotransverse joint
rhomboid major 大菱形肌

胸大肌 pectoralis major
肋间肌 intercostal muscle
肋骨 rib
胸骨体 corpus sterni
肋椎关节 costovertebral joint
背阔肌 latissimus dorsi
竖脊肌 erector spinae
斜方肌 trapezius

图 5-3-22　右肺动脉层面胸壁结构（CT 增强）

二、矢状面解剖

（一）右肺中带层面

右肺三叶结构显示清晰，肺野内以细小肺纹理为主。此层面可见前后走向的水平裂、后上至前下走向的斜裂。水平裂以上为右肺上叶，呈半椭圆形；水平裂与斜裂之间的为右肺中叶，以外侧段为主，呈三角形，底部紧贴前胸壁，尖端指向背侧；斜裂以下至横膈以上部分为右肺下叶，亦呈三角形或帆形，底部为横膈，尖端朝后上方。横膈与前、后胸壁夹角处为胸膜的转折区，分别称为前肋膈角和后肋膈角，均为锐角（图 5-3-23）。

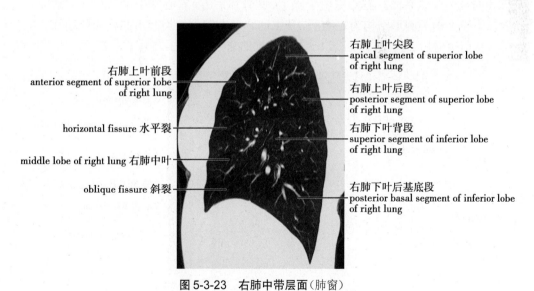

右肺上叶前段
anterior segment of superior lobe of right lung
horizontal fissure 水平裂
middle lobe of right lung 右肺中叶
oblique fissure 斜裂

右肺上叶尖段
apical segment of superior lobe of right lung
右肺上叶后段
posterior segment of superior lobe of right lung
右肺下叶背段
superior segment of inferior lobe of right lung
右肺下叶后基底段
posterior basal segment of inferior lobe of right lung

图 5-3-23　右肺中带层面（肺窗）

（二）右肺门层面

此层面的中心为右肺门，其前上与后下为粗大的肺血管结构，呈树根样。叶间裂部分显示。右上叶支气管位于后方，其前方分别为右上肺动脉及右上肺静脉结构。右下支气管偏前方，其后方为右下肺动脉干，相对较长，分出背段肺动脉后，延续为右下肺动脉。在右下肺动脉后方可见略斜行的右下肺静脉,其断面呈圆形或长椭圆形。肺门的前下方可见右心房的外缘及部分纵隔结构。前肋膈角续接成为右心膈角,其内常见心包脂肪垫,故为较钝。心膈角后方为斜裂通过,有时可见呈线形的右下肺韧带。后肋膈角位置最低,仍为锐角(图5-3-24)。

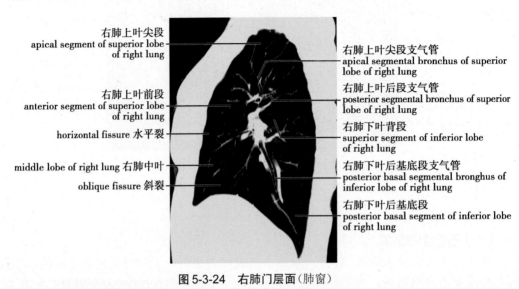

右肺上叶尖段
apical segment of superior lobe of right lung

右肺上叶前段
anterior segment of superior lobe of right lung

horizontal fissure 水平裂

middle lobe of right lung 右肺中叶

oblique fissure 斜裂

右肺上叶尖段支气管
apical segmental bronchus of superior lobe of right lung

右肺上叶后段支气管
posterior segmental bronchus of superior lobe of right lung

右肺下叶背段
superior segment of inferior lobe of right lung

右肺下叶后基底段支气管
posterior basal segmental bronghus of inferior lobe of right lung

右肺下叶后基底段
posterior basal segment of inferior lobe of right lung

图 5-3-24   右肺门层面(肺窗)

(三)正中矢状层面

此层面是胸部的正中矢状切面。前方为胸骨柄、胸骨角、胸骨体和剑突。后缘为脊柱及椎管的正中矢状断面。右心室位于膈上、胸骨体后方,右心室中上部为升主动脉。升主动脉后下较大的类圆形结构为左心房,升主动脉后方较小的类圆形结构为肺动脉。气管呈宽带状从前上向后下斜形,位居第1~第4胸椎的前方(图5-3-25)。

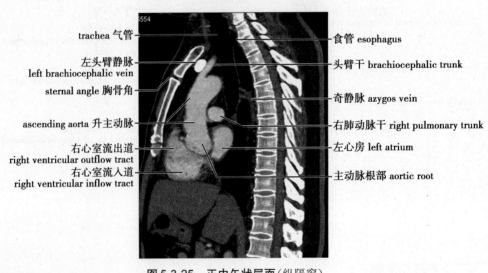

trachea 气管

左头臂静脉
left brachiocephalic vein

sternal angle 胸骨角

ascending aorta 升主动脉

右心室流出道
right ventricular outflow tract

右心室流入道
right ventricular inflow tract

食管 esophagus

头臂干 brachiocephalic trunk

奇静脉 azygos vein

右肺动脉干 right pulmonary trunk

左心房 left atrium

主动脉根部 aortic root

图 5-3-25   正中矢状层面(纵隔窗)

(四)左肺门层面

左心室断面呈类圆形,位于肺门大血管断面的前下方、横膈与前胸壁之间,心膈之间夹角为心膈角，多为锐角。肺门大血管结构呈前上、后下走向，其分支或属支呈均匀性树枝样分布。肺门的后方可见显示部分斜裂。后肋膈角较低，呈锐角（图 5-3-26）。

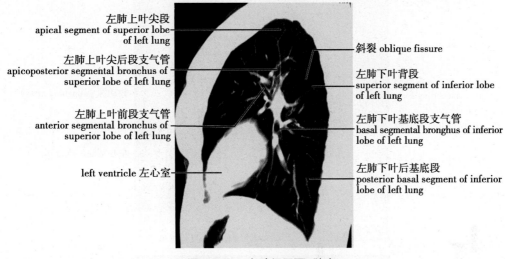

左肺上叶尖段
apical segment of superior lobe of left lung

左肺上叶尖后段支气管
apicoposterior segmental bronchus of superior lobe of left lung

左肺上叶前段支气管
anterior segmental bronchus of superior lobe of left lung

left ventricle 左心室

斜裂 oblique fissure

左肺下叶背段
superior segment of inferior lobe of left lung

左肺下叶基底段支气管
basal segmental bronchus of inferior lobe of left lung

左肺下叶后基底段
posterior basal segment of inferior lobe of left lung

图 5-3-26　左肺门层面（肺窗）

（五）左肺中带层面

此层面可显示左肺的上、下两叶结构及完整的斜裂。各肺段肺纹理逐渐变细，多以斜行断面为主。斜裂呈后上方向前下方走行，指向前肋膈角。斜裂的前上方为左肺上叶，以前段和下舌段的显示为主；斜裂的后下方为左肺下叶，以背段、前内基底段及后基底段为主。前肋膈角稍钝，其后方有时可见左下肺韧带与膈相连（图 5-3-27）。

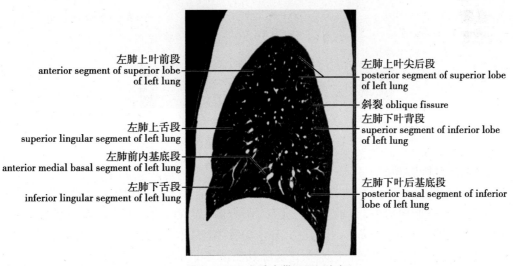

左肺上叶前段
anterior segment of superior lobe of left lung

左肺上舌段
superior lingular segment of left lung

左肺前内基底段
anterior medial basal segment of left lung

左肺下舌段
inferior lingular segment of left lung

左肺上叶尖后段
posterior segment of superior lobe of left lung

斜裂 oblique fissure
左肺下叶背段
superior segment of inferior lobe of left lung

左肺下叶后基底段
posterior basal segment of inferior lobe of left lung

图 5-3-27　左肺中带层面（肺窗）

三、冠状面解剖

（一）右心室层面

层面两侧缘为胸壁肌肉和肋骨断面，上方可见两侧胸锁关节，下方以左右两侧膈肌为界，心脏大血管断面呈钝圆三角形。右心房居心脏断面右侧部，右心室断面居中部，右心室上偏内侧为肺动脉圆锥。肺动脉圆锥与右心房之间为升主动脉。左右肺居心脏大血管断面两侧（图5-3-28）。

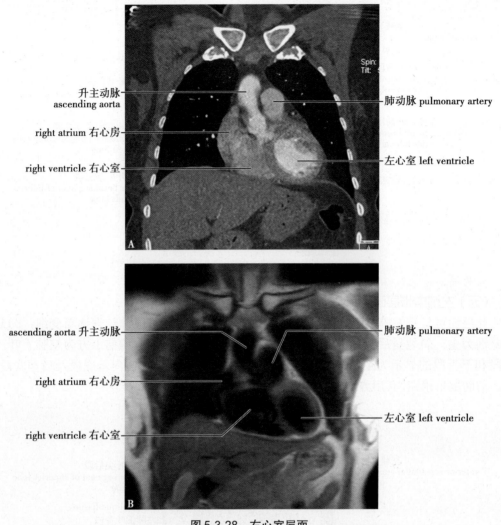

升主动脉 ascending aorta
肺动脉 pulmonary artery
right atrium 右心房
right ventricle 右心室
左心室 left ventricle

ascending aorta 升主动脉
肺动脉 pulmonary artery
right atrium 右心房
right ventricle 右心室
左心室 left ventricle

图5-3-28 右心室层面
A. CT增强多平面重建；B. MR T₁WI

（二）升主动脉层面

层面两侧缘为胸壁肌肉和肋骨断面，上界为头臂血管和胸廓入口软组织，下界为两侧膈肌。心脏大血管断面居中，呈钝圆的三角形，下方偏左为右心室，偏右为右心房，升主动脉从中线稍偏左向上向右继而向上向左。升主动脉中段左侧为呈椭圆形的肺动脉主干断面。在升主动脉左上方可见横行的左头臂静脉及左锁骨下静脉和左颈总静脉，升主动脉右上方可见两条较粗大的血管，外侧为右头臂静脉，稍内侧者为头臂动脉（图5-3-29）。

（三）上腔静脉层面

层面两侧缘为胸壁肌肉和肋骨断面，上界为头臂血管及胸廓入口软组织，下缘为两侧膈肌。心脏大血管断面呈上窄下宽的直立锥形。右心房位于右下方，上腔静脉在正上方与右心房相连，左心室呈圆形位居断面下部稍偏左，心脏大血管层面中部稍偏左为肺动脉，其上方为主动脉弓横行部，最上方是左颈总动脉（图5-3-30）。

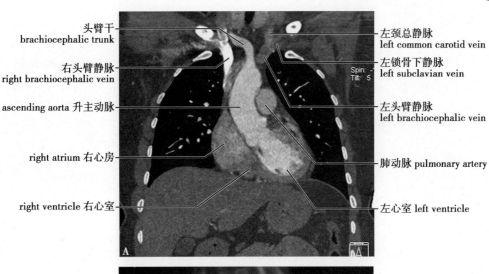

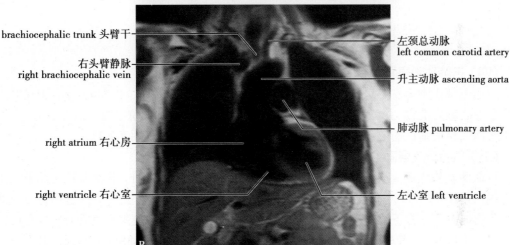

图 5-3-29 升主动脉层面

A. CT 增强多平面重建；B. 为 MR T₁WI

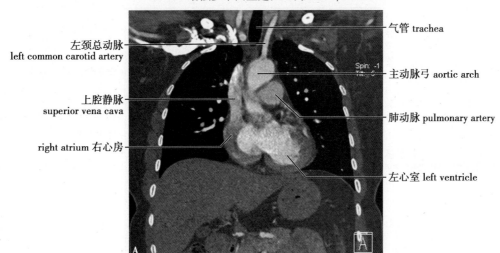

图 5-3-30 上腔静脉层面

A. CT 增强多平面重建

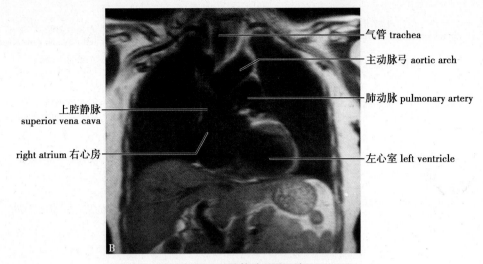

图 5-3-30　上腔静脉层面（续）

B. MR T$_1$WI

（四）右肺动脉层面

层面下部正中为左心房，在其左、右上角分别为左上肺静脉、右上肺静脉，右肺动脉主干位于左心室右上方，并可见其分支右上肺动脉，左肺动脉呈圆形位于左心房左上方，层面正中上部气管呈垂直条带状，其左侧为主动脉弓及左锁骨下动脉（图 5-3-31）。

（五）气管分叉层面

层面两侧缘为胸壁肌肉和肋骨断面，上界为胸廓上缘及上胸椎，下界为膈肌及胸主动脉下端，断面中央为气管隆突，右主支气管较短而平直分出右上叶支气管后延续为右中间支气管斜向右下。右下肺动脉在中间支气管外侧平行走向右下。左主支气管较长并呈凹面向左上的弧线状，在其左端分出左上叶支气管，气管隆突左侧为主动脉弓呈圆形，其左下方与左主支气管之间为左肺动脉断面（图 5-3-32）。

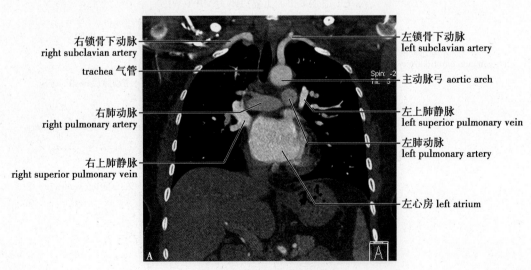

图 5-3-31　右肺动脉层面

A. CT 增强多平面重建

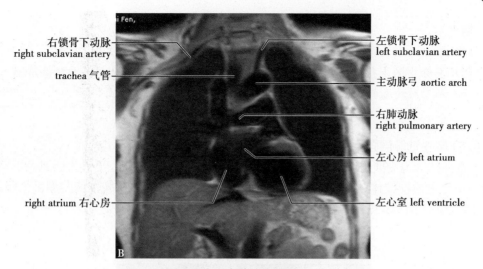

图 5-3-31　右肺动脉层面（续）

B. MR T₁WI

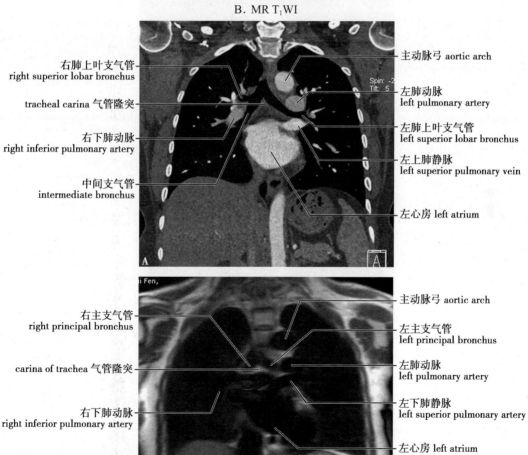

图 5-3-32　气管分叉层面

A. CT 增强多平面重建；B. MR T₁WI

（六）降主动脉层面

　　层面两侧缘为胸壁肌肉和肋骨断面，上界为胸廓上缘及上胸椎，下界为膈肌及下胸椎，层面正中可见胸椎椎体，奇静脉呈条带状或逗点状斜行跨过胸椎，胸椎偏左侧可见降主动脉及主动脉弓（图 5-3-33）。

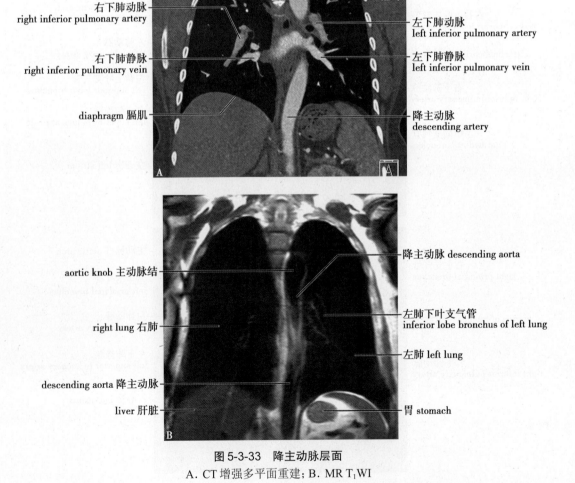

图 5-3-33　降主动脉层面
A. CT 增强多平面重建；B. MR T₁WI

第四节 胸部血管造影解剖

胸部主要器官包括肺和心脏。肺组织有肺动脉及来源于体循环的支气管动脉双重血供，而心脏除接受全身回流静脉血和泵出动脉血外，心肌本身则以冠状动脉供血。

一、肺动脉造影解剖

肺动脉是短而粗的动脉干，长约 4～5cm，宽约 2.5～3cm，起自右室漏斗部，经主动脉根部的前面向左上后方螺旋状斜升，至主动脉弓的凹侧，相当于第 4 胸椎椎体水平分成左、右肺动脉入肺。在分叉部的稍左侧，肺动脉与主动脉弓下缘间有一纤维束连接，为动脉导管韧带，是动脉导管闭合后的残留物。肺动脉的左支较短，呈水平方向横过胸主动脉及左支气管的前面达肺门，再分成两支入上、下肺叶。右支较粗长，横过升主动脉及上腔静脉的后面再分成三支入上、中、下肺叶（图 5-4-1）。

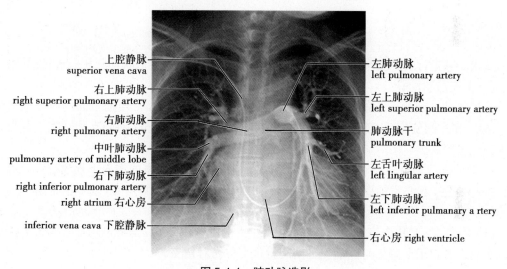

图 5-4-1 肺动脉造影

二、支气管动脉造影解剖

支气管动脉的起始部位和数目均变异较大。左侧多数起源于主动脉降部和主动脉弓，右侧支气管动脉主要起源于右侧肋间动脉（图 5-4-2）。开口位置主要位于第 5 胸椎椎体上缘到第 6 胸椎椎体下缘范围内的主动脉腹侧壁。支气管动脉干直径 1～2mm，一般以右 2 支、左 2 支，右 1 支、左 2 支和右 2 支、左 1 支三种类型较多见。

右支气管动脉主要供应各级支气管，也参与食管、纵隔淋巴结、肺动脉和主动脉弓动脉壁等部分血供。

临床意义

支气管动脉正常情况下较纤细，在一些病理情况下（肺癌或肺结核）支气管动脉主干及分支均可增粗，严重时可见异常血管瘘出现。另外右上支气管动脉常有分支与脊髓动脉吻合，在行支气管动脉化疗灌注和栓塞时常可损伤引起不全截瘫，因此术前造影尤为重要。

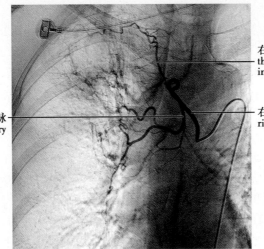

图 5-4-2　右支气管动脉造影

三、冠状动脉造影解剖

冠状动脉走行及分支个体间差异较大。主要有两大分支，左冠状动脉和右冠状动脉。

（一）左冠状动脉

左冠状动脉起源于左冠状窦外侧壁，主干长约 0.5～3.0cm，行至前室间沟时分成前降支（LAD）和左回旋支（LCX）（图 5-4-3，图 5-4-4）。也可没有主干，前降支和回旋支各自开口于左冠状窦。

1. 前降支　为左冠状动脉主干的延续，沿心脏左前缘于前室间沟内下行至心尖。通常供应部分左室、右心室前壁及室间隔前 2/3 的血液。分支包括斜角支、前（室）间隔支、右室支。

（1）斜角支：又称左室支，1～5 支，供应左室前侧壁，较大且呈斜角走行者为最大而恒定的分支。开口于前降支与回旋支之间的斜角支称为对角支。

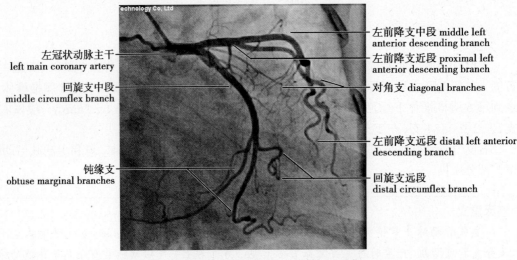

图 5-4-3　左冠状动脉常规造影（右前斜位＋足位）

利于观察 LAD、LCX 起始部、LCX 体部、OM（钝缘支）开口和体部

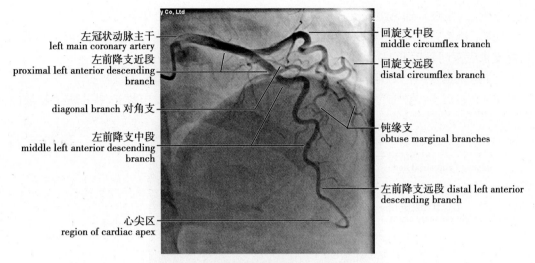

左冠状动脉主干 left main coronary artery
左前降支近段 proximal left anterior descending branch
diagonal branch 对角支
左前降支中段 middle left anterior descending branch
心尖区 region of cardiac apex
回旋支中段 middle circumflex branch
回旋支远段 distal circumflex branch
钝缘支 obtuse marginal branches
左前降支远段 distal left anterior descending branch

图 5-4-4 左冠状动脉常规造影（后前位＋头位）
利于观察 LAD 近、中段，LAD 与对角支分叉处

（2）前（室）间隔支：非常细小，约 6～10 支，由前降支向深面几乎垂直角度发出，供应室间隔的前上 2/3 部分。其中第一支最大，起于前降支近段，此支最易发生动脉粥样硬化。

（3）右室支：数支短小分支供应右室前壁，造影片上不易辨认。

2. 回旋支 由主干发出后，几呈直角走行于左房室沟内，从前绕向后，终止于心脏膈面。主要供应左心房壁、左心室外侧壁、左心室前后壁的部分血液。回旋支分为左边缘支和心房旋支两组分支。

（1）左边缘支：其近侧的边缘支为心室前支，远侧的分支为心室后支。左边缘支以钝缘支较粗大而恒定，钝缘支为行走于左室外缘的边缘支。

（2）心房旋支：按其分布部位和走行分别称为心房前支和后支。

临床意义

冠状动脉前降支是冠状动脉硬化狭窄的好发部位，在急性心肌梗塞或心肌缺血时，行冠状动脉造影明确狭窄或阻塞部位后行球囊扩张或支架植入常可有效预防和治疗心肌梗塞。

（二）右冠状动脉

右冠状动脉（RCA）发自右冠状窦外侧壁，开口距窦底约 1.5～2.0cm，在肺动脉干和右心耳之间沿右房室沟行走，主干很长，又称右旋支，沿心脏右缘（锐缘）绕至心后转而左行主心十字处（房室沟与室间沟交叉处），血管随之内陷形成"U"形的弯曲，为一主要标志，此处发出后降支后，就成为远侧右冠状动脉。右冠状动脉分支包括动脉圆锥支、窦房结支、心室支、后降支、房室结支和心室后支（图 5-4-5，图 5-4-6）。

（1）动脉圆锥支：走向左前方，供应右室流出道及肺动脉根部。偶可单独开口于右冠状窦。

（2）窦房结支：通常为右冠脉第二分支，走向后上方，为供应心脏传导系统的重要动脉。

（3）心室支：自主干与心尖方向平行分布，2～4 支。其中以锐缘支恒定而发达，位于右心室外侧缘（锐缘），通常为一支，供应右室前侧壁；在其前后的心室支为心室前、后支。

（4）后降支：在"U"形弯曲处发出一短支，行走于后室间沟内，与左冠脉前降支相对应，后降支供应室间隔后下 1/3。

（5）房室结支：在"U"形弯曲顶端直向上发出短支，供应房室结。

（6）心室后支：在"U"形弯曲之后，即主干越过后室间沟再发出数支，供应左心室后面。

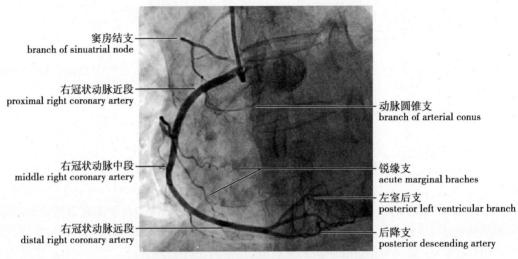

图 5-4-5　右冠状动脉造影（左前斜位）

右冠状动脉呈"C"形，观察 RCA 开口、起始部至后降支

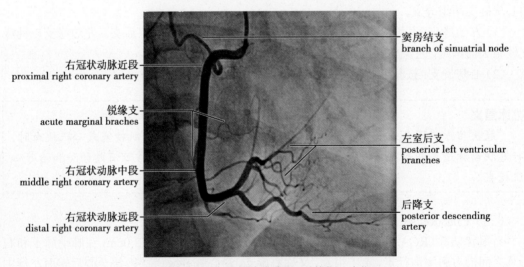

图 5-4-6　右冠状动脉造影（后前位＋头位）

右冠状动脉呈"L"形，观察 RCA 远端分支及其开口

　　左冠状动脉的回旋支和右冠状动脉走行于环形房室沟中构成了冠状动脉"环"。左冠状动脉的前降支和右冠状动脉的后降支走行于前、后室间沟中，由此形成了冠状动脉"袢"。左、右冠状动脉分布都是不均衡的，以"十字交叉"点为界，若右冠状动脉后降支越过此点而分布至另侧，则为右优势型；反之，若左冠状动脉回旋支达后室间沟或超越十字交叉供应右侧则为左优势型；居两者之间为均衡型。国人以右优势型为主，较少为左优势型。

第五节　心脏大血管超声解剖

心脏由左心房、右心房和左心室、右心室4个心腔组成。心房位于心脏后上方,由房间隔将其分为左房和右房。右房呈直立的卵圆形,位于心脏的右后上方,房壁较薄,仅0.2cm。右房内腔可分为前、后两部,前部为固有心房,后部为静脉窦,固有心房和静脉窦的分界线有一肌肉隆起,为界嵴。固有心房向前突出的部分为右心耳,心房壁上有梳状肌。静脉窦上部有上腔静脉口,下部有下腔静脉口,下腔静脉口有菲薄的半月形膜状结构称下腔静脉瓣,又称欧氏瓣,在下腔静脉口、右心房口及房室交接处后方之间有冠状静脉窦口。右房前下方为右房室口。左心房呈卵圆形,位于心脏的左后上方,房壁厚约0.3cm。左房向前突出的锥形部分为左心耳,其内有梳状肌。左房后方两侧各有两个肺静脉开口,右肺上静脉开口位于左房的右上角,紧靠房间隔左房面,左上肺静脉开口左房的左上角,左右两侧肺静脉的下支位于左房的低位。左房前下方为左房室口。房间隔很薄,在卵圆窝处最薄。

右心室呈烟斗形,整体呈倒三角形,右心室壁厚0.3～0.4cm,室腔分为流入道和流出道两部分。右室流入道的入口为右房室口,呈卵圆形,附有三尖瓣,前瓣最大,附着右房室口前壁和肺动脉圆锥间,隔瓣和后瓣较小,分别附着于室间隔膜部和右房室口后壁,三尖瓣关闭时闭合形成"Y"形。右室流入道部内面可见交错的嵴状隆起称为肉柱。右室有三组乳头肌,乳头肌尖端发出的的腱索连接于相邻的2个三尖瓣的心室面。右心室有一束肌肉,从室间隔连至右室前壁前乳头肌基部,称调节束或节制束,有防止室壁过度扩张的作用。右室流出道是右室腔向左上方延伸的部分,其靠近肺动脉口的右心室内壁光滑无肉柱,称肺动脉圆锥或漏斗部,长约1.5cm;肺动脉口为右心室流出道的出口,周边附有前、左、右三个半月瓣,称肺动脉瓣。

左心室呈心尖朝下的圆锥形,横切面为圆形。左室壁厚,达0.9～1.0cm,圆锥上方有两个口,左房室口居左后,主动脉口居右前,以二尖瓣前瓣为界,左心室分为流出道和流入道两部分。左室流出道室壁光滑无肉柱,其前内侧壁为室间隔膜部及肌部,后外侧壁为二尖瓣前瓣,流出道的出口为主动脉口,口周围附着主动脉瓣,三个半月瓣分别为左冠瓣、右冠瓣(前瓣)和无冠瓣(后瓣),半月瓣与主动脉壁之间形成三个主动脉窦(Valsalva窦),左、右主动脉窦壁上分别有左、右冠状动脉的开口。左室流入道腔内肉柱较右心室多而密集,尤以心尖部为著。左房室口较右房室口小,房室口纤维环上附着二尖瓣的前瓣和后瓣,前瓣较大,附着于左房室口纤维环的前内侧,前瓣的上方与主动脉壁直接相延续,前瓣的活动度较大,后瓣较小,附着于左房室口纤维环的后外侧,后瓣活动度小。二尖瓣前后瓣下缘以腱索与乳头肌相连。左心室乳头肌较右心室乳头肌粗大,多起于左心室壁中、下1/3交界处,通常分为前、后两组。每个乳头肌发出的腱索可连于二尖瓣的两个瓣膜。

左、右心室间有室间隔分隔,室间隔大部由心肌构成,壁厚,为室间隔肌部;上部有一小卵圆形区域较薄,无肌质,为室间隔膜部。

一、二维超声心动图切面解剖

二维超声心动图需要通过较小的声窗观察到较大范围的结构,故采用扇形显示,扇尖是超声显示近区,为靠近探头的浅表结构反射,离探头越远,扇形面越大,是超声显示的远区,为人体深处结构的反射。二维超声心动图的常用切面是通过探头放置于胸部几个不同部位,并以心脏结构进行纵切、横切、水平切,与躯体轴线方向不相同。由于超声心动图检查需要避开含气肺组织和骨组织对心脏遮盖,探头常用探测部位有左胸骨旁区、心尖区、剑突下区及胸骨上窝区。

(一)胸骨旁左室长轴切面

探头置于胸骨左缘第3～4肋间,探头扫描方向与右肩到左乳头连线平行,以包含左室流出道的左心室长轴前后方向纵切。心底部结构位于图像右侧,心尖部位于图像左侧。从前向后显示分别为胸壁组织、右室前壁、右室腔、室间隔、左室腔、二尖瓣前后叶、左室后壁;心底部从前向后分别为右室流出道前壁、右室流出道、主动脉前壁、主动脉瓣、主动脉后壁、左心房、左心房后壁(图5-5-1)。其中室间隔与主动脉前壁相连,二尖瓣前叶与主动脉后壁相连。主动脉瓣回声纤细,收缩期右冠瓣向主动脉前壁贴近,无冠瓣向主动脉后壁贴近,舒张期瓣叶关闭成一线状回声,位于主动脉中央。二尖瓣回声纤细,前叶较大,后叶较小,舒张期前叶向室间隔运动,后叶向左室后壁运动,收缩期前后叶瓣尖在左房室口处紧密对合。室间隔与左室后壁厚度相似,运动方向相反,室间隔收缩期向左室腔运动,舒张期向右室腔运动,左室后壁收缩期向左室腔运动,舒张期背离左室腔运动。

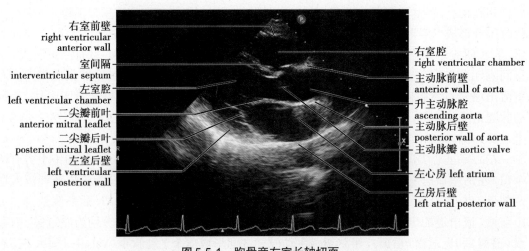

图5-5-1　胸骨旁左室长轴切面

临床意义

此切面是测量左心室、右心室、左心房、主动脉的内径和左室壁厚度,观察二尖瓣、主动脉瓣形态、活动和功能,分析左室收缩功能和左室壁活动的重要切面,也是进行M型超声扫描的标准参考切面。

(二)大血管短轴切面

探头置于左侧第3肋间,并略向右上方倾斜,以主动脉根部的短轴横切。图像中央从前向后显示为胸壁组织、右室流出道前壁、右室流出道、主动脉根部短轴和后方的左心房,主动脉根部内可见主动脉瓣的三个瓣叶回声纤细,右冠瓣在前方、左冠瓣和无冠瓣分别在图像的右下方和左下方,收缩期瓣叶开放时瓣口呈近似三角形,舒张期瓣叶关闭呈"Y"形。图像右侧从前向后为肺动脉瓣、肺动脉主干及肺动脉分叉及降主动脉短轴,肺动脉位于主动脉左侧，呈长轴观，肺动脉瓣回声纤细，收缩期肺动脉瓣开放，右瓣贴近肺动脉内侧壁，前瓣贴近肺动脉外侧壁，舒张期瓣尖关闭对合点居肺动脉腔中央。图像左侧从前向后为三尖瓣、右心房，三尖瓣隔叶位于主动脉短轴的"9点"处。左、右心房之间菲薄回声的间隔为房间隔（图5-5-2）。肺动脉瓣血流频谱在此切面测量。此切面是观察主动脉瓣形态、活动的重要切面，也是对先天性心脏病的诊断、分型的重要切面。

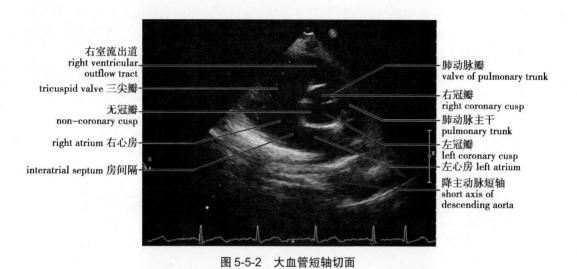

右室流出道 right ventricular outflow tract
tricuspid valve 三尖瓣
无冠瓣 non-coronary cusp
right atrium 右心房
interatrial septum 房间隔

肺动脉瓣 valve of pulmonary trunk
右冠瓣 right coronary cusp
肺动脉主干 pulmonary trunk
左冠瓣 left coronary cusp
左心房 left atrium
降主动脉短轴 short axis of descending aorta

图5-5-2　大血管短轴切面

（三）左心室二尖瓣口水平短轴切面

探头置于左侧第4肋间，探头方向垂直向后，以左室短轴二尖瓣口水平横切。可显示基底段左室壁，左室短轴呈圆形，心室壁运动整体协调，收缩期均匀向心运动，舒张期均匀离心运动，二尖瓣回声纤细，舒张期前后叶开放近似圆形，收缩期前后叶对合呈一弓背向下的弧形曲线。图像从前向后显示胸壁组织、右室前壁、右心室腔、室间隔、左室前壁、左室流出道、二尖瓣前后叶、左室侧壁、左室下壁和左室后壁（图5-5-3）。右心室呈月牙形位于室间隔的前方。

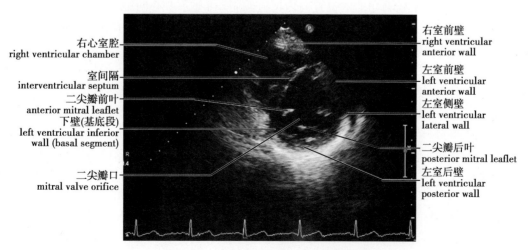

右心室腔 right ventricular chamber
室间隔 interventricular septum
二尖瓣前叶 anterior mitral leaflet
下壁（基底段） left ventricular inferior wall (basal segment)
二尖瓣口 mitral valve orifice

右室前壁 right ventricular anterior wall
左室前壁 left ventricular anterior wall
左室侧壁 left ventricular lateral wall
二尖瓣后叶 posterior mitral leaflet
左室后壁 left ventricular posterior wall

图5-5-3　左心室二尖瓣口水平短轴切面

临床意义

此切面是对二尖瓣形态、活动进行观察和评价的重要切面,也是显示基底段左室壁整体运动协调性、分析室壁运动的重要切面。

(四)左心室乳头肌水平短轴切面

探头方向由二尖瓣口水平位置再向左下方倾斜,以左室短轴乳头肌水平横切。可显示呈圆形的左心室短轴,左室心肌厚度均匀,此切面显示乳头肌水平左室壁(即中间段),心室腔内可见两组乳头肌,前外组乳头肌位于左室腔 3～4 点处,后内组乳头肌位于 7～8 点处。图像左上方的右心室呈月牙形或三角形位于左心室右前方。从前向后显示结构与二尖瓣口水平相似,为胸壁组织、右室前壁、右心室腔、室间隔、左心室前壁、左心室侧壁、左心室下壁和左心室后壁(图 5-5-4)。此切面观察中间段左室壁运动协调性、收缩期向心运动、舒张期离心运动,是分析室壁运动的重要切面。

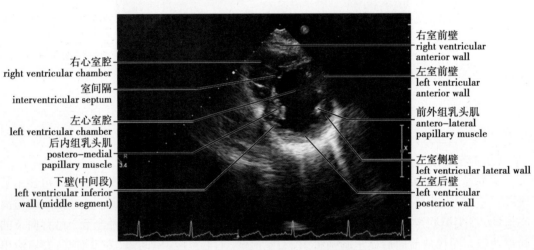

右心室腔 right ventricular chamber
室间隔 interventricular septum
左心室腔 left ventricular chamber
后内组乳头肌 postero-medial papillary muscle
下壁(中间段) left ventricular inferior wall (middle segment)

右室前壁 right ventricular anterior wall
左室前壁 left ventricular anterior wall
前外组乳头肌 antero-lateral papillary muscle
左室侧壁 left ventricular lateral wall
左室后壁 left ventricular posterior wall

图 5-5-4　左心室乳头肌水平短轴切面

(五)右心两腔心切面

探头在显示左室长轴切面的位置向内下方倾斜,可显示右心两腔观,从上至下显示右室腔、右室前后壁、三尖瓣前叶和后叶、右心房(图 5-5-5),有时可显示下腔静脉的右房入口。此切面主要观察右室的变化以及三尖瓣形态和位置的改变。

(六)心尖四腔心切面

探头置于心尖搏动点稍内侧,方向指向右肩,以心尖方向的心腔左右水平的纵切,可显示四腔心切面。图像右侧从上到下显示左室心尖部心肌、左心室腔、左室侧壁、二尖瓣前后叶、左心房、肺静脉入口;图像左侧从上到下为右室心尖部心肌、右心室腔、右室外侧壁、三尖瓣前叶和隔叶、右心房;左右心室之间为较厚的室间隔、左右心房之间为菲薄的房间隔(图 5-5-6)。二尖瓣前叶附着于室间隔十字交叉处的左室侧,形态较长,后叶附着于左房室环处,形态较短,收缩期前后叶瓣尖对合点朝向左室腔。三尖瓣隔瓣附着于室间隔十字交叉处的右室侧,较二尖瓣前叶附着点低约 0.5cm,三尖瓣前叶附着于右房室环处,收缩期三尖瓣关闭,瓣尖对合点朝向右室侧。右室腔近心尖处可见粗大的肌束回声,称为调节束,是识别右室的重要标志。左、右肺静脉入口分别可见于左房的外侧壁和顶部。

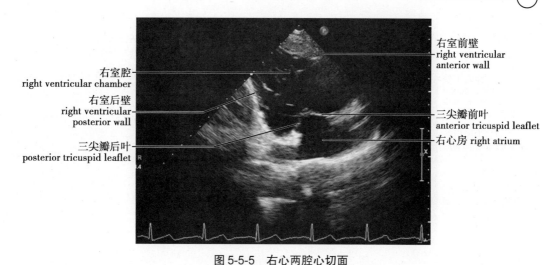

右室前壁
right ventricular
anterior wall

右室腔
right ventricular chamber

右室后壁
right ventricular
posterior wall

三尖瓣前叶
anterior tricuspid leaflet

三尖瓣后叶
posterior tricuspid leaflet

右心房 right atrium

图 5-5-5　右心两腔心切面

临床意义

　　心尖四腔心切面是测量 4 个心腔大小的标准切面，二尖瓣、三尖瓣血流频谱多在此切面测量。此切面稍作旋转可显示主动脉根部，位于图像的中央，左、右房室瓣之间，主动脉瓣血流频谱在此切面测量。

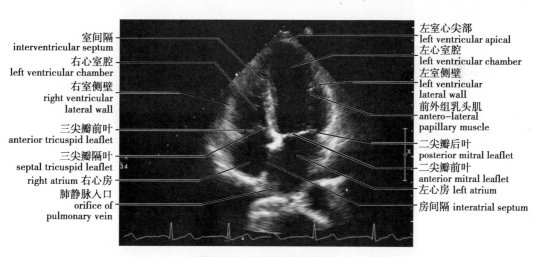

室间隔
interventricular septum

右心室腔
left ventricular chamber

右室侧壁
right ventricular
lateral wall

三尖瓣前叶
anterior tricuspid leaflet

三尖瓣隔叶
septal tricuspid leaflet

right atrium 右心房

肺静脉入口
orifice of
pulmonary vein

左室心尖部
left ventricular apical

左心室腔
left ventricular chamber

左室侧壁
left ventricular
lateral wall

前外组乳头肌
antero-lateral
papillary muscle

二尖瓣后叶
posterior mitral leaflet

二尖瓣前叶
anterior mitral leaflet

左心房 left atrium

房间隔 interatrial septum

图 5-5-6　心尖四腔心切面

（七）心尖左心两腔心切面

　　探头在心尖四腔心切面的基础上逆时针旋转，避开左室流出道的左心室长轴前后方向纵切。图像从上到下可显示左室心尖部心肌、左心室腔、左室前壁和左室下、左室后壁、二尖瓣前后叶、左心房（图 5-5-7）。此切面稍作旋转可显示主动脉根部，类似胸骨旁左室长轴切面，主动脉瓣血流频谱也可在此切面测量。此切面是观察二尖瓣形态、活动，以及分析左室壁运动的重要切面。

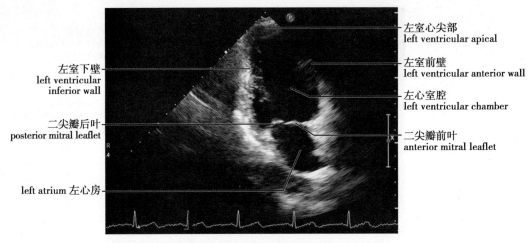

左室下壁
left ventricular
inferior wall

二尖瓣后叶
posterior mitral leaflet

left atrium 左心房

左室心尖部
left ventricular apical

左室前壁
left ventricular anterior wall

左心室腔
left ventricular chamber

二尖瓣前叶
anterior mitral leaflet

图 5-5-7　心尖左心两腔心切面

（八）剑突下四腔心切面

探头放置于剑突下，声束指向左上方，显示图像类似心尖四腔心切面。图像从上至下显示肝脏、右室侧壁、右室腔、三尖瓣、右心房、室间隔、房间隔、左室腔、二尖瓣、左心房、左室侧壁，心尖位于图像右侧，心底位于图像左侧（图 5-5-8）。此切面房间隔与超声束近似垂直，房间隔显示完整，尤其适用于判断儿童的房间隔缺损，另外，由于肺气肿等原因，经胸超声显示不清楚时，可选用此剑突下检查途径。

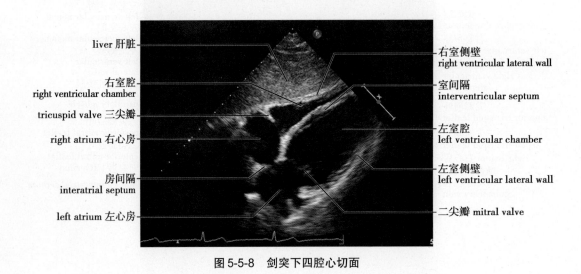

liver 肝脏

右室腔
right ventricular chamber

tricuspid valve 三尖瓣

right atrium 右心房

房间隔
interatrial septum

left atrium 左心房

右室侧壁
right ventricular lateral wall

室间隔
interventricular septum

左室腔
left ventricular chamber

左室侧壁
left ventricular lateral wall

二尖瓣 mitral valve

图 5-5-8　剑突下四腔心切面

（九）胸骨上窝主动脉弓长轴切面

探头置于胸骨上窝，声束方向朝向左颈部，图像从左到右可显示升主动脉、主动脉弓、降主动脉。此切面可见头臂动脉在主动脉弓开口，由左到右分别为无名动脉、左颈总动脉、左锁骨下动脉（图 5-5-9）。主动脉弓与降主动脉起始部的交界处为主动脉峡部。此切面是观察升主动脉、主动脉弓、降主动脉近段扩张或夹层等病变的重要切面。

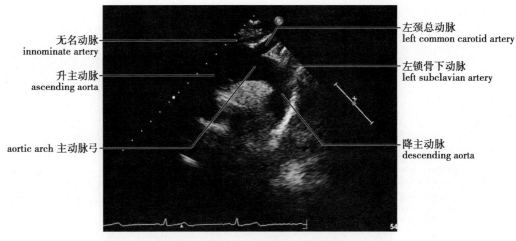

无名动脉 innominate artery
升主动脉 ascending aorta
aortic arch 主动脉弓
左颈总动脉 left common carotid artery
左锁骨下动脉 left subclavian artery
降主动脉 descending aorta

图 5-5-9 胸骨上窝主动脉弓长轴切面

二、M 型超声心动图常用切面解剖

M 型超声是采用一维声束探测心脏和大血管的各层次结构,以反射光点在扫描线上的运动,在时间轴上展开,使声束上各层次结构的反射光点形成时间—运动轨迹曲线,即为 M 型超声心动图。探头置于胸骨左缘第 3～第 4 肋间,在二维超声心动图左室长轴切面基础上取样以获得从心底到心尖水平的 4 个区。

(一)心底部波群

取样线置于主动脉根部水平,从前向后分别显示为胸壁、右室流出道前壁、右室流出道(RVOT)、主动脉根部前壁、主动脉瓣、主动脉根部后壁、左心房腔(LA)、左房后壁。主动脉根部前后壁曲线收缩期向前运动,舒张早期向后运动。收缩期可见主动脉瓣开放呈六边盒子形状,舒张期主动脉瓣关闭在主动脉腔中间呈一条线形。左心房前后径在收缩末期最大,舒张末期最小。右室流出道在舒张末期内径最大(图 5-5-10)。

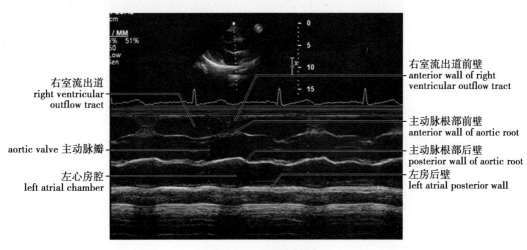

右室流出道 right ventricular outflow tract
aortic valve 主动脉瓣
左心房腔 left atrial chamber
右室流出道前壁 anterior wall of right ventricular outflow tract
主动脉根部前壁 anterior wall of aortic root
主动脉根部后壁 posterior wall of aortic root
左房后壁 left atrial posterior wall

图 5-5-10 心底部波群

(二)二尖瓣波群

取样线移至二尖瓣前后叶的瓣尖水平,从前向后分别显示为胸壁、右室前壁、右心室腔、室间隔、左室流出道、二尖瓣前后叶（AMV、PMV）、左室后壁。二尖瓣前叶活动曲线舒张期呈双峰形，舒张早期左室快速充盈形成的峰为 E 峰，舒张晚期左房收缩形成的峰为 A峰，二尖瓣后叶活动曲线与前叶呈镜像关系，收缩期二尖瓣关闭线称为 CD 段（图 5-5-11）。

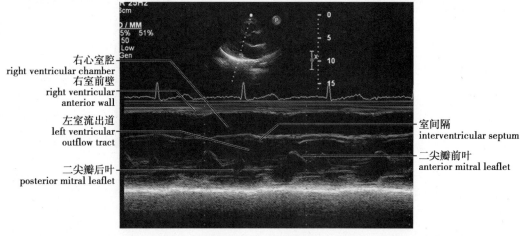

图 5-5-11　二尖瓣波群

（三）心室波群

取样线移至腱索水平，从前向后分别显示为胸壁、右室前壁、右心室腔、室间隔（IVS）、左心室腔、二尖瓣腱索、左室后壁（LVPW）。左室腔在舒张末期内径最大，收缩末期内径最小。室间隔活动曲线为收缩期室间隔增厚，向左室腔方向运动，舒张期室间隔变薄，背离左室腔向右室腔方向运动。左室后壁活动曲线与室间隔活动曲线相对应，收缩期增厚，向左室腔运动，舒张期变薄，背离左室腔运动。心室波群曲线是测量左室内径和容量、室间隔和左室后壁的活动，以及左室功能的重要区域。右室腔的前后径也在此区测量（图 5-5-12）。

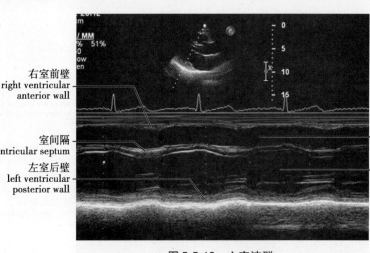

图 5-5-12　心室波群

（胡春洪　曾献军　杨俊华　朱晓黎　靳激扬　陈尔齐）

第六章

腹　部

第一节　解剖学概述

　　腹部上方借膈与胸部相隔，下方经骨盆上口与盆腔相续、相邻。一般以通过第 5 腰椎间盘的平面作为腹部的下界。通过脐的水平线和垂直线将腹部分为左上腹、右上腹和左下腹、右下腹 4 个区。从腹部结构的配布上看，腹腔可分为结肠上区、结肠下区和腹膜后间隙。结肠上区主要以实质性脏器和胃为主，结肠下区主要是肠管。而泌尿系统器官、胰腺、大血管、淋巴结等位于腹膜后间隙，紧贴腹后壁。

　　矢状位走向的镰状韧带将肝脏分为左、右两叶，镰状韧带游离缘内有肝圆韧带。近膈顶的 CT 或 MRI 横断面图像上，镰状韧带可表现为肝表面三角形突起，易误认为病变。肝圆韧带中有附脐静脉，门脉高压时此静脉可发生曲张。冠状韧带位于肝脏膈面后部，冠状走向，向前连于镰状韧带，向两侧延续为左、右三角韧带（图 6-1-1）。左肝管、右肝管、肝动脉、门静脉出入肝脏之处为第一肝门，而肝左、中、右三根肝静脉汇入下腔静脉之处，称为第二肝门。

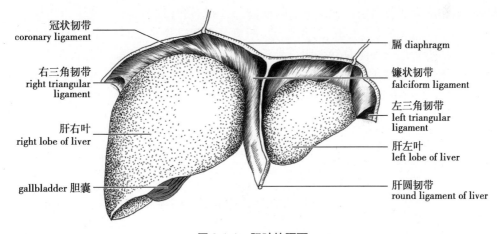

图 6-1-1　肝脏的膈面

　　Couinaud 根据肝内门静脉和肝静脉的分布范围，将肝脏分为 5 叶 8 段，门静脉分支位于肝段内，而肝静脉位于肝段间。每段均有独立的门静脉、肝动脉及胆管，段与段之间存在自然的间隙，肝段是规则性肝切除的最小单位。具体划分法如下：以肝中静脉所在纵行平面将肝脏分为左右半肝，以肝左静脉为界将左半肝纵行分为左内叶与左外叶，而左外叶以门静脉左支为界水平分为上下两段；以肝右静脉为界将右半肝纵行分为右前叶与右后叶，而门静脉右支横向分别将右前叶和右后叶分为上下两段,而肝尾状叶为单独的一段(图6-1-2)。肝脏8段按照顺时针方向命名:尾状叶为段 I(或 S_1),左外叶上段为段 II(或 S_2),左外叶下段为段 III(或 S_3),左内叶为段 IV(或 S_4)。肝门静脉左支横部上方为段 IV a,下方为段 IV b),右前叶下段为段 V(或 S_5),右后叶下段为段 VI(或 S_6),右后叶上段为段 VII(或 S_7),右前叶上段为段 VIII(或 S_8)(图6-1-3,见文末彩插)。CT、MRI 横断面上划分肝叶肝段时,在膈顶平面以肝左、中、右静脉为划分标志。在胆囊平面以胆囊中心点和下腔静脉右缘连线作为左右半肝的划分标志。

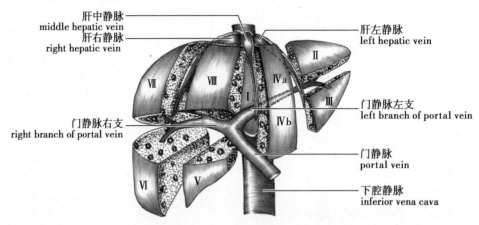

图 6-1-2 Couinaud 肝段划分法示意图

胰腺位于第1~第2腰椎水平,横位于腹膜后间隙,分为头、颈、体、尾四部分。胰头被十二指肠曲包绕,胰头下份向左侧突出为钩突。胰腺周围有重要的管道结构,胰头与十二指肠之间有胆总管下行,胰颈后方有肠系膜上静脉、脾静脉及两者汇合而成的门静脉干,胰体后方有腹主动脉、腹腔干及其分支(肠系膜上动脉、脾动脉)、下腔静脉、左侧肾上腺等。胰体前方隔网膜囊邻胃后壁。胰尾末端圆钝、较细,指向脾门(图6-1-4,见文末彩插)。

肝外胆道包括左肝管、右肝管、肝总管、胆囊管和胆总管。左右肝管汇合成肝总管,肝总管下端与胆囊管汇合成胆总管。胆总管长4~8cm,管径6~8mm。胆总管向下经胰头与十二指肠降部之间或经胰头后方或被胰实质包绕,斜穿十二指肠降部后内侧壁与胰管汇合,形成肝胰壶腹,开口于十二指肠大乳头(图6-1-5)。

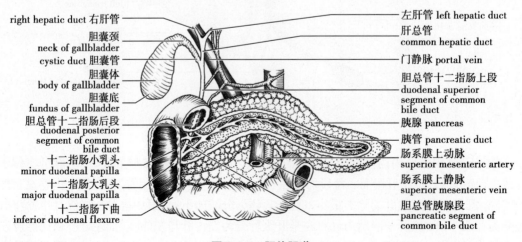

图 6-1-5 肝外胆道

第二节 腹部X线解剖

腹内脏器多为中等密度,彼此间缺乏自然对比,常规X线检查中难以显示。空腔脏器主要通过造影的方法形成人工对比后观察其内部结构。实质性脏器靠CT、MRI及超声等技术显示并观察。食管尽管大部位于颈部、胸部,然与胃肠道同属于消化系统,为叙述方便,放在本章介绍。

一、消化管X线解剖

(一)咽

咽部钡餐造影后前位观察,上方正中透亮区为会厌,两旁充钡的小囊为会厌谷,下为喉头。喉头两侧充钡的对称空腔为梨状隐窝,其下缘达第5颈椎水平,中央圆形透亮区为喉头所在(图6-2-1)。侧位观察自上而下可以看到舌根、会厌谷、梨状隐窝、咽后壁和甲状软骨等结构。

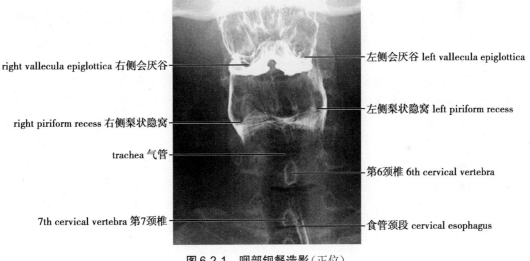

right vallecula epiglottica 右侧会厌谷
right piriform recess 右侧梨状隐窝
trachea 气管
7th cervical vertebra 第7颈椎

左侧会厌谷 left vallecula epiglottica
左侧梨状隐窝 left piriform recess
第6颈椎 6th cervical vertebra
食管颈段 cervical esophagus

图 6-2-1　咽部钡餐造影(正位)

(二)食管

1. 充盈相　大口吞咽钡剂后,食管腔充盈扩张,其管径一般自上而下逐渐增宽,管壁柔软,管腔边缘光滑,在正、侧位上均可见有自然弯曲度。充盈相可清晰显示食管的三个生理性压迹:①主动脉弓压迹:相当于第4~第5胸椎水平,为一半月形的弧形压迹,压迹深度随年龄而递增。此压迹正位时在食管的左缘,侧位时在食管的前缘。②左主支气管压迹:左主支气管斜行跨过食管的左前方,压迹深度变异较大,一般在其前方可看到含气透亮的斜行支气管影。③左心房压迹:位于食管中下段,呈长而浅的压迹,一般在儿童或深呼气时较明显。狭长型心脏的人此压迹可完全见不到。在老年人,明显迂曲的降主动脉可在食管下段后缘形成另一个压迹(图6-2-2)。

2. 黏膜相　钡剂大部分排空后,食管腔内显示出2~5条纵行平行的细线状低密度影,即黏膜皱襞,其宽度不超过2mm。黏膜皱襞之间因钡剂残留充填而呈现高密度(白色)影像。黏膜皱襞在通过膈裂孔时聚拢,过了裂孔后又再分离,达贲门时又可聚拢(图6-2-2)。

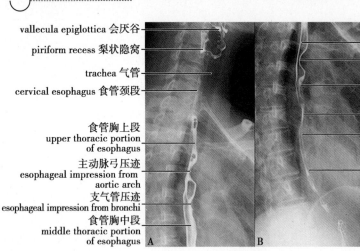

图 6-2-2　食管钡餐造影侧位

A. 充盈相；B. 黏膜相

（三）蠕动

食管的蠕动波表现为不断向下推动的环状收缩波，收缩波下方的食管舒张，以接纳收缩波送来的钡剂，收缩波上方的食管恢复静止状态。距膈上约 4～5cm 长的一段食管，在蠕动波到达时，往往舒张，膨大呈壶腹状，最宽可达 4cm 以上，称为膈壶腹。胃食管前庭段位于膈肌食管裂孔上下，全长 3～5cm，它的上界相当于膈食管韧带附着处，深吸气时被牵引向后成角，即相当于解剖学所称食管下括约肌，位于膈上 2～4cm，下界约为膈下 1～2cm处，系与胃的交界。胃食管前庭段的黏膜皱襞较食管略粗且多，与胃交界处和胃底呈辐射状的黏膜皱襞相续，在局部形成齿状线。

> **临床意义**
>
> 膈壶腹是一重要结构，临床上常要与胃食管裂孔疝鉴别。食管裂孔疝以膈上出现胃上部形成的疝囊为唯一依据，疝囊内显示有胃黏膜，与纤细的食管黏膜不同。

（四）胃

1. 充盈相　充盈相可观察胃的形态、轮廓、蠕动以及胃腔扩张和胃壁柔软度等情况。通常站立后前位观察可分为 4 型：①牛角型：常见于矮胖的人，肌张力高，从胃底至幽门逐渐从粗到细，角切迹不明显，胃下缘位置较高；②无力型：常见于瘦长的人，肌张力低，角切迹明显，胃体中部较细，将胃分成上下两个半腔，胃下缘位置较低；③钩型：常见于中间体型的人，肌张力中等，形态介于牛角型和无力型之间，角切迹清晰可见，胃下缘与髂骨嵴平面同高；④瀑布型：胃底向胃体的上后方弯曲，张力位置均较高，胃底呈囊袋状，易沉钡，与胃体形成两个液面（图 6-2-3）。

胃轮廓在充盈相上可清晰显示，胃分为胃底、胃体、胃窦三部分及胃小弯和胃大弯。贲门入口水平线以上的胃腔称胃底，立位胃底含气，又称胃泡。胃小弯弯曲处为角切迹，角切迹与胃大弯侧最低点作一连线，此连线与胃底之间的胃腔称胃体，连线以远的胃腔称胃窦。幽门为长约 5mm 的短管，将胃与十二指肠相连。胃小弯和胃窦大弯一般光滑整齐，胃体大弯常呈锯齿状，为横斜行走向的黏膜皱襞所致（图 6-2-4）。

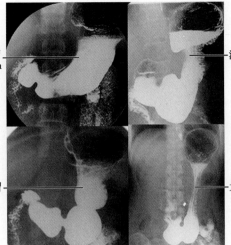

牛角型（高张力型）胃 steer horn (hypertonic) stomach

瀑布型胃 cascade stomach

fishhook stomach 钩型胃

无力型胃 hypotonic stomach

图 6-2-3 胃的分型

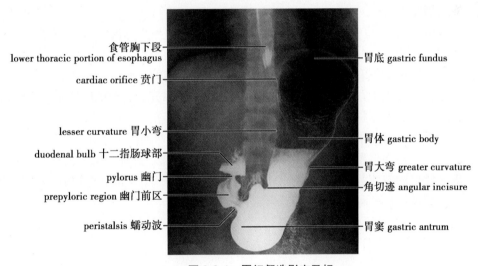

食管胸下段 lower thoracic portion of esophagus

胃底 gastric fundus

cardiac orifice 贲门

lesser curvature 胃小弯

胃体 gastric body

duodenal bulb 十二指肠球部

pylorus 幽门

胃大弯 greater curvature

prepyloric region 幽门前区

角切迹 angular incisure

peristalsis 蠕动波

胃窦 gastric antrum

图 6-2-4 胃钡餐造影充盈相

2. 黏膜相 由胃的黏膜层和黏膜下层共同形成的许多沟峰，经充钡后或适当加压，沟内充以钡剂，透视下呈致密条纹，而峰则无钡剂遮盖，为透亮条纹。胃体部的黏膜皱襞表现为纵行的 4～5 条条状阴影，其宽度一般不超过 5mm，该条纹自上而下延续至胃窦区，胃大弯侧缘则形成锯齿状，在胃窦部有时呈斜行，胃底部的黏膜皱襞呈不规则排列（图 6-2-5）。

3. 蠕动 胃充钡后显示波浪形收缩，从胃体上部开始，向幽门方向推进，自上而下逐渐加深，至胃窦处蠕动最深可使大小弯相接触。经过多次蠕动波到达胃窦，幽门才开放一次，驱使胃内容物进入十二指肠。蠕动波一般每隔 20 秒左右出现一次，整个胃可同时出现 2～3 个蠕动波。蠕动波受胃张力高低、蠕动强弱、精神状态和幽门功能等因素影响。通常服钡后，胃内容物在 2～4 小时内排空。

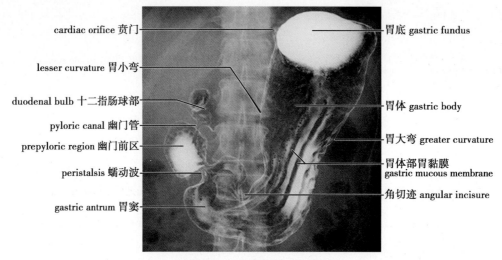

cardiac orifice 贲门
lesser curvature 胃小弯
duodenal bulb 十二指肠球部
pyloric canal 幽门管
prepyloric region 幽门前区
peristalsis 蠕动波
gastric antrum 胃窦

胃底 gastric fundus
胃体 gastric body
胃大弯 greater curvature
胃体部胃黏膜 gastric mucous membrane
角切迹 angular incisure

图 6-2-5　胃钡餐造影黏膜相

（五）十二指肠

　　十二指肠是起自幽门与空肠相连的肠管，全长约25cm，呈"C"形包绕胰头，称为十二指肠曲。根据形态和位置，可分为球部、降部、水平部和升部4个部分。

　　球部相当于第12胸椎和第1腰椎之间高度，呈边缘整齐的三角形，顶部向上，在基底部两侧有对称的穿隆，当中与幽门管相通。在球部之后与降部开始之前的一段十二指肠，X线上称为球后部，有的人可长达4～5cm，有的人短到几乎不存在。

　　降部在第1～第3腰椎的右侧下行，于第3腰椎平面向左弯曲接水平部。水平部于第3腰椎右侧横行向左，经下腔静脉和腹主动脉的前方移行为升部。升部自第3腰椎左侧斜向左上方，至第2腰椎的左侧弯向前下续接空肠。十二指肠第2～第4部分充钡后，轮廓呈锯齿状，钡剂大部通过后，显示羽毛状黏膜皱襞影像（图6-2-6）。

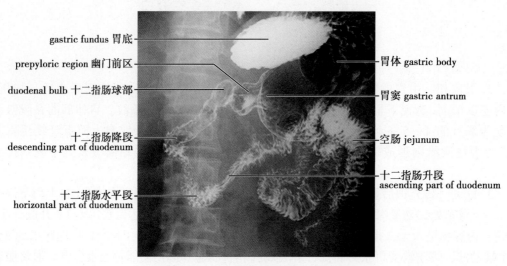

gastric fundus 胃底
prepyloric region 幽门前区
duodenal bulb 十二指肠球部
十二指肠降段 descending part of duodenum
十二指肠水平段 horizontal part of duodenum

胃体 gastric body
胃窦 gastric antrum
空肠 jejunum
十二指肠升段 ascending part of duodenum

图 6-2-6　十二指肠钡餐造影（仰卧位）

十二指肠低张造影后,肠腔增宽,管径可为原来的2倍,蠕动消失。原来羽毛状的黏膜皱襞代之为恒定的环状皱襞,在扩张肠管的边缘,呈现两侧相对称的锯齿状或齿轮状轮廓。有时也可以见到肠黏膜面呈龟背状图形。降部内侧缘的中部可见肩样突起,称之为岬部,岬部以下肠管变宽,扩张肠管内缘平直,无锯齿状横行皱襞。岬部是十二指肠憩室的好发部位,也是寻找乳头的重要标记。岬部下方的降部内壁或内后壁常可见一个圆形或椭圆形透亮影为Vater乳头,是胆总管下端和主胰管的开口处,在切线位上呈半圆形阴影,轮廓光整。乳头大小变异很大,通常直径不超过1.5cm。

> **临床意义**
>
> 　　十二指肠上接胃幽门,下接空肠,形成一"C"形弯曲称十二指肠曲。胰腺头部位于十二指肠曲之中。胆总管下段介于十二指肠降部内缘和胰头之间,胆囊和胆囊管位于十二指肠球部和降部开始段外上方。以上这些器官发生病变,都可引起十二指肠形态和功能异常。尤其是壶腹部的癌肿,常引起十二指肠曲的扩大,僵硬。

(六)空肠及回肠

钡餐在空回肠的分布是连贯的,空回肠之间无明显分界。空肠多居于中上腹及中腹部,而回肠多位于中下腹及右下腹。

空肠于一般钡餐造影时,不能显示充盈相。回肠肠管略小,黏膜皱襞浅,肠蠕动慢,可以显示为充盈相,肠管充钡如腊肠一般,几乎见不到皱襞。在X线钡剂造影片上,小肠被分为6组。第1组为十二指肠;第2组位于左上腹;第3组位于左中腹;第4组位于中腹部横跨脊柱区;第5组位于右中腹;第6组位于盆腔内(图6-2-7)。

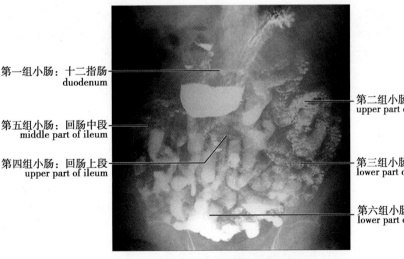

第一组小肠:十二指肠 duodenum
第五组小肠:回肠中段 middle part of ileum
第四组小肠:回肠上段 upper part of ileum
第二组小肠:空肠上段 upper part of jejunum
第三组小肠:空肠下段 lower part of jejunum
第六组小肠:回肠下段 lower part of ileum

图6-2-7　小肠钡餐造影

空肠黏膜皱襞高凸而密集,通常显示呈羽毛状,其长短、粗细、形状和方向可随时改变。收缩时黏膜皱襞呈与长轴平行的细条状,充分舒张时可呈弹簧状。回肠黏膜皱襞较少而平坦,肠腔充盈常较饱满而黏膜纹不明显,偶见横行或纵行黏膜纹,近空肠部分有时显示羽毛状影像,回肠末端则常显示纵行皱襞。

（七）结肠与直肠

口服钡剂抵达盲肠并使之充盈时，可显示回盲瓣。大多位于内后壁，隆起的黏膜向肠腔内突出。当回盲瓣关闭时，充满钡剂的回肠末端逐渐变细，形如鸟嘴，正面观呈鱼口状，切面观则在肠腔内缘出现反"3"形压迹。

钡剂灌肠后肠腔内压力迅速增高，可使结肠明显扩张和伸长，呈粗大的管状，边缘光滑。直肠以上的肠管均出现结肠袋，这是一种特征性的表现，是由于结肠内壁有一系列半月形黏膜皱襞向肠腔内伸出而在无黏膜皱襞处肠壁较薄而向外膨出所致。三条结肠带又将肠袋分割成三串等距离的较小肠袋。由于投影时的重叠，X线上往往仅显示两排袋形。

盲肠长5～7cm，是结肠最宽、最短的一段，一般位于右髂窝部。阑尾开口于盲肠的内侧缘中下部，长5～10cm，移动度大，造影时可不显影。

升结肠位于腹腔右外侧，长约20cm，为腹膜间位器官，较固定，具有典型的结肠特征。

横结肠横过中腹部，略呈向下的弧形，长约40～50cm，为腹膜内位器官，有横结肠系膜。

降结肠常沿左腹外方下降，长约30cm，为腹膜间位器官，是结肠最细的部分，结肠袋逐渐变浅、稀疏。

乙状结肠位于盆腔，呈"S"形，长约40cm，为腹膜内位器官。

直肠位于盆腔中线，一般长度为12～15cm，充盈时宽度可超过小骨盆腔的一半。中部扩大为直肠壶腹部，下部为3～4cm长的肛管。直肠边缘光滑，无结肠袋，但在壶腹部内有3个横行半月形皱襞，称直肠瓣。直肠位置偏后，沿骶骨前壁走行，在第4骶骨水平测量直肠后间隙，正常不应超过1cm。

钡剂大部分排出后，肠内压力下降，肠腔变细，形成皱形的黏膜纹，大多不规则相互交错。升结肠、横结肠的皱襞比降结肠明显，皱襞形态可随收缩、蠕动而变化，可呈纵行或花边状。

双重对比造影时，结肠扩张，黏膜表面附着一层薄钡，在腔内气体衬托下，显示为一条厚约1mm，连续、光滑的线状阴影，称为轮廓线或边缘线。由于肠管扩张，原有的黏膜皱襞纹消失，而显示出黏膜表面的微皱襞（图6-2-8，图6-2-9）。

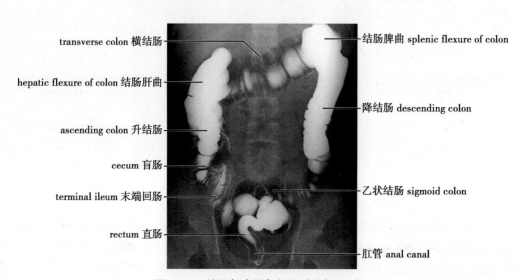

图6-2-8　结肠与直肠气钡双对比相（正位）

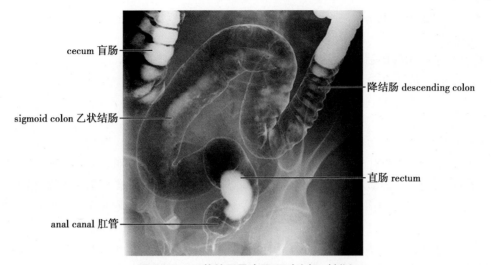

图6-2-9　乙状结肠及直肠双对比相（斜位）

cecum 盲肠
sigmoid colon 乙状结肠
anal canal 肛管
降结肠 descending colon
直肠 rectum

临床意义

　　熟悉各段肠管的位置和充气后的形态有重要临床意义。如"空回肠换位征"是小肠扭转的征象。通过辨别各段肠管充气后的不同形态，可以确定肠梗阻的大概位置。如空肠多位于上腹部，皱襞呈"弹簧"状或"鱼肋"状，间距基本恒定；回肠多位于右下腹，皱襞浅而稀，可呈光滑的"空管"状；升、降结肠纵行于腹部两旁，横结肠横行于中上腹，皱襞呈分节袋状。另外，小肠宽径超过3cm，大肠宽径超过6cm，提示肠管扩张。

二、肝、胆、胰、脾 X 线解剖

　　在腹部平片上，肝脏大部分位于右上腹，密度均匀，其轮廓显示不清。肝内外胆管、胆囊均不能显示。经十二指肠内镜逆行胆管造影可清晰显示胆道解剖结构，肝外胆道包括左肝管、右肝管、肝总管、胆囊管和胆总管。肝总管由左肝管、右肝管汇合而成，其下端与胆囊管汇合成胆总管。胆总管管径6～8mm（大于8mm即为扩张），向下与胰管汇合，形成略膨大的肝胰壶腹（Vater壶腹），开口于十二指肠大乳头（图6-2-10）。

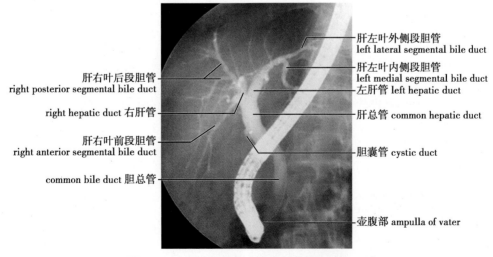

肝右叶后段胆管 right posterior segmental bile duct
right hepatic duct 右肝管
肝右叶前段胆管 right anterior segmental bile duct
common bile duct 胆总管
肝左叶外侧段胆管 left lateral segmental bile duct
肝左叶内侧段胆管 left medial segmental bile duct
左肝管 left hepatic duct
肝总管 common hepatic duct
胆囊管 cystic duct
壶腹部 ampulla of vater

图6-2-10　经十二指肠内镜逆行胆管造影相（正位）

平片亦不能显示胰腺。在上消化道钡餐检查时，通过对十二指肠曲大小的研究可粗略估计胰头的大小。

脾脏位于左上腹的后方，一般脾下极平第2腰椎。腹部平片上，脾脏显示为密度均匀的软组织影，位于充气的胃和结肠的左侧，长轴与左侧第10后肋一致。

三、肾脏、输尿管及肾上腺X线解剖

（一）肾脏

在肠道准备充分，对比度较好的情况下，X线平片可以显示肾脏。后前位上，正常肾脏呈豆形，边缘光滑，外缘为凸面，内缘为凹面。肾影位于第12胸椎至第3腰椎之间，右肾略低于左肾，肾的长轴由内上斜向外下，肾长轴与脊柱中轴线的夹角称为肾脊角，正常为15°～20°。

尿路造影可显示肾盂肾盏等结构。当排泄性尿路造影时，造影剂注入静脉后，经血液循环从肾脏排泄，肾实质首先显影，肾小盏、肾大盏、肾盂相继显影。两肾同时显影，且显影密度和排泄时间大致相同。肾小盏侧面影像呈杯口状，凹面朝向肾实质，如果肾小盏朝前或朝后，则显示环状影。一般每侧肾脏约有7～8个肾小盏，2～3个肾小盏合并形成1个肾大盏，2～3个肾大盏合并形成肾盂。典型的肾盏有一定的排列顺序，上盏朝上外，中盏横置，下盏朝外。肾盂的形态多样，一般可分为喇叭型、分支型、壶腹型和各种移行型（图6-2-11）。

（二）输尿管

输尿管在X线平片上不显影，只有在尿路造影时才能清楚地显示。输尿管为细长的条状阴影，轮廓光滑整齐，密度均匀一致，在脊柱两侧起自肾盂，向下沿腰椎横突前方下降，呈波浪弯曲，越过骶髂关节进入盆腔，先向外行，再向前内方进入膀胱。输尿管的内径宽度和长度变化很大，只有明显的宽窄改变时才有病理意义。输尿管全程有3个生理狭窄区，分别位于肾盂与输尿管移行处、越过髂血管和小骨盆入口处和输尿管膀胱连接部（图6-2-11）。

（三）肾上腺

肾上腺位于肾脏上方的肾筋膜囊内，两侧肾上腺位置平面不等高，绝大多数是右侧高于左侧。肾上腺为一对软组织器官，其密度与周围软组织相同，在平片上不显影。

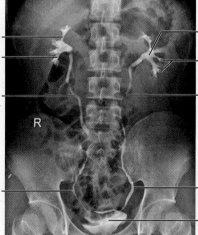

图 6-2-11　排泄性尿路造影

第三节 腹部断面影像解剖

CT 扫描由于具有较高的分辨率，腹部各脏器之间存在密度差异而得以清晰显示。平扫 CT 上实质性脏器为灰白影像，腹腔内脂肪和消化管内气体为灰黑色和深黑色影像，血管、淋巴结为灰色影像。CT 增强扫描时，实质脏器密度升高，呈白色影像，血管呈亮白色。

MRI 的多平面成像使腹部各脏器之间的毗邻关系得以清晰显示。T_1 加权像，腹部实质性脏器多呈灰色影像，脂肪组织呈亮白影像。T_2 加权像上，实质性脏器呈灰白或灰色影像。血管由于"流空现象"而呈黑色影像。

一、横断面解剖

（一）第二肝门层面

第二肝门是该层面的重要特征，第二肝门是指肝腔静脉沟上肝左静脉、肝中静脉、肝右静脉出肝处。肝的断面中部有由前外向后内斜行的肝中静脉，分肝为左、右两叶。肝左静脉与下腔静脉相连的线大致为肝的左叶间裂，用以划分左内叶、左外叶。下腔静脉右缘与肝右静脉断面的连线，形成右叶间裂，将右半肝分为右前叶和右后叶。椎体前方可见奇静脉、半奇静脉、胸主动脉及食管或胃。椎体两侧可见两肺下叶（图 6-3-1）。

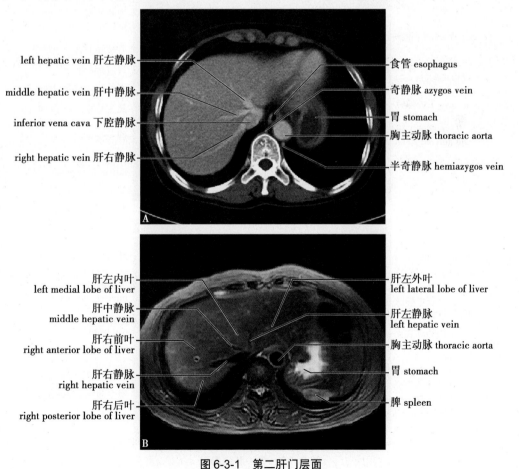

图 6-3-1 第二肝门层面

A. CT 增强；B. MRI T_2 加权像

临床意义

　　CT 增强及 MRI 均能够清楚显示三支肝静脉及其汇入下腔静脉的情况。肝静脉不仅是肝分叶的标志,肝静脉腔内阻塞或腔外压迫性狭窄还是布—加综合征的病因和诊断征象。

(二) 第一肝门层面

　　第一肝门是此层面的重要特征,第一肝门位于下腔静脉前方的裂隙,肝门内以门静脉为基准,左前方为肝动脉,右方为肝总管。下腔静脉左缘与肝中静脉连线构成了肝的正中裂,把肝分为左半肝、右半肝。在左半肝内,静脉韧带裂和肝门静脉左支矢状部连线为左叶间裂,用以划分左内外叶。在右半肝内,下腔静脉右缘与肝右静脉连线为右叶间裂,将右半肝分为右前叶和右后叶。门静脉主干与下腔静脉之间为肝脏尾状叶。椎体前方可见下腔静脉、腹主动脉、左右膈脚,椎体两侧可见肾上腺,右侧肾上腺位于下腔静脉后方(图 6-3-2)。

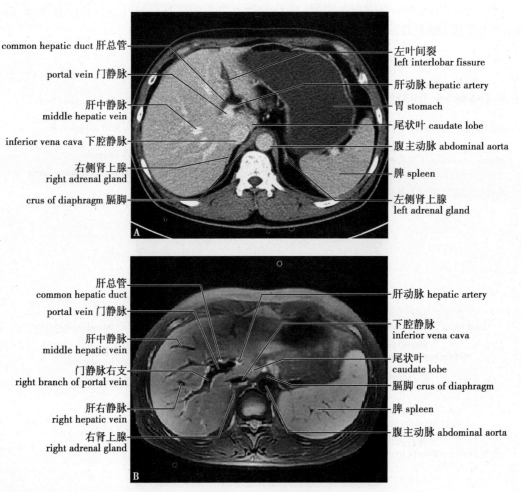

图 6-3-2　第一肝门层面
A. CT 增强;B. MRI T$_2$ 加权像

临床意义

肝脏有走行不一致的两套血管系统,一套为肝静脉系统(包括肝左静脉、肝中静脉、肝右静脉等),另一套为 Glisson 系统(包括肝门静脉、肝动脉及肝管,正常影像容易分辨的是门静脉系统)。准确熟练分辨这两套系统对于肝脏的分叶分段有重要作用。肝静脉走行于肝段间,Glisson 系统分布于肝段内。在肝门以上层面,肝左静脉、肝中静脉、肝右静脉分别是肝脏左内外叶、左右叶、右前后叶分界的标志。在肝门以下层面,肝正中裂和左叶间裂为肝脏左右叶、左内外叶分界的标志。

(三)胰腺体部层面

此断面显示胰腺颈部、体部及尾部。门静脉主干或肠系膜上静脉(未与脾静脉汇合前)的左壁为颈部和体部分界标志,体部和尾部移行。胰腺体尾部后缘为一直伴行的脾静脉,可作为识别胰腺的标志。肝脏在此层面处于胆囊窝或其下水平,尾状叶及肝左叶内段一般已消失,可见肝右叶及左内叶下部。肾脏开始出现,其前上方可见肾上腺,右侧位于下腔静脉后方,左侧位于脾静脉后方(图6-3-3)。

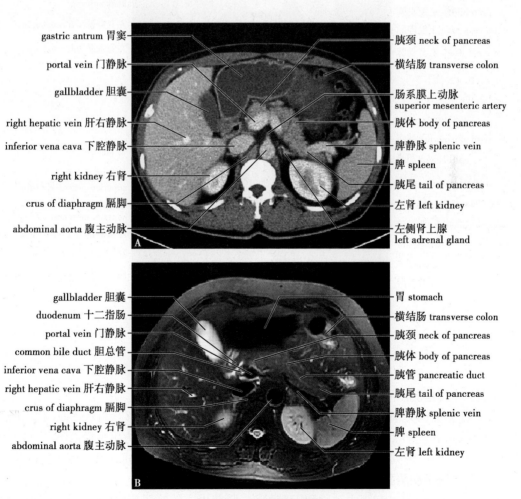

图6-3-3 胰腺体部层面
A. CT 增强;B. MRI T$_2$ 加权像

(四) 胰腺头部层面

此断面经胰腺头部,右侧紧邻十二指肠降部,后侧为下腔静脉,内侧为肠系膜上静脉,大部分呈圆形或椭圆形。钩突为胰腺的最低部分,呈钩形、角形或圆形,位于肠系膜上动静脉与下腔静脉之间,可依这些血管去寻找。肠系膜上动静脉一般为平行走行,静脉位于右侧,粗于动脉,其前方为胰腺颈部,右侧为头部,后方为钩突。肾居脊柱的两侧,其内缘凹陷为肾门,可见肾动脉、肾静脉和肾盂,左肾静脉越过腹主动脉汇入下腔静脉。腹腔内可见肝右叶,横结肠及空肠。椎体两侧可见腰大肌(图6-3-4)。

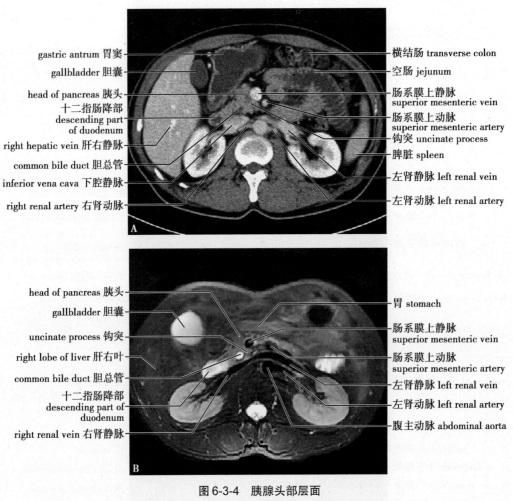

图 6-3-4　胰腺头部层面
A. CT 增强；B. MRI T_2 加权像

(五) 十二指肠水平段层面

此断面胰腺钩突基本消失,包绕胰头的十二指肠降段横向左方移行为水平段,位于肠系膜上动静脉和下腔静脉、腹主动脉之间。腹腔前部由肠管占据,右前方可见横结肠,左前方为空肠。两肾呈"八"形列于脊柱两侧。左、右肾脏前外方分别可见降结肠和升结肠(图6-3-5)。

(六) 肾脏下部层面

此断面椎体的前方有腹主动脉和下腔静脉,肾前内方的输尿管向腰大肌表面移行,位于腰大肌的前内方。腹腔的前份为横结肠,升结肠位于腹腔的右侧,左侧腰方肌前方有降结肠，回肠位于层面右部，空肠居层面左部。腹前壁中线两侧有腹直肌。腹外侧壁由内向外依次是腹横肌、腹内斜肌、腹外斜肌。腹后壁有起自腰椎侧面的腰大肌和腰方肌（图6-3-6）。

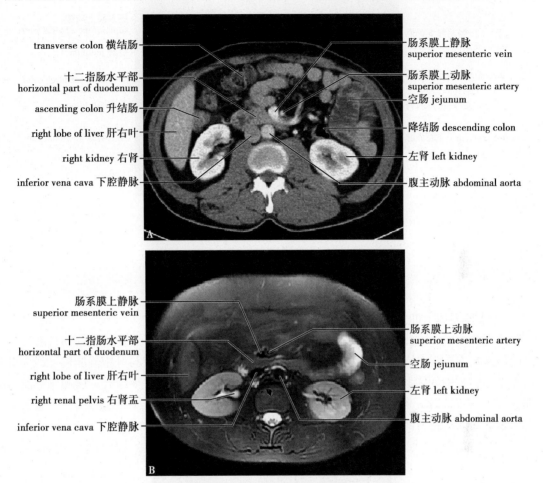

图6-3-5 十二指肠水平段层面
A. CT 增强；B. MRI T$_2$加权像

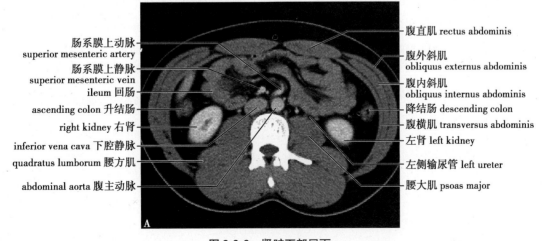

图6-3-6 肾脏下部层面
A. CT 增强

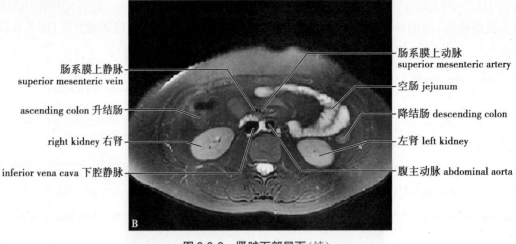

图 6-3-6 肾脏下部层面（续）

B. MRI T$_2$ 加权像

二、冠状面解剖

（一）肠系膜上血管层面

此冠状面膈下右上部为肝，其下缘右侧是胆囊，中间有肝圆韧带裂。肝圆韧带裂上端是门静脉左支，其上方为肝左静脉，右侧是肝中静脉，胆囊切迹中点与肝中静脉的连线为肝正中裂。腹腔中间为肠系膜上动静脉，其辐射状分支供应小肠及右半结肠。胰腺颈部及头部在其上右方绕行。肝左下方为胃，由左上到右下依次为胃底、胃体和幽门部。胆囊下方为结肠肝曲。腹腔中部为空肠和回肠（图 6-3-7）。

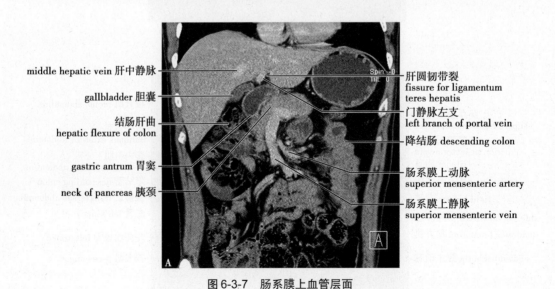

图 6-3-7 肠系膜上血管层面

A. CT 增强冠状面重建

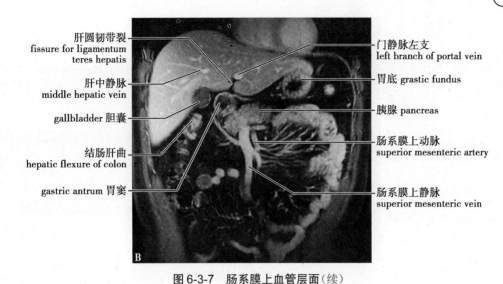

图 6-3-7　肠系膜上血管层面(续)

B. MRI 增强 T$_1$ 加权像

(二)门静脉主干层面

此冠状面膈下右上部为肝,肝左侧缘有腔静脉窝,内有下腔静脉。肝的中央近下缘为门静脉右支,其右下为胆囊。肝下方右侧见幽门管或十二指肠。膈下左上为胃底,其左侧为脾,脾的下方有结肠脾曲和降结肠。门静脉主干下方为平行的下腔静脉和腹主动脉,向下靠近盆腔处分为左右髂血管(图 6-3-8)。

(三)经肾上腺层面

此冠状面膈下右上部为肝脏右叶,其右下方为右肾。肾窦内有肾动脉和肾静脉。右肾的上方见"人"形或线形的肾上腺。左侧膈下为左肾上腺和左肾。左肾外侧为脾脏。中间椎体两侧为腰大肌(图 6-3-9)。

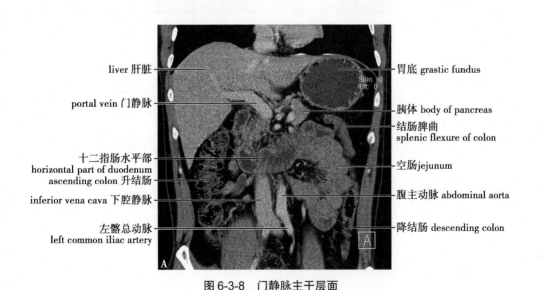

图 6-3-8　门静脉主干层面

A. CT 增强冠状面重建

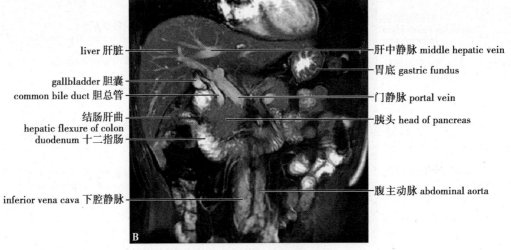

liver 肝脏

gallbladder 胆囊
common bile duct 胆总管

结肠肝曲
hepatic flexure of colon
duodenum 十二指肠

inferior vena cava 下腔静脉

肝中静脉 middle hepatic vein
胃底 gastric fundus
门静脉 portal vein
胰头 head of pancreas

腹主动脉 abdominal aorta

图 6-3-8　门静脉主干层面（续）
B. MRI T$_2$ 加权像

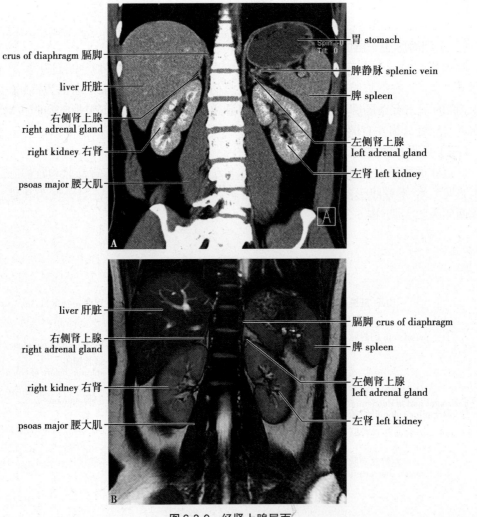

crus of diaphragm 膈脚

liver 肝脏

右侧肾上腺
right adrenal gland

right kidney 右肾

psoas major 腰大肌

胃 stomach
脾静脉 splenic vein
脾 spleen
左侧肾上腺
left adrenal gland
左肾 left kidney

liver 肝脏

右侧肾上腺
right adrenal gland

right kidney 右肾

psoas major 腰大肌

膈脚 crus of diaphragm
脾 spleen
左侧肾上腺
left adrenal gland
左肾 left kidney

图 6-3-9　经肾上腺层面
A. CT 增强冠状面重建；B. MRI T$_2$ 加权像

第四节　腹部血管造影解剖

一、腹腔动脉造影解剖

腹腔动脉又名腹腔干,于第12胸椎椎体下部或第12胸椎~第1腰椎椎体间起自腹主动脉的腹侧,极少数可起自肠系膜上动脉或其他动脉。其主干向右方、前方、下方走行,末端发出分支供应上腹部脏器。腹腔动脉粗而短,通常分为3支:胃左动脉、肝总动脉和脾动脉。有时它先分出胃左动脉,然后分出其他两支动脉。有时肝总动脉或胃左动脉起源于其他动脉,则腹腔动脉可能只有2个或1个分支。有时胰背动脉或膈下动脉起源于腹腔动脉,则它可有4个分支(图6-4-1)。

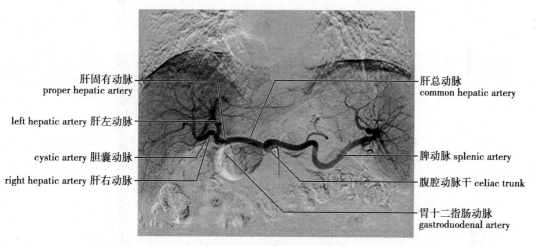

图 6-4-1　腹腔动脉造影

(一)胃左动脉

胃左动脉是腹腔动脉的第一分支,也是主分支中最细小的一支。发自腹腔动脉的前上壁,在小网膜后朝着胃贲门向左上行,经胃贲门区或其附近之后,折向右下沿胃小弯行于小网膜两层腹膜之间,并与胃右动脉吻合。胃左动脉、胃右动脉沿胃小弯走行时,有分支下行供应胃部,并与左、右胃网膜动脉的上行分支吻合。胃左动脉绝大多数起自腹腔动脉(91.66%),也可直接起自腹主动脉、肝动脉或肝左动脉。

(二)肝总动脉

肝总动脉是腹腔动脉三个分支中较短的一个分支,沿胰头上缘向右前行于小网膜后方,至十二指肠上部的上缘进入肝十二指肠韧带,分为胃十二指肠动脉和肝固有动脉。

1. **胃十二指肠动脉**　经胃幽门后方至幽门下缘分为胃网膜右动脉和胰十二指肠上动脉,前者在大网膜两层之间,沿胃大弯向左,沿途分出胃支和网膜支至胃和大网膜,其终末支与胃网膜左动脉吻合;后者分为胰十二指肠上前动脉、上后动脉,其中胰十二指肠上前动脉沿胰头和十二指肠降部之间下行与胰十二指肠前动脉吻合,形成胰十二指肠前动脉弓。胰十二指肠上后动脉在胰头后方与胰十二指肠下后动脉吻合,形成胰十二指肠后动脉弓。胃网膜右动脉在大网膜内沿胃大弯左行,与胃网膜左动脉吻合成胃下动脉弓。

2. 肝固有动脉　为肝总动脉的延续,行于肝十二指肠韧带内,在门静脉前方、胆总管左侧上行至肝门,先发出胃右动脉细分支,本干走向右上方,在肝门处分为肝左动脉和肝右动脉两短支者占91.8%,分为肝左动脉、肝中动脉和肝右动脉三短支者占8.19%。肝右动脉在入肝门之前发出一支胆囊动脉。肝固有动脉尚分出胃右动脉,在小网膜内行至幽门上缘,再沿胃小弯向左,与胃左动脉吻合,沿途分支至十二指肠上部和胃小弯附近的胃壁。常见变异为肝右动脉或肝左动脉不来自肝固有动脉,而分别来自肠系膜上动脉或胃左动脉。

(三)脾动脉

脾动脉是腹腔动脉三分支中最粗大的一支。其行径开始的一半是沿着胰腺上缘,然后通过胰尾前面分出多个终末支经过脾—肾韧带达脾门。脾动脉沿其行径分出血管供应脾和胃,它有5个主要分支或一组分支称为胰背动脉、胰大动脉、胰尾动脉、胃短动脉和胃网膜左动脉。

二、肠系膜上动脉造影解剖

肠系膜上动脉是腹主动脉不成对脏支中第二大支,在腹腔动脉稍下方,约平第1腰椎高度起自腹主动脉前壁,主干较长(平均4.4cm),经胰头与胰体交界处后方下行,越过十二指肠水平部前面进入小肠系膜根,向右髂窝方向走行。其营养范围包括十二指肠下段、部分胰、全部系膜小肠、阑尾、盲肠、升结肠和大部分横结肠。其分支如下(图6-4-2):

(一)胰十二指肠下动脉

常为第1分支,发出后向上行,末端分为前后两支,前支与胰十二指肠前上动脉吻合成胰十二指肠前弓,后支与胰十二指肠后上动脉吻合成胰十二指肠后弓,发出的分支到胰头和十二指肠。

(二)空回肠动脉

起自肠系膜上动脉的左侧,其数目为6~20支,以回结肠动脉起点为界,上方分布于左上、左中腹部,为空肠动脉;下方分布于左下及下腹部,为结肠动脉。每支动脉先分为两支,各与相邻的分支吻合成第一级动脉弓,第一级动脉弓的分支再互相吻合成第二级动脉弓。一般可达4~5级,末梢为直支,分前后两支进入小肠壁上。

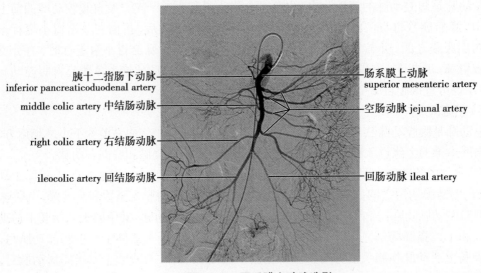

胰十二指肠下动脉 inferior pancreaticoduodenal artery
middle colic artery 中结肠动脉
right colic artery 右结肠动脉
ileocolic artery 回结肠动脉
肠系膜上动脉 superior mesenteric artery
空肠动脉 jejunal artery
回肠动脉 ileal artery

图6-4-2　肠系膜上动脉造影

（三）回结肠动脉

是固定的分支,起自肠系膜上动脉右侧,通常对着第 5 空肠动脉,向右下方斜行,发出分支供应升结肠、盲肠、末端回肠和阑尾。

（四）右结肠动脉

在回结肠动脉上方发出,向右行,分升、降支与中结肠动脉和回结肠动脉吻合。分支至升结肠。

（五）中结肠动脉

在胰下缘附近起于肠系膜上动脉,向前并稍偏右侧进入横结肠系膜,分为左、右两支,右支与右结肠动脉升支吻合;左支到脾曲与肠系膜下动脉的左结肠动脉吻合,是沟通肠系膜上下动脉的重要动脉弓,称 Riolan 动脉弓。中结肠动脉分支主要营养横结肠。

三、肠系膜下动脉造影解剖

肠系膜下动脉是腹主动脉不成对脏支中最小的一支,约平第 3 腰椎高度起于腹主动脉前壁,沿腹后壁向左下方走行 1～5cm,分为三支(图 6-4-3)。

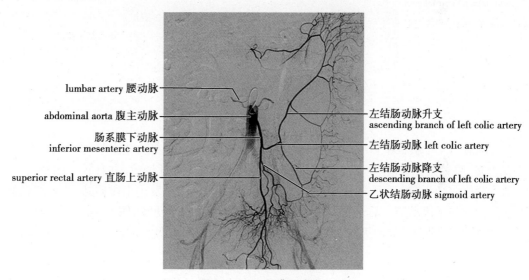

图 6-4-3　肠系膜下动脉

（一）左结肠动脉

为肠系膜下动脉的第 1 分支,横行向左,至降结肠附近分升支、降支,升支与中结肠动脉左支在脾曲附近吻合成 Riolan 动脉,降支与乙状结肠的升支吻合。左结肠动脉的边缘支除分支到降结肠外,还和中结肠动脉的边缘支吻合成 Draummond 动脉弓。

（二）乙状结肠动脉

一般分 2～3 支,向左下方斜行,分为升支和降支,互相吻合成动脉弓,分支营养乙状结肠。向上有分支与左结肠动脉降支吻合,向下有分支与直肠上动脉的分支吻合。

（三）直肠上动脉

是肠系膜下动脉的的终支,在第 3 骶椎平面分为两支,沿直肠两侧分布于直肠上部,在直肠表面和壁内与直肠下动脉的分支吻合。

四、门静脉造影解剖

门静脉由肠系膜上静脉和脾静脉在约第 2 腰椎水平汇合而成，长约 6～8cm，直径约 1.25cm，主干向右上走行进入肝十二指肠韧带内，经肝固有动脉和胆总管的后方上行至肝门，分左右两支分别分布于左半肝和右半肝。左支进入肝门后向左行至左叶的内外侧段，右支较短粗，长约 2～3cm，进入肝门后，除分小支至尾状叶右半外，主要分支分布于右前叶和右后叶的上段、下段(图 6-4-4)。

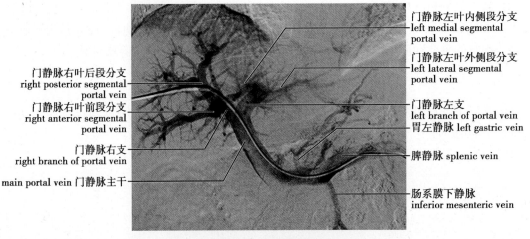

图 6-4-4　门静脉造影

五、肾动脉造影解剖

肾动脉自第 1 腰椎椎体中部与第 2 腰椎椎体之间高度由腹主动脉侧壁发出，左、右两侧各有一支，直径约 0.7cm，呈水平向外走行。右肾动脉高于左肾动脉，并且较左侧稍长。肾动脉入肾门前分为前、后两干。在肾窦内，前干在肾盂的前方，发出上段动脉、上前段动脉、下前段动脉和下段动脉。后干在肾盂后方，入肾后延续为后段动脉(图 6-4-5)。各段动脉均独立供血同名肾段，彼此间无吻合，某段动脉阻塞可导致该段肾脏梗死。

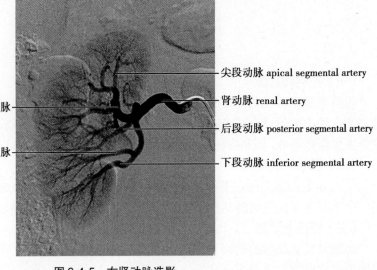

图 6-4-5　右肾动脉造影

第五节 腹部超声解剖

超声可多切面成像,能较好显示腹部实质性脏器及胆囊、胆道系统解剖,但是易受骨骼及肠道气体干扰。对肠管显示能力有限。

一、肝、胆、胰、脾超声解剖

(一)肝、胆

1. 经第二肝门横断面 该断面相当于第二肝门稍下方,声像图以向下腔静脉汇聚的三支肝静脉为特征,呈放射状排列的管状无回声,无明显管壁回声。左前者为肝左静脉,右前者为肝中静脉,右后者为肝右静脉,排列比较恒定。在此断面,自下腔静脉左缘沿肝中静脉的连线及其延伸线即肝中裂,将肝脏分为左半肝和右半肝。此线也是肝右前叶和左内叶的分界。下腔静脉右缘沿肝右静脉长轴的连线为右叶间裂,是肝右前叶上段(S_8)和右后叶上段(S_7)的分界。下腔静脉、肝中静脉和肝左静脉之间以背裂所围成的区域为尾状叶的上部。下腔静脉位于脊柱半圆形强回声的前右缘,与肝脏关系密切(图6-5-1)。

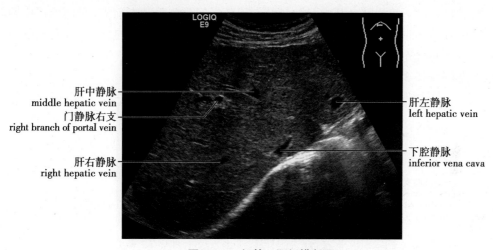

图 6-5-1 经第二肝门横断面

2. 经第一肝门横断面 该断面为通过肝门横沟的断面,略低于上一断面。在肝门横沟右侧显示门静脉主干短轴及粗大的左右分支。左支向左前延伸为左支横部,转而向前成为矢状部。矢状部与肝圆韧带的连线为左叶间裂,是左内叶与左外叶的分界;矢状部中点与肝左静脉连线为左段间裂,是左外叶上段与左外叶下段的分界;肝中静脉位于门静脉右支前方,肝中静脉与下腔静脉左缘连线相当于正中裂,分隔右前叶和左内叶;门静脉右支分前后支的分支点与肝右静脉连线与肝右静脉连线的延长线分右叶为右前叶和右后叶(图6-5-2)。

临床意义

声像图上,肝内血管横断面呈圆形或类圆形无回声表现,需注意与肝囊肿鉴别,后者是临床上最常见的疾病之一,亦呈类圆形的无回声,然而在侧动探头时前者显示为管状无回声,故熟悉正常肝脏的声像图及掌握超声检查手法,是鉴别血管横断面与囊肿的关键。

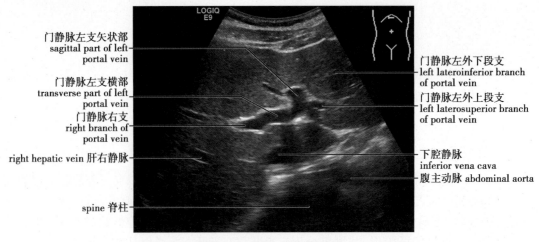

图 6-5-2　经第一肝门横断面

3. 经第二肝门右肋缘下斜断面　该断面是唯一能同时获得主干型肝右静脉的全长断面和肝中静脉主干的大部分,有时能同时显示三支肝静脉,可见肝右静脉、肝中静脉与肝左静脉呈放射状汇入下腔静脉。肝中静脉与肝右静脉之间为门静脉右前支,呈圆形厚壁管状结构。肝中静脉长轴与胆囊中线相当于正中裂,为左内叶与右前叶的分界;肝右静脉为右前叶和右后叶的分界;相当于肝右静脉全长中点向右侧边缘的连线将右后叶分为右后上段和右后下段(图 6-5-3)。

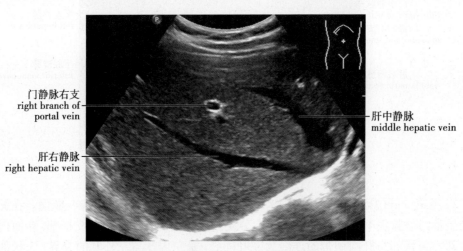

图 6-5-3　经第二肝门右肋缘下斜断面

4. 经第一肝门右肋缘下斜断面　该断面显示肝门横沟位于断面中央,接近肝脏的脏面,面积最大,肝脏的各叶、段几乎都在此断面显示。在此断面中,胆囊颈所指处可作为门静脉左支横部的标志;胆囊中线与下腔静脉左缘的连线为肝中裂,为左半肝和右半肝的分界,也是左内叶与右前叶的分界;门静脉左支横部、静脉韧带和下腔静脉围成尾状叶(S_1);门静脉的左支矢状部及肝静脉韧带相当于左叶间裂,分左半肝为左内叶(S_4)和左外叶;而通过门静脉左支矢状部中点与肝左静脉连线相当于左段间裂,分左外叶为左外上段(S_2)和左外下段(S_3);门静脉右干分叉点与肝右静脉横断面的连线为右前叶(S_5)和右后叶的分界;

右后叶支起始点通过右后叶支与右前叶支远端断面之间向右引线，将右后叶分为右后下段（S$_6$）和右后上段（S$_7$）。此断面中以肝门为中心，Couinaud 分段法的 S$_1$～S$_7$ 段由后方的尾状叶起始，逆时针方向排列，唯右前上段（S$_8$）在该断面不能显示（图 6-5-4）。

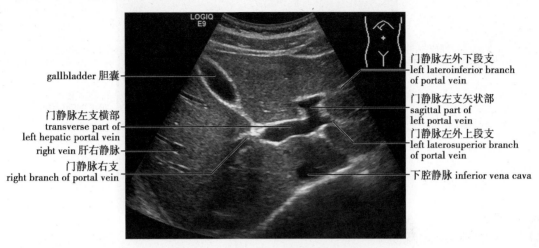

图 6-5-4　经第一肝门右肋缘下斜断面

5. 经腹主动脉纵断面　该断面在正中线左侧约 1cm 处，显示肝左外叶纵断面，其膈面较平坦，下缘锐利，近似三角形。肝左外叶中部尖端向下的无回声管状结构为肝左静脉主干。通过肝左静脉由后上向前下的弧线，将肝左外叶分为后上方的左外叶上段和前下方的左外叶下段。肝脏后方有食管的下段和腹主动脉及其分支——腹腔动脉和肠系膜上动脉，在肝左外叶与肠系膜上动脉之间可见胰体回声（图 6-5-5）。

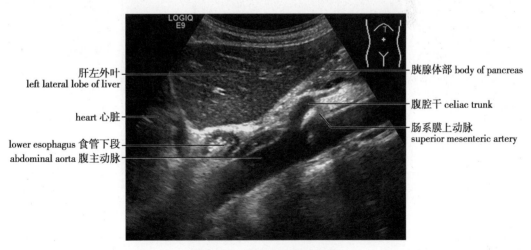

图 6-5-5　经腹主动脉纵断面

6. 经下腔静脉纵断面　该断面相当于前正中线右侧 3～4cm，显示肝左内叶的纵断面。此断面肝脏膈面圆隆，脏面下方有十二指肠和胰头部。肝中静脉位于肝断面的后上角，可见汇入口，肝中静脉与门静脉左支横部的连线分肝脏为前方较大的左内叶和后方较小尾状叶。尾状叶位于门静脉主干和下腔静脉之间，此处即为网膜囊的网膜孔顶。胆总管呈一连续细管状结构,位于门静脉主干腹侧,向下往背侧走行并贴近下腔静脉,直至胰头背侧与下腔静脉之间。下腔静脉背侧有时可显示右肾上腺及右肾(图6-5-6)。

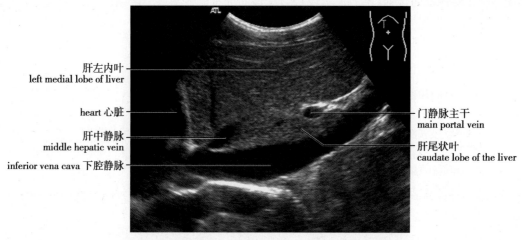

图6-5-6　经下腔静脉纵断面

7. 经胆囊纵断面　该断面显示肝右叶的纵断面,可见茄形的胆囊和门静脉右支,胆囊颈指向近中部的厚壁管状无回声结构为门静脉右支断面,胆囊颈至门静脉右支之间有一条强回声连线,是识别胆囊的标志。肝右静脉位于断面后上部,与门静脉右支的连线相当于右叶间裂,分肝脏为前方的右前叶和后方的右后叶(图6-5-7)。

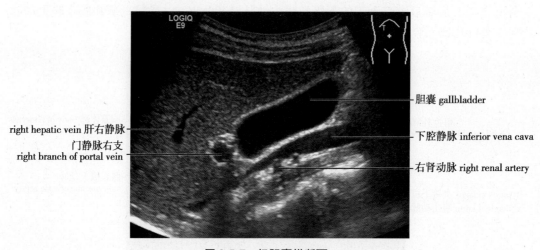

图6-5-7　经胆囊纵断面

临床意义

　　胆囊黏膜在颈部呈褶皱的螺旋瓣状,其断面形似息肉或小结石,而临床上胆囊颈部亦是结石和息肉的好发部位和隐藏场所,故熟悉正常胆囊超声解剖,有利于鉴别两者。

8. 经右肾纵断面　该断面通过肝右静脉和右肾的纵断面,接近肝右叶的冠状断面,显示肝右叶及其内部的管道结构。肝右静脉位于断面中部偏后上方,其前下有门静脉右前支,后上方有门静脉的右后支。通过右肾上极的垂直线与肝右静脉相交，其上方为右后叶上段，下方为右后叶下段。肝下缘后方可见右肾断面，在肝脏与肾脏之间有位置较低的肝肾隐窝，此间隙在正常情况下不能显示，当其间有液体积聚时即能显示。肝脏下方不规则强回声为肠道气体，常为结肠肝曲（图6-5-8）。

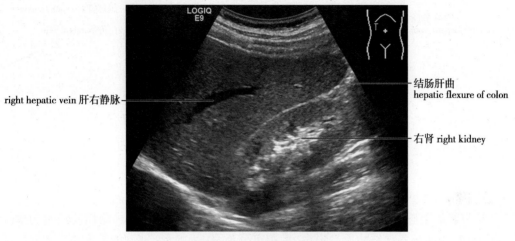

图6-5-8 经右肾纵断面

9. 经门静脉右支与胆囊的斜断面 该断面为第一肝门斜断面，可显示门静脉主干、门静脉右支及其分支右前支和右后支。胆管与门静脉并行进出肝脏，胆管紧贴于门静脉之前。胆囊位于肝右叶内下方，胆囊颈部下方的胆管为肝总管及延续的胆总管。下腔静脉位于门静脉后方，其管径随呼吸运动而变化（图6-5-9）。

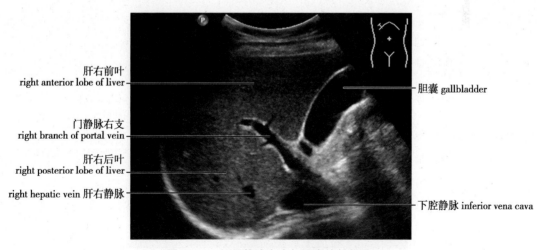

图6-5-9 经门静脉右支与胆囊的斜断面

10. 经胆总管长轴斜断面 该断面追踪肝外胆管走行的最常用断面，显示门静脉主干为粗管状结构，在其右前方并行的细管状结构为肝总管。肝右动脉从肝外胆管和门静脉主干之间穿行，呈搏动性圆形无回声，内径纤细。肝总管向下延续为胆总管，胆总管前上方有胃十二指肠动脉横断面，前方为胰头和肠系膜上静脉，后下方为下腔静脉纵断面（图6-5-10）。

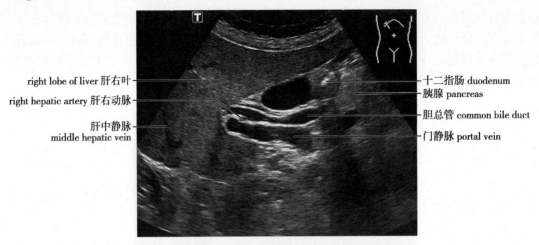

图 6-5-10　经胆总管长轴斜断面

（右侧标注，从上到下）
十二指肠 duodenum
胰腺 pancreas
胆总管 common bile duct
门静脉 portal vein

（左侧标注，从上到下）
right lobe of liver 肝右叶
right hepatic artery 肝右动脉
肝中静脉 middle hepatic vein

（二）胰腺

1. 经脾静脉胰腺横断面　该断面显示胰腺的长轴。此时胰腺呈一略向前凸起的横跨脊柱的稍低回声的长条状结构。按形态，胰腺可分为：①蝌蚪形：胰腺的厚度从头部向尾部逐渐变小，此型最多见；②哑铃形：胰头和胰尾两端较厚，中间较薄；③腊肠型：胰头、胰体和胰尾各部厚度相似。胰腺的前方为胃和肝左叶；胰头后方为胆总管和下腔静脉；胰尾位于左肾前方，大多可达脾门；胰体后方的管状无回声是脾静脉，紧贴胰腺后缘，是识别胰腺的主要标志，脾静脉之后依次是肠系膜上动脉、腹主动脉，前者呈小圆形无回声，周围回声强且厚，位于主动脉圆形无回声区之前（图 6-5-11）。

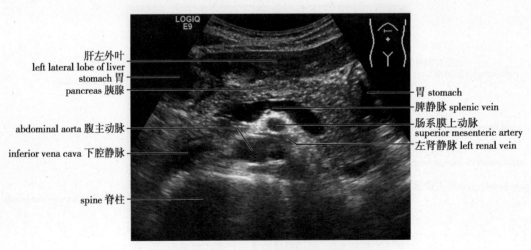

图 6-5-11　经脾静脉与胰腺的横断面

（左侧标注，从上到下）
肝左外叶 left lateral lobe of liver
stomach 胃
pancreas 胰腺
abdominal aorta 腹主动脉
inferior vena cava 下腔静脉
spine 脊柱

（右侧标注，从上到下）
胃 stomach
脾静脉 splenic vein
肠系膜上动脉 superior mesenteric artery
左肾静脉 left renal vein

2. 经腹主动脉胰腺纵断面　该断面显示胰体呈三角形，位于肝左叶后方，腹主动脉的腹侧。胰腺后方的类圆形无回声区为脾静脉的横断面，在脾静脉与腹主动脉之间、起源自腹主动脉的管状结构为肠系膜上动脉，其上方为腹腔动脉（图 6-5-12）。

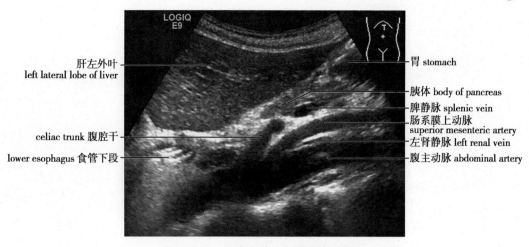

图 6-5-12　经腹主动脉与胰腺的纵断面

图中标注：
- 肝左外叶 left lateral lobe of liver
- celiac trunk 腹腔干
- lower esophagus 食管下段
- 胃 stomach
- 胰体 body of pancreas
- 脾静脉 splenic vein
- 肠系膜上动脉 superior mesenteric artery
- 左肾静脉 left renal vein
- 腹主动脉 abdominal artery

临床意义

　　胰尾与其前方或侧方的胃或肠曲（尤其是结肠左曲）相邻，在声像图上有可能将肠曲误认为胰尾肿块，临床上一定要注意鉴别。此外该部位还可见肾上腺肿瘤、左肾肿瘤等。

（三）脾脏

　　1. 经左肋间脾脏斜断面　该断面显示轮廓清晰、边缘光整的脾脏，是观察脾脏内部结构的最佳断面。膈面呈弧形高回声，脏面稍凹陷，显示脾门切迹，回声较强。脾门处显示无回声区为血管断面，有时在脾门附近可见类圆形等回声，常为副脾，切勿误认为肿物。脾脏的下方为左肾的上极（图 6-5-13）。

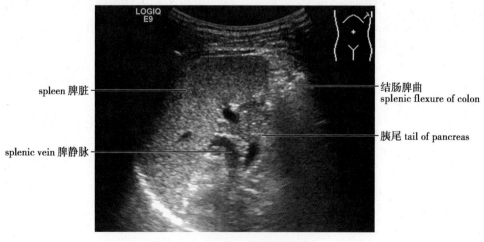

图中标注：
- spleen 脾脏
- splenic vein 脾静脉
- 结肠脾曲 splenic flexure of colon
- 胰尾 tail of pancreas

图 6-5-13　经左肋间脾脏斜断面

　　2. 经左肋缘下脾脏斜断面　该断面显示脾脏似半月形，在脾门处可显示脾静脉的长轴面。脾静脉的前方为胰尾，胰尾的前方为胃（图 6-5-14）。

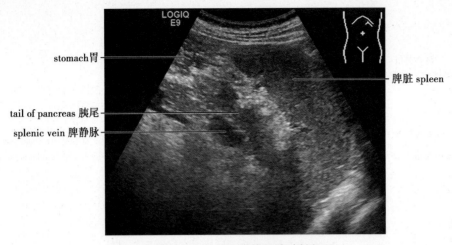

图 6-5-14　经左肋缘下脾脏斜断面

二、肾脏超声解剖

（一）右肾冠状断面

肾脏呈蚕豆状，上极位于图像左侧，位置较深，肝右叶位于右肾上半部的表浅部位，右肾的大部分或全部为肝脏覆盖。肾下极位于图像的右侧，较为表浅，有时受肠道气体干扰。肾门位于肾的中部偏前方，向内凹陷，肾动脉、静脉和肾盂等结构由此出入。肾的深处有腰大肌和脊柱。肾皮质位于肾脏的表层，为均匀的稍低回声区，包绕着锥形的肾锥体。肾髓质位于肾皮质的内部，由多个肾锥体组成。肾锥体呈三角形或椭圆形极低回声，基底朝向皮质，尖端（肾乳头）朝向肾小盏。肾中心部位为肾窦，呈椭圆形强回声（图 6-5-15）。

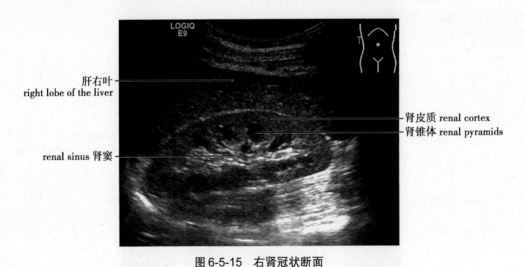

图 6-5-15　右肾冠状断面

（二）左肾冠状断面

左肾的形态及内部回声与右肾相似，所不同的是图像左前类似三角形的均质等回声结构为脾脏，覆盖于左肾的上极，正常情况下不超过左肾长轴的 1/2。冠状断面偏向前方时，在左肾的肾门旁能显示腹主动脉的长轴，呈内部无回声的搏动性管状结构（图 6-5-16）。

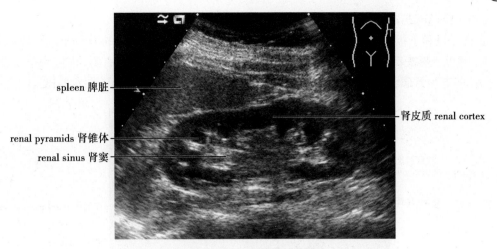

图 6-5-16 左肾冠状断面

（三）经背部右肾纵断面

右肾轮廓呈椭圆形，位于背部肌层的深处，图像左侧为肾上极，略较肾下极表浅，此断面一般不显示肾门结构。肺下界低者，肾上极可不显示。图像右侧为肾下极，右肾中上部深方为右肝，回声相对较低，有时可在肾中下部深部显示胆囊或为肠管回声所取代（图 6-5-17）。

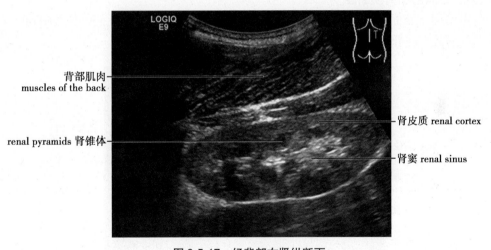

图 6-5-17 经背部右肾纵断面

（四）经背部左肾纵断面

与右肾相似，不同的是肾上极的上方显示脾脏，左肾中上部的深处往往可见脾静脉和胰尾。

临床意义

经背部纵切面，双肾仅有肾上极的小部分被肋膈隐窝和肺下部遮盖，而其他大部分为背部肌肉和肾周筋膜覆盖，因此该途径是实施经皮穿刺活检或作其他有关诊断及治疗的理想途径。而肾脏冠状断面是临床上超声检查肾脏的常规切面。

（五）经背部右肾横断面

右肾上极和下极横断面上，右肾呈椭圆形或"O"形。在肾门水平的横断面，呈马蹄形或"C"形，其"C"形缺口朝向人体的内侧前方。右肾外侧缘位于图像的右侧，内侧缘位于图像的左侧，前方为背部肌层，内侧为脊柱椎体。右肾中部的外后方为肝脏（图6-5-18）。

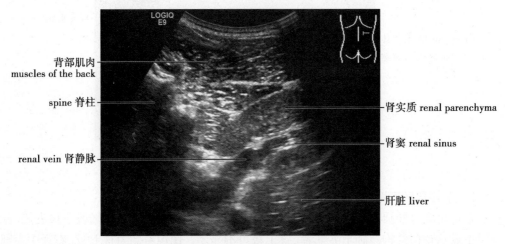

图 6-5-18　经背部右肾横断面

（六）经背部左肾横断面

与右肾同一断面基本对称，仅在左肾上极的外侧有脾脏，而右肾的外侧为肝脏。左肾中上部的深处有脾静脉和胰尾（图6-5-19）。

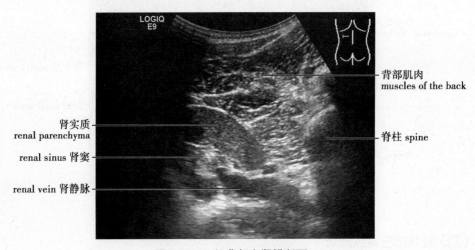

图 6-5-19　经背部左肾横断面

（王冬青　查月琴　董凤林　赵　亮　朱晓黎　胡春洪）

第一节　解剖学概述

　　盆部由盆壁、盆腔和盆腔脏器组成。盆腔容纳消化、泌尿器官的下段和内生殖器等。男性、女性盆腔脏器虽有差异，但排列基本一致。即自前向后形成前、中、后三列，前列包括膀胱、尿道和男性前列腺；中列为生殖器官，包括男性的输精管壶腹和精囊，女性的子宫、阴道、输卵管及卵巢；后列为消化器官（包括直肠和肛管）及输尿管下段。

　　前列腺位于膀胱和尿生殖膈之间，其前方为耻骨联合，后与直肠壶腹相邻。前列腺呈栗形，大小与年龄相关，30 岁以下的正常男性，前列腺大小为 30mm（上下径）×23mm（前后径）×31mm（左右径），而 70 岁左右男性，前列腺大小可增至 50mm×43mm×48mm。胎儿期前列腺有前叶、中叶、后叶及双侧叶 5 个分叶，前叶及后叶在胎儿晚期萎缩；儿童时期前列腺无明显变化，至青春期，前列腺约增大一倍。成熟前列腺的各叶融合，包括腺体和非腺体组织。腺体组织分三带：移行带、中央带及周围带（图 7-1-1）。移行带位于尿道的前侧、

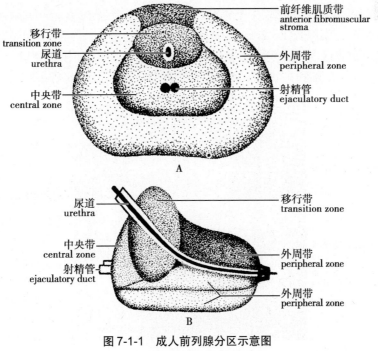

图 7-1-1　成人前列腺分区示意图

A. 横断面；B. 矢状面

外侧，从精阜水平延伸到膀胱颈水平，约占腺体组织的 5%，为前列腺增生的好发部位；中央带位于前列腺基底部，约占腺体组织的 25%，此带少有原发病变，当前列腺增生时中央带可出现萎缩；外周带主要位于前列腺后部、左右两侧及尖部，包绕其他带，约占腺体组织的 70%，为前列腺癌的好发部位。前列腺非腺体组织包括前纤维肌质带及尿道，纤维肌质带位于腺体前方，年轻人该部分约占整个前列腺体积的 1/3，老年人则体积逐渐缩小。

子宫位于膀胱、直肠之间，呈轻度前倾前屈位，分子宫底、体和颈三部分。正常成人子宫大小约为 80mm（上下径）×50mm（前后径）×30mm（左右径）。子宫壁由黏膜、肌层和浆膜构成，肌层又分为内、中、外三层。子宫的内腔分为子宫腔和宫颈管两部。卵巢呈扁卵圆形，位于盆腔侧壁的卵巢窝内，其位置可随子宫位置的变化而变化。卵巢大小与年龄及月经周期密切相关，大者可达 30mm×20mm×10mm。

第二节 盆部 X 线解剖

X 线可清晰显示骨盆的解剖，盆腔内脏器多呈中等密度，平片难以区分识别。由于盆腔脏器大部分与外界相通，临床常用造影检查直接显示这些脏器的内轮廓和腔内结构。

一、膀胱及尿道 X 线解剖

平片上膀胱不显影或仅见其大致轮廓。泌尿系造影时膀胱形态依充盈程度、腹腔及盆腔内脏器推压而表现多样。正常成人膀胱充满时，一般呈圆形、类圆形或横置卵圆形。膀胱轮廓一般平整光滑，膀胱下缘与耻骨上缘曲面形态相一致。女性膀胱横径一般大于纵径，子宫有时压迫膀胱顶部，形成明显压迹。

正常男性尿道长 15～20cm，侧位或斜位呈"S"形，分前后两部分。前尿道即尿道海绵体部，又分为尿道球部、阴茎部和阴茎头部。后尿道又分为前列腺部和膜部。前列腺部长 3～4cm，上连膀胱颈，下接膜部，上下稍窄，中间段稍宽，略呈梭形，于中部后壁见一卵圆形充盈缺损，为精阜。膜部长 1～2cm，是尿道最狭窄部分，向前下斜行。正常成人尿道有三个狭窄区、三个扩张区和两个弯曲。狭窄区为尿道内口、膜部和尿道外口。扩张区为前列腺部尿道中段、尿道球部和舟状窝。两个弯曲为耻骨下弯和耻骨前弯（图 7-2-1）。

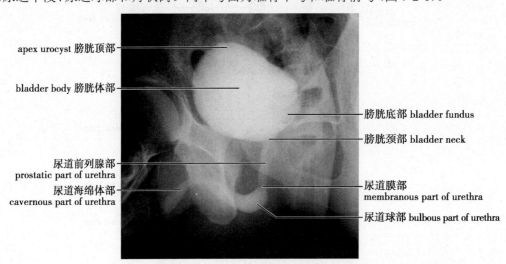

图 7-2-1　男性膀胱及尿道造影

二、子宫及输卵管 X 线解剖

子宫输卵管造影正位像上,成年女性子宫腔呈倒置三角形,尖端朝下接子宫颈管,底部两面为子宫角,通向输卵管。宫腔密度均匀,腔壁光滑。子宫颈管腔较细,全长 3～4cm。输卵管长约 10～12cm,分为四部分:①间质部,在宫底壁内行走,长约 1～2cm;②峡部,呈光滑细线影,横行向外移行于宽大迂曲的壶腹部,长约 2～3cm;③壶腹部,长约 5～8cm;④伞部,是输卵管的末端,呈喇叭状(图 7-2-2)。正常情况下,应用水溶性碘对比剂,于 10 分钟后即能见到对比剂溢出到盆腔内,呈散在的不均匀分布,称"腹膜涂抹"征,表示输卵管通畅。若对比剂为碘化油,则通常在 24 小时后,对比剂完全由宫腔、输卵管流入盆腔内,涂抹在脏器表面,有时子宫直肠陷凹内充填较多。

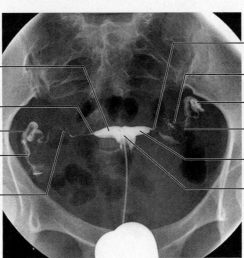

图 7-2-2 子宫输卵管造影

第三节 盆部断面影像解剖

CT、MRI 通过密度和信号的差异,不仅可以显示脏器的形态、轮廓和部分腔内结构,而且显示脏器的毗邻关系,尤其是 MR 的三维成像使盆腔脏器之间的毗邻关系更加清晰显示。

一、横断面解剖

(一)髂骨下部层面

1. 男性　盆腔中央部自前向后依次为膀胱顶、直肠和骶骨,两侧为髂骨。膀胱的形态及壁厚薄取决于膀胱的充盈程度,多呈卵圆形。若膀胱内有对比剂排入,则尿液在上、比重较大的对比剂在下,形成尿液—对比剂平面。膀胱充盈较差时,其前部两侧可见小肠肠袢。膀胱后外方两侧有输尿管和输精管走行,一般情况下难以分辨。骶骨与髂骨间为一较宽的间隙即坐骨大孔,内有梨状肌充填。髂骨内面为闭孔内肌,内侧及前方为髂腰肌。后外侧有臀大肌、臀中肌、臀小肌。膀胱与直肠之间为膀胱直肠陷凹(图 7-3-1)。

2. 女性　盆腔中央部自前向后依次为回肠、乙状结肠、卵巢、子宫底,两侧为髂骨。卵巢大小与年龄及生理周期有关,体积较小的卵巢在 CT 上有时难以辨认,但在 MRI T_2WI 上生育期的卵巢内因存在卵泡,呈现为多个小囊泡样影,是为识别卵巢的标记。髂腰肌前部可见髂外动脉、髂外静脉。梨状肌腹侧面自前外向后内为髂内动脉、髂内静脉和坐骨神经走行(图7-3-2)。

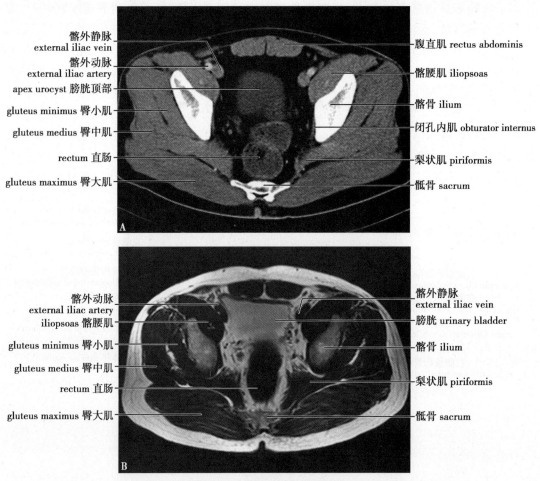

图7-3-1　男性髂骨下部层面
A. CT 增强;B. MR T₂WI

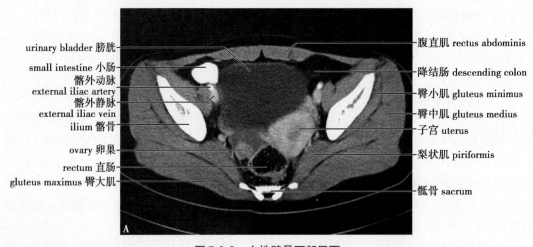

图7-3-2　女性髂骨下部层面
A. CT 增强

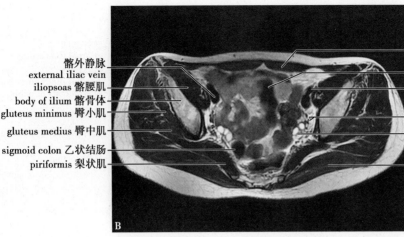

图 7-3-2　女性髂骨下部层面（续）

B. MR T$_2$WI

（二）髋臼上缘层面

1. **男性**　此层面通过膀胱体部，膀胱仍呈卵圆形，后邻精囊，两者之间的夹角称膀胱精囊角。髋臼呈半球形，前份为耻骨体，后份为坐骨体，容纳股骨头，髋臼与股骨头构成髋关节（图 7-3-3）。

临床意义

精囊和膀胱后壁之间的夹角称为膀胱精囊角，正常情况下是锐角，充满脂肪，两侧对称，若角度变钝，脂肪消失，则提示精囊或膀胱病变的可能。

---

2. **女性**　此层面通过子宫体部，子宫呈卵圆形或三角形，宫腔呈横行裂隙影，宫腔内黏液在 MRI T$_2$WI 呈高信号。子宫前方可见卵巢，后方为直肠，子宫与直肠两者之间的间隙为直肠子宫陷凹，为女性腹膜腔最低处，两侧输尿管仍居子宫外侧及膀胱外后方（图 7-3-4）。

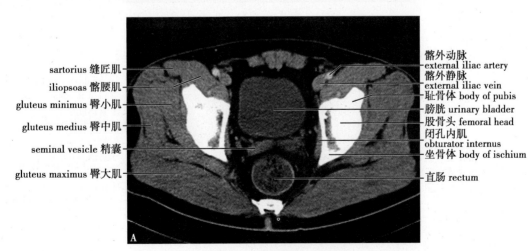

图 7-3-3　男性髋臼上缘层面

A. CT 增强

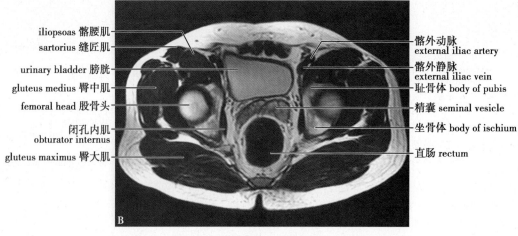

图 7-3-3　男性髋臼上缘层面（续）

B. MR T$_2$WI

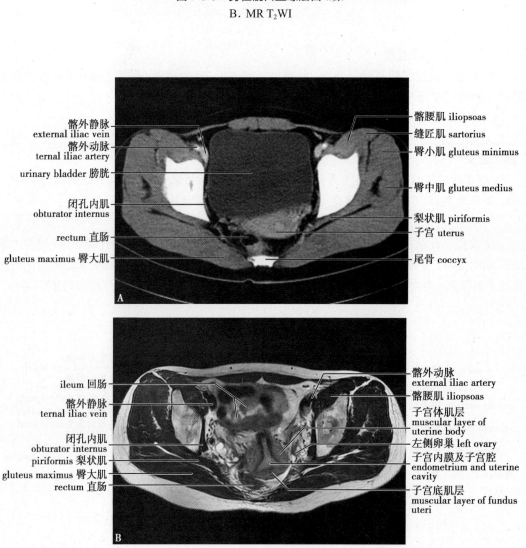

图 7-3-4　女性髋臼上缘层面

A. CT 增强；B. MR T$_2$WI

（三）髋臼中部层面

1. **男性** 此层面接近膀胱颈部，膀胱呈三角形。膀胱后方为前列腺基底部。髂腰肌内方为精索、股动脉和股静脉，三者呈三角形排列，精索位于前部。髂腰肌的前外侧为缝匠肌，外侧为股直肌（图7-3-5）。

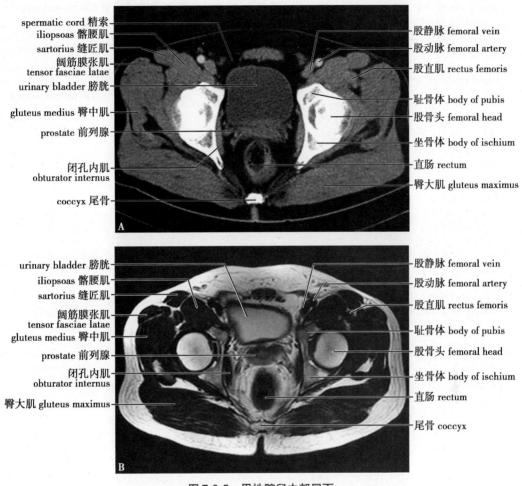

图 7-3-5 男性髋臼中部层面
A. CT 增强；B. MR T₂WI

2. **女性** 膀胱后方为子宫颈，MRI T₂WI 可显示宫颈管，其内黏液呈高信号，而宫颈纤维基质呈低信号。直肠位于子宫颈后方，两侧为髋关节，两侧髋臼内股骨头中央小窝为股骨头圆韧带凹。肌肉及血管配布同上一层面（图7-3-6）。

（四）髋臼下部层面

1. **男性** 此层面出现前列腺，其前方为膀胱颈部。前列腺位于耻骨联合和闭孔内肌间，尖朝下，呈栗子形，中央为尿道，其下外侧面与肛提肌前部接触。MRI T₂WI 可清晰显示前列腺各区带：纤维基质带位于腺体前方，信号较低；外周带包被于前列腺的后外侧，尖部较厚，基底部最薄，表现为两侧对称的新月形均匀较高信号；中央带位于外周带前内侧，呈较低信号；移行带体积较小，位于尿道的前、外侧，成年人因发生不同程度的前列腺增生，中央带与移行带无法区分，常将两者统称为中央腺体。骨盆壁前方是耻骨上支，由髋臼前下部的耻骨体水平伸向前下方形成,两侧为闭孔内肌和坐骨体,再外侧为股骨颈和大转子。会阴横肌后方为直肠,直肠周围有肛提肌,纤维呈"V"形,向后达尾骨尖(图7-3-7)。

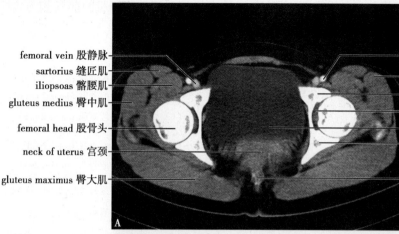

femoral vein 股静脉　　　　　　　　　　股动脉 femoral artery
sartorius 缝匠肌　　　　　　　　　　阔筋膜张肌 tensor fasciae latae
iliopsoas 髂腰肌　　　　　　　　　　耻骨体 body of pubis
gluteus medius 臀中肌　　　　　　　　　　股骨头韧带 ligament of femoral head
femoral head 股骨头　　　　　　　　　　膀胱 urinary bladder
neck of uterus 宫颈　　　　　　　　　　坐骨体 body of ischium
gluteus maximus 臀大肌　　　　　　　　　　直肠 rectum

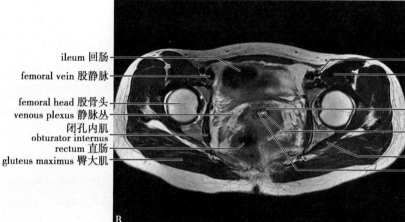

ileum 回肠　　　　　　　　　　股动脉 femoral artery
femoral vein 股静脉　　　　　　　　　　髂腰肌 iliopsoas
femoral head 股骨头　　　　　　　　　　宫颈纤维基质 cervical stroma
venous plexus 静脉丛　　　　　　　　　　宫颈管内黏液 cervical canal mucus
闭孔内肌 obturator internus
rectum 直肠　　　　　　　　　　上孖肌 gemellus superior
gluteus maximus 臀大肌　　　　　　　　　　子宫颈内膜 endocervix

图 7-3-6　女性髋臼中部层面
A. CT 增强;B. MR T$_2$WI

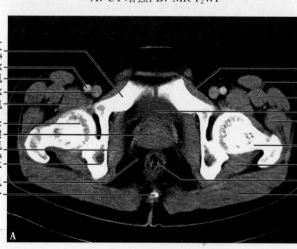

耻骨上支 superior ramus of pubis
femoral artery 股动脉　　　　　　　　　　耻骨肌 pectineus
sartorius 缝匠肌　　　　　　　　　　股直肌 rectus femoris
femoral vein 股静脉　　　　　　　　　　阔筋膜张肌 tensor fasciae latae
iliopsoas 髂腰肌　　　　　　　　　　膀胱颈部 bladder neck
femoral head 股骨头　　　　　　　　　　臀中肌 gluteus medius
prostate 前列腺　　　　　　　　　　股骨颈 neck of femur
闭孔内肌 obturator internus
body of ischium 坐骨体　　　　　　　　　　股方肌 quadratus femoris
levator ani muscle 肛提肌　　　　　　　　　　直肠 rectum
coccyx 尾骨　　　　　　　　　　臀大肌 gluteus maximus

图 7-3-7　男性髋臼下部层面
A. CT 增强

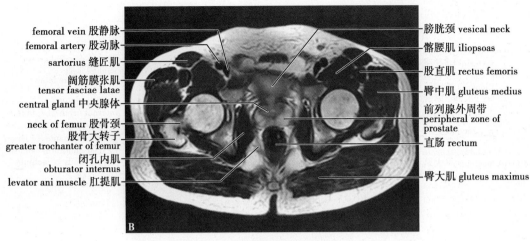

femoral vein 股静脉
femoral artery 股动脉
sartorius 缝匠肌
阔筋膜张肌
tensor fasciae latae
central gland 中央腺体
neck of femur 股骨颈
股骨大转子
greater trochanter of femur
闭孔内肌
obturator internus
levator ani muscle 肛提肌

膀胱颈 vesical neck
髂腰肌 iliopsoas
股直肌 rectus femoris
臀中肌 gluteus medius
前列腺外周带
peripheral zone of prostate
直肠 rectum
臀大肌 gluteus maximus

图 7-3-7 男性髋臼下部层面（续）

B. MR T₂WI

$\boxed{\begin{array}{l}\textbf{临床意义}\\[4pt] \quad 在\,MRI\,上辨别前列腺中央带、周围带和移行带具有很重要的临床意义。因为，多数\\ 前列腺癌发生于周围带，而良性前列腺增生通常发生于移行带。\end{array}}$

2. 女性 此层面子宫消失，阴道位于膀胱与直肠之间，呈"一"形。肌肉、血管等结构配布同男性（图 7-3-8）。

（五）耻骨联合层面

1. 男性 两侧耻骨上下支内侧面借耻骨间盘相连构成耻骨联合。耻骨和坐骨结节由一间隙分开，此间隙为闭孔。闭孔有膜封闭，其内外侧分别有闭孔内肌和闭孔外肌附着。此层面显示前列腺尖部，中央为尿道，其下外侧面与肛提肌前部接触（图 7-3-9）。

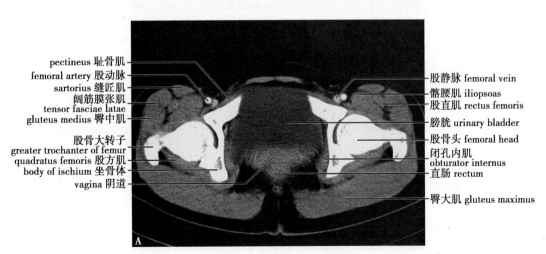

pectineus 耻骨肌
femoral artery 股动脉
sartorius 缝匠肌
阔筋膜张肌
tensor fasciae latae
gluteus medius 臀中肌
股骨大转子
greater trochanter of femur
quadratus femoris 股方肌
body of ischium 坐骨体
vagina 阴道

股静脉 femoral vein
髂腰肌 iliopsoas
股直肌 rectus femoris
膀胱 urinary bladder
股骨头 femoral head
闭孔内肌
obturator internus
直肠 rectum
臀大肌 gluteus maximus

图 7-3-8 女性髋臼下部层面

A. CT 增强

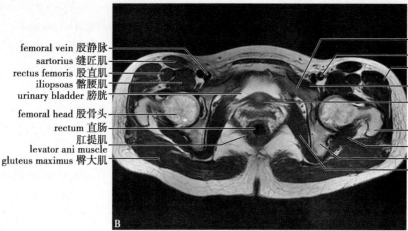

femoral vein 股静脉
sartorius 缝匠肌
rectus femoris 股直肌
iliopsoas 髂腰肌
urinary bladder 膀胱
femoral head 股骨头
rectum 直肠
肛提肌
levator ani muscle
gluteus maximus 臀大肌

耻骨上支
superior ramus of pubis
股动脉 femoral artery
阔筋膜张肌
tensor fasciae latae
耻骨肌 pectineus
尿道内括约肌
internal urethral sphincter
股骨大转子
greater trochanter of femur
股方肌 quadratus femoris
坐骨体 body of ischium
闭孔内肌
obturator internus

图 7-3-8　女性髋臼下部层面（续）
B. MR T₂WI

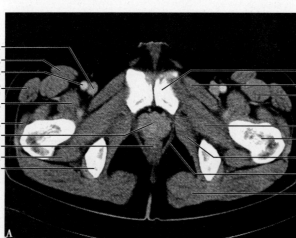

femoral vein 股静脉
sartorius 缝匠肌
femoral artery 股动脉
阔筋膜张肌
tensor fasciae latae
iliopsoas 髂腰肌
vastus lateralis 股外侧肌
prostate 前列腺
rectum 直肠
quadratus femoris 股方肌
坐骨结节
tuber ischiadicum

耻骨 pubis
耻骨肌 pectineus
股直肌 rectus femoris
闭孔外肌
obturator externus
股骨 femur
闭孔内肌
obturator internus
肛提肌 levator ani muscle
臀大肌 gluteus maximus

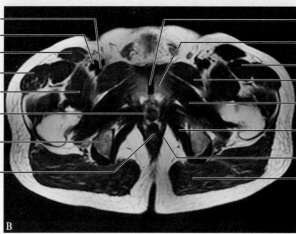

femoral vein 股静脉
femoral artery 股动脉
sartorius 缝匠肌
阔筋膜张肌
tensor fasciae latae
iliopsoas 髂腰肌
前列腺及尿道
prostate and urethra
坐骨结节
tuber ischiadicum
rectum 直肠

耻骨间盘 interpubic disc
耻骨 pubis
股直肌 rectus femoris
耻骨肌 pectineus
闭孔外肌
obturator externus
闭孔内肌
obturator internus
肛提肌 levator ani muscle
臀大肌 gluteus maximus

图 7-3-9　男性耻骨联合层面
A. CT 增强；B. MR T₂WI

2．女性　耻骨联合后方自前向后依次为尿道、阴道和直肠。尿道呈圆形，横径稍大，周围有括约肌环绕（图7-3-10）。

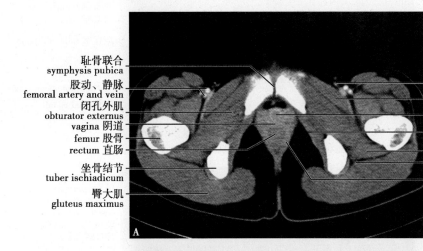

图7-3-10　女性耻骨联合层面
A. CT增强；B. MR T$_2$WI

（六）耻骨联合下层面

1．男性　盆腔中央部主要为会阴结构。前方可见阴囊、阴茎和两侧精索，后方为肛管。两坐骨之间可见尿道球及尿道。肛门周围有肛门括约肌围绕，肛门括约肌两侧为坐骨肛门窝，内有血管及神经。股动静脉前方见大隐静脉（图7-3-11）。

2．女性　盆腔中央部主要为会阴结构。前方可见大阴唇、小阴唇，后方为肛管，以后延续为肛门，两侧为股骨及其肌群（图7-3-12）。

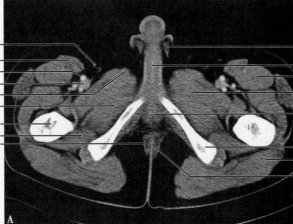

图 7-3-11 男性耻骨联合下层面
A. CT 增强；B. 图为 MR T₂WI

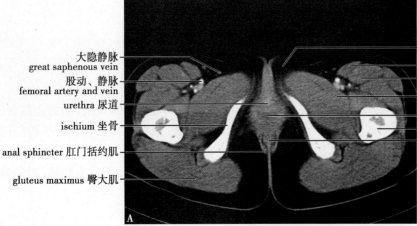

图 7-3-12 女性耻骨联合下层面
A. CT 增强

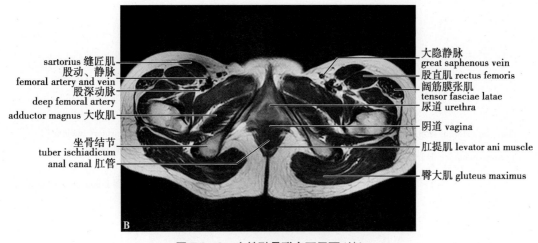

图 7-3-12　女性耻骨联合下层面（续）
B. MR T$_2$WI

sartorius 缝匠肌
股动、静脉
femoral artery and vein
股深动脉
deep femoral artery
adductor magnus 大收肌
坐骨结节
tuber ischiadicum
anal canal 肛管

大隐静脉
great saphenous vein
股直肌 rectus femoris
阔筋膜张肌
tensor fasciae latae
尿道 urethra
阴道 vagina
肛提肌 levator ani muscle
臀大肌 gluteus maximus

二、冠状面解剖

（一）耻骨间盘层面

1. 男性　在耻骨上支和耻骨间盘上方可见膀胱断面，膀胱上方可见回肠，外后方有髂外动脉、髂外静脉。耻骨联合下方依次为阴茎海绵体、尿道海绵体、睾丸和阴囊。髂骨翼呈"八"形，内侧有髂肌和腰大肌，外侧有臀中肌，内下方有髂腰肌，耻骨上支下方有耻骨肌、闭孔外肌（图 7-3-13）。

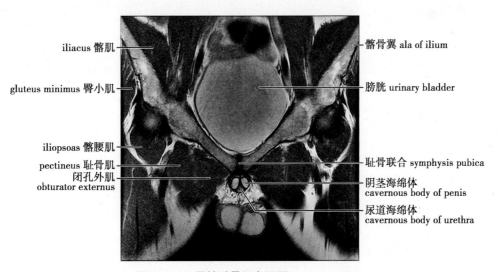

iliacus 髂肌
gluteus minimus 臀小肌
iliopsoas 髂腰肌
pectineus 耻骨肌
闭孔外肌
obturator externus

髂骨翼 ala of ilium
膀胱 urinary bladder
耻骨联合 symphysis pubica
阴茎海绵体
cavernous body of penis
尿道海绵体
cavernous body of urethra

图 7-3-13　男性耻骨间盘层面（MRI T$_2$WI）

2. 女性　盆腔内可见膀胱及其上方的回肠，右侧有盲肠，左侧有乙状结肠。耻骨联合下方有阴蒂海绵体及大阴唇（图 7-3-14）。

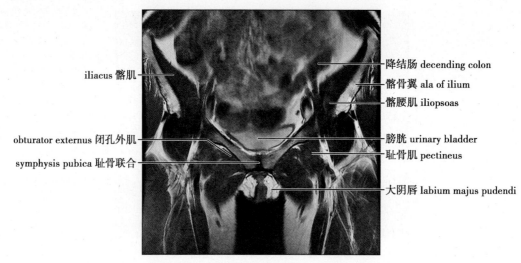

图 7-3-14 女性耻骨间盘层面（MRI T$_2$WI）

iliacus 髂肌

obturator externus 闭孔外肌

symphysis pubica 耻骨联合

降结肠 decending colon

髂骨翼 ala of ilium

髂腰肌 iliopsoas

膀胱 urinary bladder

耻骨肌 pectineus

大阴唇 labium majus pudendi

（二）髋臼中部层面

1. 男性　此断面可见髋关节剖面，由髋臼和股骨头组成。两侧髂骨翼间自上到下依次为乙状结肠、回肠、膀胱和前列腺，髂骨翼内侧有髂肌和腰大肌，外侧有臀中肌和臀小肌。前列腺下方为耻骨下支，其与髋臼内侧的耻骨体间为闭孔，闭孔有闭孔膜封闭，该膜内外侧分别为闭孔内肌和闭孔外肌。耻骨下支下方有阴茎脚、尿道球和尿道（图 7-3-15）。

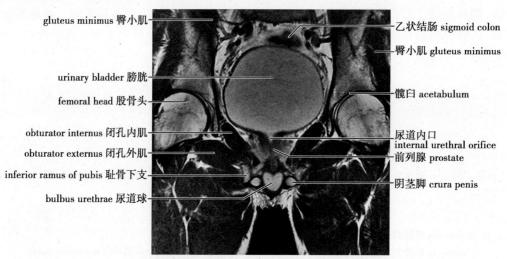

gluteus minimus 臀小肌

urinary bladder 膀胱

femoral head 股骨头

obturator internus 闭孔内肌

obturator externus 闭孔外肌

inferior ramus of pubis 耻骨下支

bulbus urethrae 尿道球

乙状结肠 sigmoid colon

臀小肌 gluteus minimus

髋臼 acetabulum

尿道内口 internal urethral orifice

前列腺 prostate

阴茎脚 crura penis

图 7-3-15 男性髋臼中部层面（MRI T$_2$WI）

2. 女性　此断面可见髂骨翼、髋臼、股骨头和耻骨下支剖面，结构配布同男性。不同之处，耻骨下支下方为阴道和大阴唇、小阴唇（图 7-3-16）。

（三）膀胱体部层面

1. 男性　膀胱呈卵圆形，上方为部分肠管，下方为前列腺。两侧为髂骨翼、髋臼、股骨头，其下方有股骨颈、大转子、股骨干，内侧有髂肌，外侧有臀中肌和臀小肌。腰大肌位于脊柱两旁和髂肌内侧（图 7-3-17）。

2. 女性　此断面可见髂骨翼、髋臼、股骨头、大转子和耻骨下支剖面。盆腔内仍可见膀胱、小肠和乙状结肠剖面。下方为阴道前壁、阴道和大阴唇（图 7-3-18）。

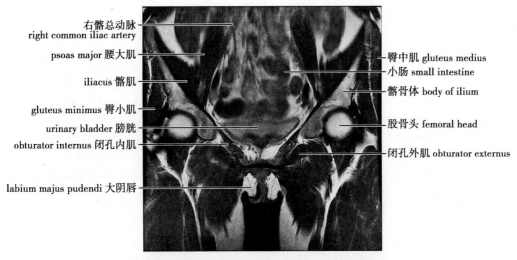

右髂总动脉 right common iliac artery

psoas major 腰大肌

iliacus 髂肌

gluteus minimus 臀小肌

urinary bladder 膀胱

obturator internus 闭孔内肌

labium majus pudendi 大阴唇

臀中肌 gluteus medius

小肠 small intestine

髂骨体 body of ilium

股骨头 femoral head

闭孔外肌 obturator externus

图 7-3-16　女性髋臼中部层面（MRI T₂WI）

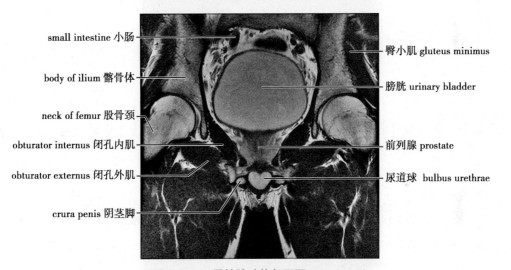

small intestine 小肠

body of ilium 髂骨体

neck of femur 股骨颈

obturator internus 闭孔内肌

obturator externus 闭孔外肌

crura penis 阴茎脚

臀小肌 gluteus minimus

膀胱 urinary bladder

前列腺 prostate

尿道球 bulbus urethrae

图 7-3-17　男性膀胱体部层面（MRI T₂WI）

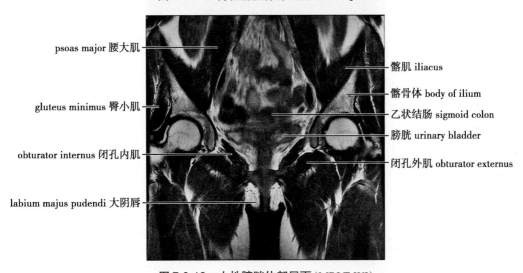

psoas major 腰大肌

gluteus minimus 臀小肌

obturator internus 闭孔内肌

labium majus pudendi 大阴唇

髂肌 iliacus

髂骨体 body of ilium

乙状结肠 sigmoid colon

膀胱 urinary bladder

闭孔外肌 obturator externus

图 7-3-18　女性膀胱体部层面（MRI T₂WI）

（四）骶髂关节层面

1. **男性**　骶骨两侧与髂骨形成骶髂关节，骶髂关节与直肠之间有髂内动脉、静脉的分支。髂骨翼内侧有髂腰肌，外侧有臀小肌、臀中肌和臀大肌。坐骨内侧为闭孔内肌，外侧为闭孔外肌（图7-3-19）。

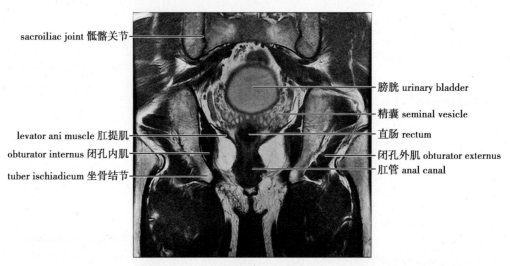

图7-3-19　男性骶髂关节层面（MRI T$_2$WI）

2. **女性**　盆腔内可见子宫体断面，上方有回肠和乙状结肠，外上方可见卵巢，下方为直肠。卵巢位于子宫两侧，毗邻骨盆侧壁（图7-3-20）。

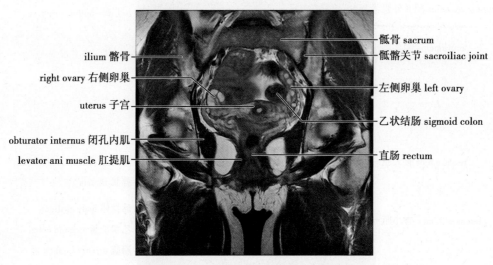

图7-3-20　女性骶髂关节层面（MRI T$_2$WI）

三、矢状面解剖

（一）正中层面

1. **男性**　此断面前界为腹前壁及其下方的耻骨联合。耻骨联合后方有膀胱，膀胱后方有精囊，膀胱下方为前列腺，内有尿道通过。耻骨联合前下可见尿道海绵体、尿道、阴茎海绵体、阴囊和睾丸。骶尾椎前方为直肠及肛管。膀胱与直肠间为膀胱直肠陷凹（图7-3-21）。

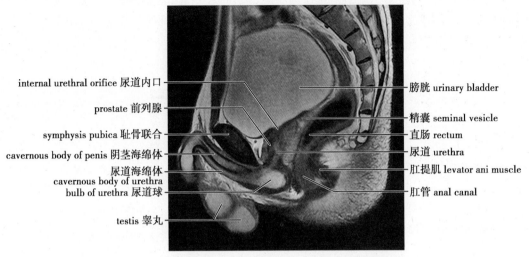

internal urethral orifice 尿道内口	膀胱 urinary bladder
prostate 前列腺	精囊 seminal vesicle
symphysis pubica 耻骨联合	直肠 rectum
cavernous body of penis 阴茎海绵体	尿道 urethra
尿道海绵体 cavernous body of urethra	肛提肌 levator ani muscle
bulb of urethra 尿道球	肛管 anal canal
testis 睾丸	

图7-3-21　男性盆腔正中矢状面（MRI T$_2$WI）

2. 女性　耻骨联合后方有膀胱，尿道自膀胱颈部尿道内口向下开口于阴道前庭。子宫位于膀胱上方，呈前倾前屈位，子宫颈向下凸入阴道。阴道上端包绕子宫颈阴道部，两者间形成阴道穹窿。直肠位于骶尾椎前方，直肠与子宫之间隐窝为子宫直肠陷凹（图7-3-22）。

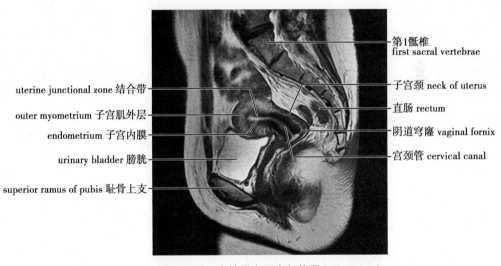

	第1骶椎 first sacral vertebrae
uterine junctional zone 结合带	子宫颈 neck of uterus
outer myometrium 子宫肌外层	直肠 rectum
endometrium 子宫内膜	阴道穹窿 vaginal fornix
urinary bladder 膀胱	宫颈管 cervical canal
superior ramus of pubis 耻骨上支	

图7-3-22　女性子宫正中矢状面（MRI T$_2$WI）

临床意义

正中矢状位能够清晰显示子宫的形态及各部解剖。MRI T$_2$WI 上子宫宫体分三层信号：中心高信号，为子宫内膜及其表面分泌物所致；中间薄的低信号带，称结合带，为子宫肌内层；宫体外周呈中等信号，为子宫肌外层。其中结合带的完整与否是诊断子宫异常及恶性肿瘤分期的重要依据。

（二）旁正中层面

1. 男性　盆腔内脏器从前到后依次为膀胱、前列腺、精囊、乙状结肠和直肠。耻骨上支与前列腺之间可见肛提肌影。直肠只能见到与乙状结肠相连接部分。盆壁前下仍可见阴囊和睾丸影（图7-3-23）。

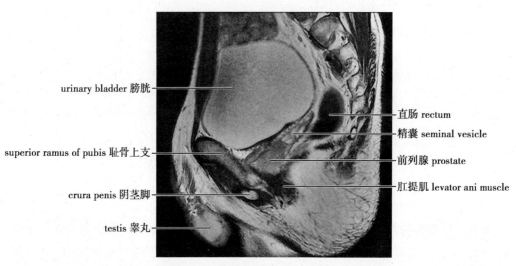

图 7-3-23　男性盆腔旁正中矢状面（MRI T₂WI）

2. 女性　断面下部盆腔内自前向后可见膀胱、子宫和直肠。腹膜在三者间的折返分别形成前方的膀胱子宫陷凹和后方的直肠子宫陷凹。子宫显示上端圆突的子宫底和壁厚腔小的子宫体。卵巢断面呈圆钝三角形，位于子宫后上方，卵巢内卵泡呈小囊状高信号影（图7-3-24）。

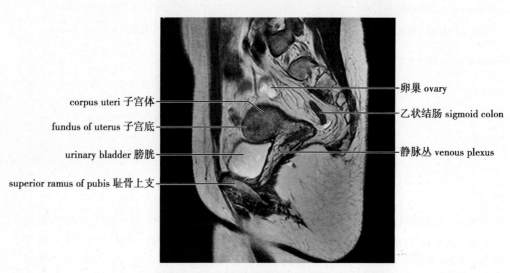

图 7-3-24　女性盆腔旁正中矢状面（MRI T₂WI）

第四节 盆部血管造影解剖

髂总动脉左、右各一，平第4腰椎下缘由腹主动脉分出，沿腰大肌内侧下行，至骶髂关节处分为髂内动脉和髂外动脉（图7-4-1）。

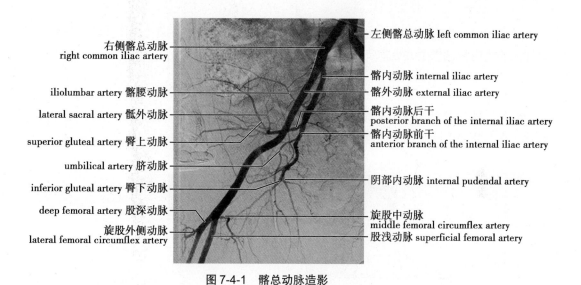

右侧髂总动脉 right common iliac artery
iliolumbar artery 髂腰动脉
lateral sacral artery 骶外动脉
superior gluteal artery 臀上动脉
umbilical artery 脐动脉
inferior gluteal artery 臀下动脉
deep femoral artery 股深动脉
旋股外侧动脉 lateral femoral circumflex artery

左侧髂总动脉 left common iliac artery
髂内动脉 internal iliac artery
髂外动脉 external iliac artery
髂内动脉后干 posterior branch of the internal iliac artery
髂内动脉前干 anterior branch of the internal iliac artery
阴部内动脉 internal pudendal artery
旋股中动脉 middle femoral circumflex artery
股浅动脉 superficial femoral artery

图 7-4-1 髂总动脉造影

一、髂内动脉造影解剖

髂内动脉为一短干，沿盆腔侧壁下行至坐骨大孔处分为前后两干，前干又称脏支，后干又称壁支（图7-4-2）。

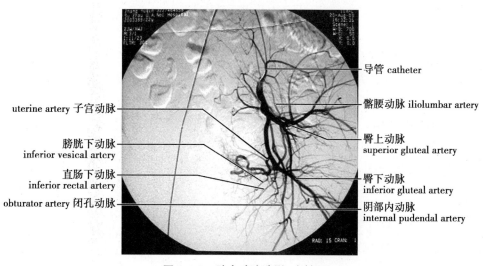

uterine artery 子宫动脉
膀胱下动脉 inferior vesical artery
直肠下动脉 inferior rectal artery
obturator artery 闭孔动脉

导管 catheter
髂腰动脉 iliolumbar artery
臀上动脉 superior gluteal artery
臀下动脉 inferior gluteal artery
阴部内动脉 internal pudendal artery

图 7-4-2 髂内动脉造影（女性）

（一）前干

在女性，前干主要分支有：脐动脉、膀胱下动脉、直肠下动脉、子宫动脉、阴部内动脉和闭孔动脉等。子宫动脉沿盆腔侧壁下行，进入子宫阔韧带底部两层腹膜之间，在子宫颈外侧约 2cm 处从输尿管前上方跨过，再沿子宫侧缘迂曲上升至子宫底。子宫动脉分支营养子宫、阴道、输卵管及卵巢，并与卵巢动脉吻合。男性此支称输精管动脉，分布到输精管壶腹、精囊及睾丸，与睾丸动脉吻合。

（二）后干

后干主要分支有：髂腰动脉、骶外动脉和臀上动脉。臀上动脉是髂内动脉最大分支，经坐骨大孔绕向骨盆周围并分前支和深支，分支到臀肌和髋关节。

二、髂外动脉造影解剖

髂外动脉为髂总动脉的延续，沿腰大肌内缘在腹股沟韧带中点的下方进入股部成为股动脉。它有腹壁下动脉和旋髂深动脉两个主要分支（图 7-4-3）。

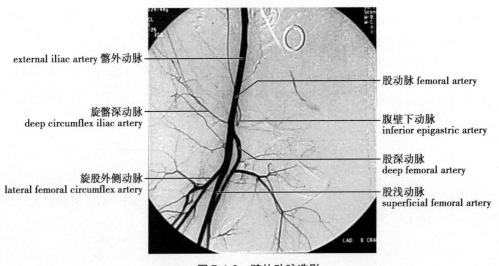

图 7-4-3　髂外动脉造影

（一）腹壁下动脉

起自腹股沟韧带上方走向内侧，起初下弯，随后在腹直肌筋膜内上行与脐上胸廓内动脉的分支腹壁上动脉形成吻合，分支营养邻近肌肉和筋膜。

（二）旋髂深动脉

起自腹壁下动脉对侧，它向外并向上走向髂前上棘，成光滑弧形与髂骨外缘平行，分支供应邻近肌肉。

临床意义

外伤、宫外孕破裂等导致的难以控制的盆腔出血，常选择血管造影和栓塞治疗。掌握血管造影解剖对发现出血血管、侧支循环，以及确定栓塞水平及栓塞剂的种类、大小等具有重要意义。

第五节　盆腔超声解剖

超声检查是盆部泌尿生殖系脏器的常规检查,安全、易行,在妇产科的应用更为广泛。

一、膀胱超声解剖

(一)经腹耻骨上方膀胱横断面

膀胱充盈后横断面呈圆形或椭圆形,上方为膀胱前壁,下方为后壁或三角区,三角区两侧可见左右侧输尿管膀胱壁内段。膀胱内尿液呈无回声,壁为带状高回声。黏膜回声较高,膀胱充盈较好时呈一条光滑的较细的带状回声;充盈不足时,黏膜回声粗糙不平。肌层回声中等,围绕于黏膜外周。三角区往往可见输尿管口喷尿,表现为间歇出现的条带状回声。低位横断的膀胱后方,女性为子宫和直肠(见女性盆腔超声解剖),男性为前列腺、精囊和直肠(图7-5-1)。

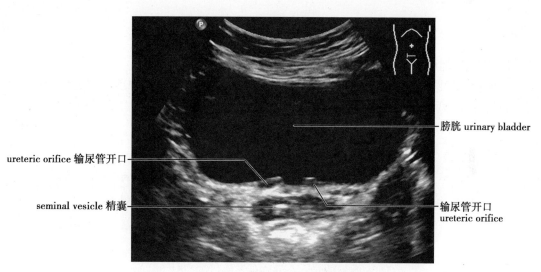

图7-5-1　经腹耻骨上方膀胱横断面

(二)经腹耻骨上方膀胱纵断面

膀胱充盈较好时,纵断面呈边缘圆钝的三角形,内部尿液呈透声良好的无回声区。图像上方为前壁,下方为后壁,右下方为三角区,右方为膀胱颈部,该部有一开口为尿道内口,左上方为顶部。膀胱后方两侧可见左和右输尿管膀胱壁内段。女性膀胱纵断面上,膀胱左后方为子宫底部,右后方为子宫颈部和阴道。男性膀胱后方为直肠,右后下方为前列腺(图7-5-2)。

> **临床意义**
>
> 若膀胱内尿液较少时,膀胱壁增厚,黏膜形成较多皱襞,此时超声检查难以准确估测膀胱壁厚度,又不能全面观察膀胱的内部情况,故应待膀胱充盈后检查。

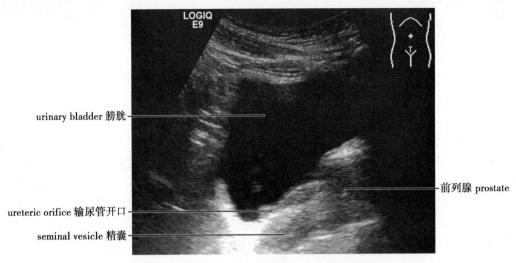

图 7-5-2　经腹耻骨上方膀胱纵断面

二、前列腺超声解剖

(一)经腹耻骨上方前列腺横断面

前列腺边缘圆钝,近似三角形或栗子形,其前部为前纤维基质、腺前区尿道横断面,中央区和周缘区,两侧为肌肉韧带和软组织,回声较低(图 7-5-3)。前列腺底部中央见尿道内口呈轻微凹入,基底部后方可显示成对的精囊,呈梭形低回声。

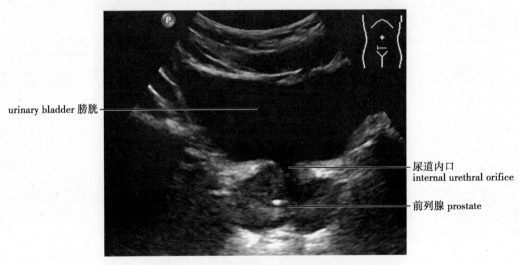

图 7-5-3　经腹耻骨上方膀胱横断面

(二)经腹耻骨上方前列腺纵断面

声像图上仅能显示前列腺底部和体部,上端呈圆锥形,下端较平直,正中线见尿道内口呈轻微凹入(图 7-5-4)。

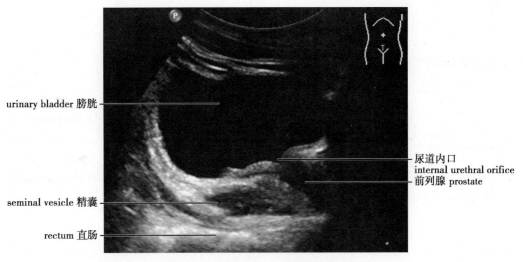

图 7-5-4 经腹耻骨上方膀胱纵断面

（三）经直肠前列腺横断面

后方圆形回声为直肠壁,前方为前列腺横断面。前列腺尖部窄小,底部宽大,外形如栗子或钝三角形。内腺回声略低,位于前部,外腺包绕在内腺的两侧和后方(图 7-5-5)。

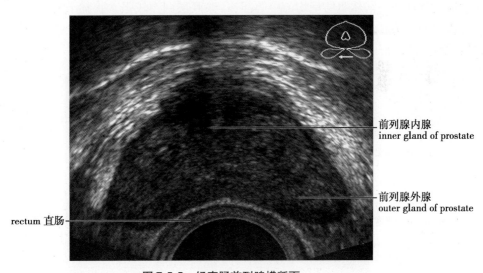

图 7-5-5 经直肠前列腺横断面

（四）经直肠前列腺纵断面

前列腺呈栗子形,基底部径线较长,底部朝向前上方,尖部朝向后下方。尿道内口呈微凹状,在前列腺内可见到后尿道,呈纤细带状回声,自尿道内口起,向下向后略呈弓形。部分甚至可见精阜。前列腺前上方为膀胱,呈无回声区,前列腺基底部和膀胱三角区的后方为精囊(图 7-5-6)。

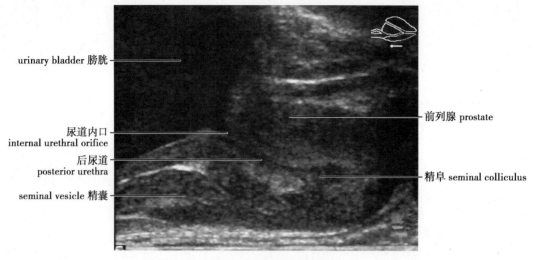

图 7-5-6　经直肠前列腺纵断面

三、子宫超声解剖

（一）经腹耻骨上子宫纵断面

子宫位于膀胱的后方，呈茄形或梨形，边界清晰，表面光滑，上方为宫底，下方为宫颈内口、宫颈，中央条状高回声区为宫腔、内膜回声，随月经周期其宽度发生变化，有时此处可见强回声的节育器。宫体肌层呈均匀中等回声，浆膜层回声较强。膀胱子宫返折部是区别宫体和宫颈的超声标志。纵断面子宫的位置因人而异，有前位、中位和后位。阴道呈三条平行线状高回声结构，中间的线状高回声为阴道气体（图 7-5-7，图 7-5-8）。

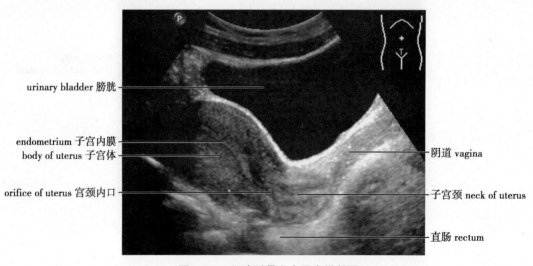

图 7-5-7　经腹耻骨上方子宫纵断面

（二）经腹耻骨上子宫横断面

膀胱无回声区后方为子宫断面，呈椭圆形，宫腔、内膜呈高回声，肌层呈等回声。在子宫底部横断面，有时位于子宫两侧可显示卵巢（图 7-5-9）。

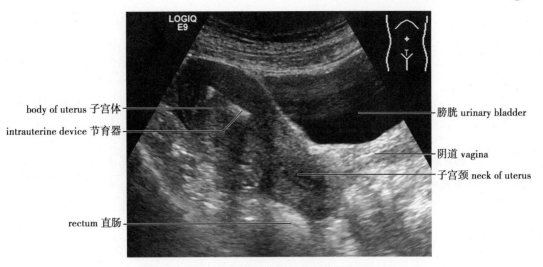

body of uterus 子宫体
intrauterine device 节育器

膀胱 urinary bladder
阴道 vagina
子宫颈 neck of uterus

rectum 直肠

图 7-5-8　经腹耻骨上方子宫纵断面

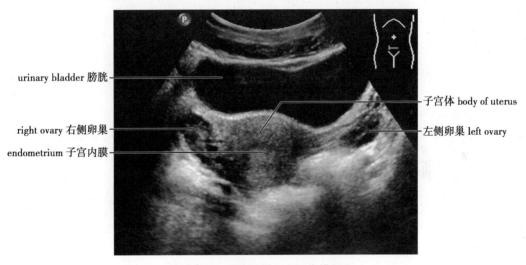

urinary bladder 膀胱

子宫体 body of uterus

right ovary 右侧卵巢
endometrium 子宫内膜

左侧卵巢 left ovary

图 7-5-9　经腹耻骨上方子宫横断面

四、卵巢及输卵管超声解剖

（一）经腹耻骨上卵巢长轴断面

卵巢呈椭圆形低回声，边界清晰，生育期卵巢内可显示发育中的卵泡，呈大小不等的圆形或椭圆形无回声。卵巢后方为髂内动脉、静脉，两者呈平行的管状无回声。卵巢前方为膀胱无回声区（图 7-5-10）。

（二）经腹耻骨上卵巢短轴断面

卵巢呈圆形或椭圆形，其内显示呈圆形或椭圆形无回声的卵泡。卵巢的后方为髂内动脉、静脉，呈圆形无回声。卵巢的前方为膀胱（图 7-5-11）。

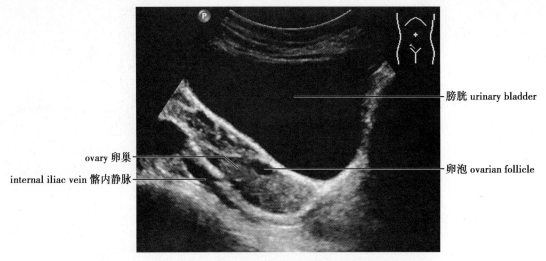

图 7-5-10　经腹耻骨上卵巢长轴断面

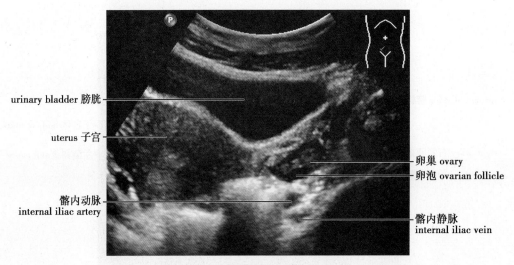

图 7-5-11　经腹耻骨上卵巢短轴断面

临床意义

　　若膀胱过度充盈时，会使子宫和卵泡受压变形，导致测量不准确；但膀胱充盈不佳时，盆腔脏器因受肠道气体干扰显示不清，易导致漏诊或误诊。还需结合月经周期的变化，避免将卵泡或黄体误认为囊肿。

（三）输卵管解剖

　　正常情况下输卵管不易显示，但若患者有大量腹水，子宫、卵巢及输卵管浮于腹水之中，则可见到输卵管呈细长条状、迂回弯曲。峡部较细，壶腹部及漏斗部较粗。

（王希明　董凤林　夏　飞　朱晓黎　狄镇海）

第八章

脊柱及脊髓

第一节 解剖学概述

成人脊柱由24块椎骨、1块骶骨和1块尾骨借椎间盘、椎间关节及韧带等连接而成。自上而下可分为颈段、胸段、腰段和骶尾段等四部分。

多数椎骨由椎体和椎弓组成，两者围成椎孔。椎弓由椎弓根和椎板构成，椎弓根是椎弓连接椎体狭窄部分，其上、下缘分别为椎上切迹、椎下切迹，相邻的椎上切迹、椎下切迹构成椎间孔，其内有神经、血管通过。椎弓峡部为椎弓根与椎板移行部，位于上、下关节突之间（图8-1-1）。

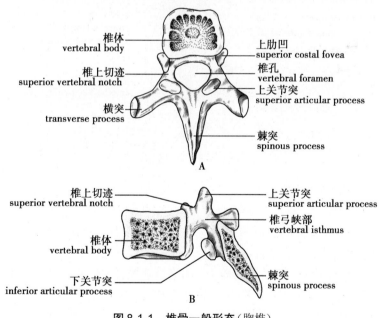

图 8-1-1 椎骨一般形态（胸椎）

除寰椎（第1颈椎）、枢椎（第2颈椎）之间无椎间盘外，其他椎体之间均有椎间盘，共23个。椎间盘由髓核、纤维环、终板和Sharpey纤维环等构成。髓核富含水分，位于椎间盘的中心偏后部分。纤维环由纤维软骨构成，围绕髓核呈同心圆状排列，其前部较厚，后部较薄，故髓核易向椎体后方或后侧方突出。Sharpey纤维环位于椎间盘最外层，由胶原纤维构成。终板即透明软骨终板，紧贴于椎体上下缘，构成椎间盘髓核的上、下界（图8-1-2）。

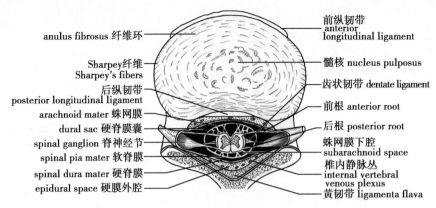

图 8-1-2   椎间盘及椎管内容

后纵韧带和黄韧带是具有重要临床病理意义的结构（图 8-1-3）。后纵韧带起自枢椎体后缘，向下沿各椎体和椎间盘的后缘至骶管，细而坚韧。黄韧带参与椎管后壁的构成，起自上位椎骨椎板的下前面，止于下位椎骨椎板的后面和上缘，呈节段性。正常厚度为 2～4mm，超过 5mm 即为增厚。后纵韧带增厚钙（骨）化、黄韧带增厚均可导致椎管狭窄，脊髓及神经根受压，产生相应的临床症状。

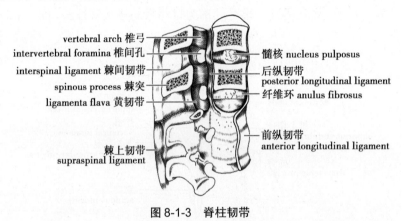

图 8-1-3   脊柱韧带

椎管由椎孔、骶骨的骶管和椎骨之间的骨连接共同构成，内有脊髓、神经根、血管及脑脊液等。椎管前壁由椎体、椎间盘和后纵韧带构成，两侧壁为椎弓根和椎间孔，后壁为椎板和黄韧带。上述构成椎管壁的任何结构发生变化，均可累及椎管，使其变形或狭窄。

脊髓位于硬膜囊内，上连延髓，呈圆柱形，因颈膨大、腰膨大致其各段粗细略有差异。脊髓末端变细，为脊髓圆锥，于第 1 腰椎（小儿平第 3 腰椎）椎体下缘水平处续为终丝。一般来说，成人第 2 腰椎水平以下椎管内无脊髓组织，仅有马尾神经。脊髓亦分颈段、胸段、腰段和骶尾段等，但影像上各段界限难辨。脊髓节段与同序数的椎骨多不对应。

脊髓被膜自外向内依次为硬脊膜、蛛网膜及软脊膜。软脊膜紧贴脊髓表面，蛛网膜与软脊膜之间为蛛网膜下腔，其内充满脑脊液。蛛网膜紧贴硬脊膜内面，两者之间潜在腔隙为硬（脊）膜下腔（图 8-1-2），CT 及 MRI 上均不能显示此腔。硬脊膜厚而坚韧，由致密结缔组织构成，呈盲囊状包绕脊髓、蛛网膜及软脊膜，形成长筒状的硬膜囊。硬脊膜与椎管壁之间间隙为硬膜外腔，其内含有丰富的脂肪组织，还有血管、神经、淋巴组织等。识别脊髓被膜的解剖结构对椎管内病变的定位及定性诊断具有重要的意义。

第二节　脊柱及脊髓Ｘ线解剖

脊柱的骨性结构与周围软组织具有良好的自然对比，Ｘ线平片能较清晰显示椎体和附件。其中，骨皮质呈线样致密影，椎体骨小梁呈细网致密影，椎管、椎间隙呈低密度影。Ｘ线平片不能显示和区分椎管内结构，如脊髓、蛛网膜下腔等。

一、颈　　椎

（一）颈椎正位

寰椎、枢椎因上颌骨重叠而显示不清，寰椎、枢椎以下椎体形态相似，呈长方形，椎体上下缘呈致密线影，相邻椎体之间为椎间隙，呈横行低密度影。椎体上缘两侧斜向外上方的致密小突起为钩突，与相邻椎体后外下缘构成钩椎关节。椎弓根呈环形致密影，位于椎体阴影内两侧，其上、下、外侧方致密性突起分别为上关节突、下关节突及横突。横突两侧对称，棘突呈"人"形致密影投影于中线上。气管投影于椎体中央，呈纵行窄状低密度影（图8-2-1）。

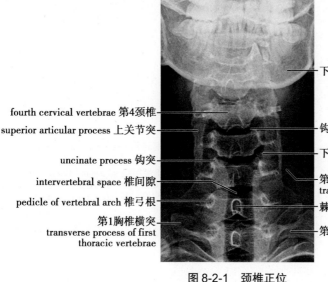

图 8-2-1　颈椎正位

（二）颈椎侧位

侧位片上，各椎体顺序排列呈稍前凸的自然曲度，椎体前后缘连线平滑。枢椎齿突（齿状突）呈"塔尖"样，紧邻寰椎前弓后缘。第3颈椎以下椎体呈四方形，第4、第5颈椎前部稍扁。椎间隙宽窄均匀，自上而下稍增宽。椎体后上缘向后延续为椎弓根及上关节突、下关节突，相邻椎体的上关节突、下关节突构成椎间关节，关节间隙表现为关节突稍下方的短条状低密度影。横突影与椎体阴影重叠，难以辨认。两侧椎板汇成棘突，其周围致密，中央较透亮。枢椎（第2颈椎）棘突粗大，向下呈钩突状，第7颈椎棘突最长。这些特点有助于定位和计数（图8-2-2）。

（三）颈椎斜位

主要显示椎间孔的形态和大小。椎间孔由相邻椎体的后缘、上位椎体椎弓根下缘、下位椎体椎弓根上缘及上下关节突的前缘围成，呈纵向长卵圆形透光区。其大小在第2～第5

颈椎略小，一般长径约9mm，短径约5mm（图8-2-3）。

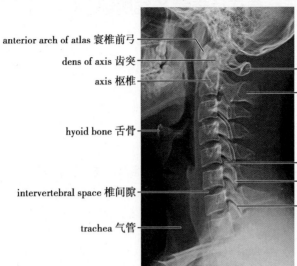

anterior arch of atlas 寰椎前弓
dens of axis 齿突
axis 枢椎
hyoid bone 舌骨
intervertebral space 椎间隙
trachea 气管

寰椎后弓 posterior arch of atlas
枢椎棘突 spinous process of axis
上关节突 superior articular process
下关节突 inferior articular process
关节突关节 zygapophysial joint

图8-2-2 颈椎侧位

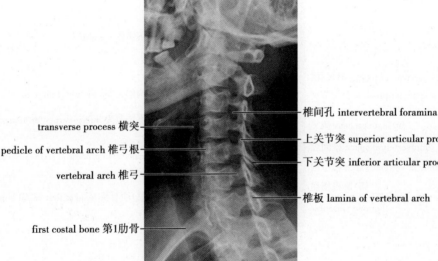

transverse process 横突
pedicle of vertebral arch 椎弓根
vertebral arch 椎弓
first costal bone 第1肋骨

椎间孔 intervertebral foramina
上关节突 superior articular process
下关节突 inferior articular process
椎板 lamina of vertebral arch

图8-2-3 颈椎斜位

临床意义

钩椎关节为颈椎特有，其临床意义重要。钩椎关节及椎间小关节骨质增生可引起椎间孔狭窄，压迫穿行于其中的颈神经根，引起相应临床症状。

（四）寰枢椎张口位

寰枢椎投影于上下齿列之间，齿突居中央，位于寰椎两侧下关节面最外缘连线的中垂线（寰椎轴线）上。枢椎上关节面的凸面与寰椎侧块下关节面的凹面构成寰枢关节，正常情况下，两侧关节间隙对称，齿突与左右侧块之间的间隙亦对称（图8-2-4）。标准投照位置下，若上述间隙不对称，多提示寰枢关节脱位。

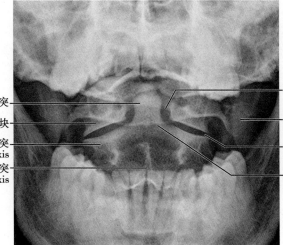

dens of axis 齿突
lateral mass of atlas 寰椎侧块
枢椎上关节突
superior articular process of axis
枢椎棘突
spinous process of axis

寰椎前弓
anterior arch of atlas
寰椎横突
transverse process of atlas
寰枢外侧关节
lateral atlantoaxial joint
寰椎后弓
posterior arch of atlas

图 8-2-4 寰枢关节张口位

二、胸 椎

(一)胸椎正位

胸椎椎体呈方形,自上而下逐渐增大。椎体上下面平坦,椎间隙宽度均匀,椎弓根投影于椎体阴影内两侧,呈环形致密影。棘突呈水滴状致密影投影于中线上。上位胸椎棘突投影于椎间隙及下位椎体上部。椎弓根与棘突间斜方形稍致密影为椎板,两侧椎板上缘共同形成一凹面向上的弧形阴影,上关节突在此弧形两侧外上缘于椎弓根上方形成致密影。下关节突在椎板下方椎体下角处形成突出的致密影。椎体两侧水平伸出的圆钝状阴影为横突。胸椎椎体、横突各自与肋骨构成关节,分别为肋椎关节、肋横突关节(图 8-2-5)。

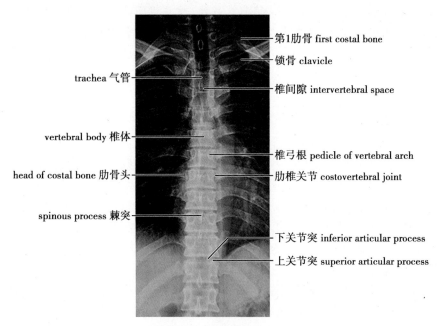

trachea 气管
vertebral body 椎体
head of costal bone 肋骨头
spinous process 棘突

第1肋骨 first costal bone
锁骨 clavicle
椎间隙 intervertebral space
椎弓根 pedicle of vertebral arch
肋椎关节 costovertebral joint
下关节突 inferior articular process
上关节突 superior articular process

图 8-2-5 胸椎正位

（二）胸椎侧位

胸椎顺列稍后突，椎体呈长方形，第12胸椎略呈楔形，椎体后缘略凹。椎体附件除横突外均可显示，椎间孔除第1～第3胸椎椎间孔外均显示清晰（图8-2-6）。

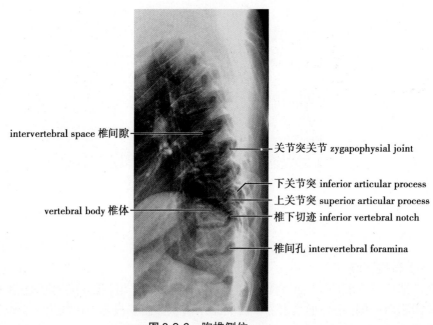

intervertebral space 椎间隙

关节突关节 zygapophysial joint

下关节突 inferior articular process
上关节突 superior articular process
椎下切迹 inferior vertebral notch

vertebral body 椎体

椎间孔 intervertebral foramina

图 8-2-6　胸椎侧位

临床意义

在脊柱正位片上，两侧椎弓根的投影呈环状致密影，似一对"眼睛"，当一侧或双侧消失时，提示椎弓根破坏，常见于转移瘤。另外，椎弓根间距亦是一重要观察指标，当一对或几对椎弓根间距增大，使其自然序列发生改变，这是椎管内肿瘤的征象之一。

三、腰　　椎

（一）腰椎正位

腰椎椎体呈长方形，略大于胸椎，且自上而下逐渐增大。两侧椎弓根投影于椎体阴影内，呈纵向卵圆形环状致密影。椎板上缘于椎弓根上方形成的致密突起阴影为上关节突，椎板向外下方形成的致密突起阴影为下关节突。相邻椎体的上关节突、下关节突形成椎间关节，由于椎间关节面呈矢状位，所以关节间隙表现为垂直低密度影。由椎体两侧向外水平伸出的圆钝状致密影为横突，第3腰椎横突最长，第4腰椎横突略上翘，第5腰椎横突较宽大并可与骶骨构成假关节。棘突呈水滴状致密影（图8-2-7）。

（二）腰椎侧位

腰椎顺列稍前凸。椎体呈长方形，第5腰椎稍扁。第5腰椎与骶骨间隙稍窄，余腰椎各椎间隙由上至下逐渐增宽。椎间孔大而清晰，椎弓根向上方突起的致密阴影为上关节突，横突呈轴位投影于上下关节突间的椎板阴影中，椎板后方向后下延伸的斜方形略致密阴影为棘突。顺延第 1 骶椎上缘所作的直线与水平线的夹角为腰骶角，正常不超过 30°，若大于 34°，则提示有脊柱不稳的可能（图 8-2-8）。

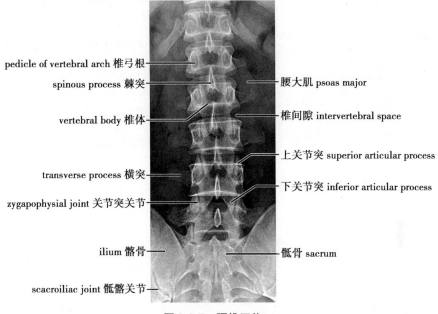

图 8-2-7　腰椎正位

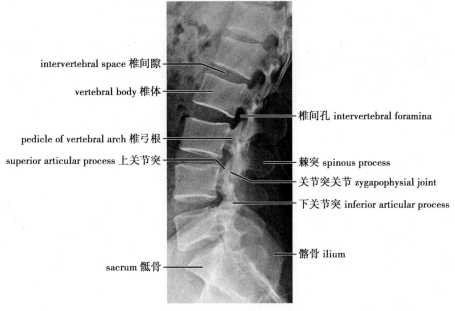

图 8-2-8　腰椎侧位

（三）腰椎斜位

主要观察腰椎小关节突及椎弓峡部。与椎体重叠的椎弓根显示清晰，呈环形致密影，椎弓根向上、向前突起的致密影分别为上关节突及横突，向后下延伸的狭长致密影为椎弓峡部，峡部继续向下延伸为下关节突（图 8-2-9）。

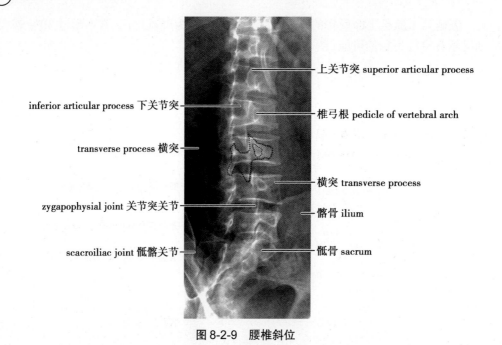

图 8-2-9　腰椎斜位

临床意义

　　腰椎斜位像上，椎弓根及关节突等结构的投影酷似"苏格兰犬"，十分有趣（图 8-2-9），亦利于对正常结构的认知（犬鼻：横突；眼：椎弓根；耳：上关节突；颈：椎弓峡部；前腿：下关节突；体：椎板与棘突；尾：对侧上关节突；后腿：对侧下关节突）。椎弓崩裂时因椎弓峡部不连而呈现裂隙状透亮影，宛如"犬颈戴项圈"。

四、骶尾椎

（一）骶尾椎正位

　　骶椎共 5 个，18～25 岁阶段骶椎自下而上逐渐骨性融合形成骶骨。骶骨呈倒置的三角形，由中间部分及两侧翼部组成。中间部分可见纵行致密阴影为骶椎棘突愈合后形成的骶中嵴，两侧翼部可见 4 条成对横行致密线影及 4 对透亮的骶孔影。翼部的耳状关节面与髂骨构成骶髂关节。骶骨下端连接尾骨，18 岁后尾骨由 4 个尾椎组成，各尾椎间由软骨连接，约 40 岁后软骨才消失。除第一尾椎由椎体、尾骨角及外侧突组成外，余尾椎仅留椎体部分（图 8-2-10）。

（二）骶尾椎侧位

　　骶骨腹侧凹陷，背侧隆凸不平，骶骨上部重叠较多，骶骨各椎体呈长方形，融合处呈现横行致密线影。第 1 骶椎前上缘明显突起为骶骨岬。骶骨后缘与椎板间条形低密度影为骶管，其下部开口为骶管裂孔。裂孔后方的角状致密影为骶骨角。各尾椎排列成凹面向前弧形，有时成直角状或钩状（图 8-2-11）。

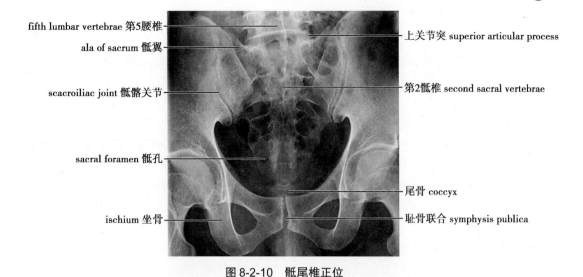

fifth lumbar vertebrae 第5腰椎　　　　　　　上关节突 superior articular process

ala of sacrum 骶翼

scacroiliac joint 骶髂关节　　　　　　　　　第2骶椎 second sacral vertebrae

sacral foramen 骶孔

尾骨 coccyx

ischium 坐骨　　　　　　　　　　　　　　耻骨联合 symphysis publica

图 8-2-10　骶尾椎正位

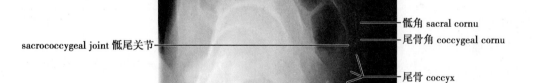

fifth lumbar vertebrae 第5腰椎　　　　　　　骶正中嵴 median sacral crest

sacral promontory 骶骨岬　　　　　　　　　第2骶椎 second sacral vertebrae

骶管 sacral canal

sigmoid colon 乙状结肠

骶角 sacral cornu
尾骨角 coccygeal cornu

sacrococcygeal joint 骶尾关节

尾骨 coccyx

图 8-2-11　骶尾椎侧位

第三节　脊柱及脊髓断面影像解剖

脊柱 CT 扫描能显示脊柱和脊髓的横断面影像，能通过多平面重建和窗技术观察脊柱的骨性结构、椎旁及椎管内软组织结构。在骨窗上，骨性断面结构清晰显示，骨皮质呈高密度线样影，松质骨呈低密度影，其间散在点状高密度影为骨小梁。在软组织窗上，椎旁软组织对称显示，椎间盘呈类圆形软组织密度影，与椎体形态一致。脊髓断面呈类软组织密度影，周围一圈液性密度影为蛛网膜下腔，内含脑脊液。

MRI 能清晰显示椎管内结构，在 MRI 图像上，脊髓呈灰白影像，在蛛网膜下腔脑脊液背景的衬托下，显示非常清楚。脑脊液在 T_1WI 上呈黑色，在 T_2WI 上呈亮白影；硬脊膜在 T_1WI 及 T_2WI 均呈黑色影像；硬膜外脂肪在 T_1WI 及 T_2WI 上均呈亮白色影像；椎间盘形态、结构显示清晰，髓核在 T_1WI 上呈灰色，在 T_2WI 上呈灰白影。Sharpey 纤维环在 T_1WI 和 T_2WI 上均呈黑色影。

一、横断面解剖

颈椎、胸椎及腰椎的结构相似，但各段椎骨的大小、形态及相对位置均有差异。现以具体椎骨为例介绍一些代表性层面。

（一）颈椎

第1、2颈椎及第7颈椎形态特殊，其余4个颈椎具有相似结构。

颈椎椎管大致为三角形，从第1～第3颈椎水平椎管较宽，第3～第7颈椎椎管管径大致相等。椎管前后径小于10mm，应考虑椎管狭窄。脊髓位于硬膜囊正中，在横断面上几乎都呈椭圆形。颈段蛛网膜下隙较宽大，硬膜外隙脂肪很少，仅位于背侧和外侧部。颈神经根较短，走行近似水平。椎间孔位于相邻的椎弓根之间，为长约4～5mm的骨性管道，与冠状面成45°角，其前内侧壁为椎体钩的后面、椎间盘和椎体下部；后外侧壁为关节突关节的内侧部。颈神经根向前下外穿出椎间孔，并与冠状面成45°角，与水平面成约10°角。

1. 寰枢关节层面　寰椎呈环状，分为前弓、后弓和两侧的侧块。前弓的后方有枢椎的齿突，齿突呈圆柱形，其前缘稍平，与前弓后面的关节面构成寰枢正中关节；齿突后方为寰椎横韧带，两侧为翼状韧带。正常成人寰齿关节间隙小于3mm，齿突至两侧寰椎侧块间距离相等，否则均考虑寰枢关节半脱位。侧块上下方的关节面分别与枕骨和枢椎构成关节，侧块外侧方的骨结构为横突。寰椎的横突较其他颈椎横突长且粗，横突孔内有椎动脉通过。

第1颈椎水平脊髓腹侧面略平，可见一由前正中裂形成的凹陷，后缘略圆，中线也可见由后中间沟形成的一微凹。硬脊膜与蛛网膜连在一起，无法区分，统称为硬膜囊。硬膜囊与骨性椎管之间为硬膜外间隙。蛛网膜下腔内含脑脊液（图8-3-1）。

临床意义

寰枢正中关节在CT横断面显示清晰，寰齿间隙3～5mm提示半脱位伴横韧带断裂可能。齿状突与两侧块间距不对称可作为判断寰枢正中关节脱位的辅助征象，但不能作为单独诊断依据，因为正常人也可轻度不对称（但左右间隙之差应小于2mm）。

---

2. 第5颈椎椎弓根层面　该层面可显示第5颈椎完整的椎管，椎管由前方的椎体、侧方的椎弓根和后方的椎板（椎弓板）围成，呈尖端向后的三角形。第5颈椎椎体呈卵圆形，后缘平直或稍凹陷，椎体的横径大于矢状径。椎弓根较短，从椎体向后方伸出并连向关节块，与矢状面成45°角。关节块由上关节突和下关节突构成，连接椎弓根与椎板。两侧椎板在中线处呈钝角相连接，从连接处可见第5颈椎棘突斜向后下方，呈分叉状，椎体与关节块的外侧为横突，其根部有横突孔，内有椎动脉、静脉通过。脊髓横断面呈椭圆形（图8-3-2）。

3. 第5～第6颈椎椎间盘层面　椎间盘的前方可见第5颈椎椎体的前下缘，后方可见第6颈椎椎体的后上缘；由于椎间盘不伸至椎体的两边，所以椎间盘的两侧可见第6颈椎的钩突。钩突的后外方为椎间孔，椎间孔的后缘是第5、第6颈椎的关节突关节，该关节间隙表现为相邻关节突骨皮质之间的狭窄间隙，正常宽度为2～4mm，包括其间的关节软骨和真正的关节间隙。关节间隙的前方为第6颈椎的上关节突，后方为第5颈椎的下关节突。该层面椎板较细小，在中线不相连，椎板内面有较薄的黄韧带附着。

椎间孔内充填有脂肪，其中有神经根影。在椎间孔的前外方、椎间盘及钩突的两侧可见椎动脉、静脉。椎管、硬膜囊及脊髓的大小、形态均与上一层一致（图8-3-3）。

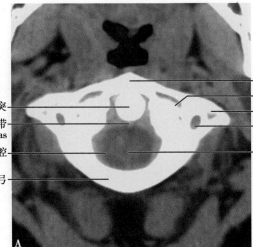

dens 齿突
寰椎横韧带 transverse ligament of atlas
subarachnoid space 蛛网膜下腔
posterior arch of atlas 寰椎后弓

寰椎前弓 anterior arch of atlas
侧块 lateral mass
横突 transverse process
横突孔 transverse foramen
颈髓 cervical cord

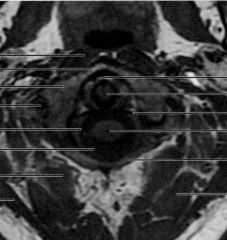

longus capitis 头长肌
anterior arch of atlas 寰椎前弓
lateral mass of atlas 寰椎侧块
vertebral artery 椎动脉
dural sac 硬膜囊
subarachnoid space 蛛网膜下腔
头后大直肌 rectus capitis posterior major
splenius capitis 头夹肌

寰枢正中关节 median atlantoaxial joint
齿突 dens
寰椎横韧带 transverse ligament of atlas
颈髓 cervical cord
寰椎后弓 posterior arch of atlas
头半棘肌 semispinalis capitis

图 8-3-1 寰枢关节层面
A. CT 平扫; B. MRI T₁WI

transverse process 横突
vertebral artery 椎动脉
pedicle of vertebral arch 椎弓根
cervical cord 颈髓
spinous process 棘突

第5颈椎椎体 body of fifth cervical vertebrae
横突孔 transverse foramen
关节突 articular process
椎板 lamina of vertebral arch
斜方肌 trapezius

图 8-3-2 颈 5 椎弓根层面
A. CT 平扫

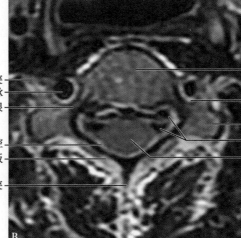

transverse process 横突
vertebral artery 椎动脉
pedicle of vertebral arch 椎弓根

subarachnoid space 蛛网膜下腔
lamina of vertebral arch 椎板

spinous process 棘突

第5颈椎椎体
body of fifth cervical vertebrae
横突孔壁 transverse foramen
关节突 articular process
脊神经根 spinal nerve root
脊髓 spinal cord

图 8-3-2　颈 5 椎弓根层面（续）

B. MRI T₂WI

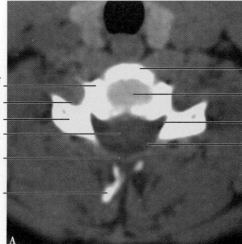

第6颈椎钩突
uncinate process of
sixth cervical vertebrae
transverse foramen 横突孔
articular process 关节突
cervical cord 颈髓
ligamenta flava 黄韧带

spinous process 棘突

第5颈椎椎体
body of fifth cervical vertebrae
第5～第6颈椎椎间盘
intervertebral discs（C5-C6）
侧隐窝 lateral recess
蛛网膜下腔
subarachnoid space

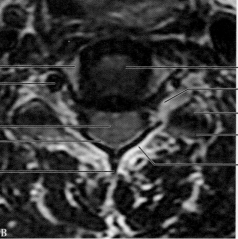

第6颈椎钩突
uncinate process of
sixth cervical vertebrae
vertebral artery 椎动脉

spinal cord 脊髓
subarachnoid space 蛛网膜下腔

spinous process 棘突

第5～第6颈椎椎间盘
intervertebral discs（C5-C6）
椎间孔 intervertebral foramina
第6颈椎上关节突
superior articular process of C6
第5颈椎下关节突
inferior articular process of C5
椎板 lamina of vertebral arch

图 8-3-3　第 5～第 6 颈椎椎间盘层面

A. CT 平扫；B. MRI T₂WI

（二）胸椎

横断面上，胸椎椎体呈心形，横径和前后径大致相等。胸椎椎间盘似心形，后缘凹陷，大小与椎体一致。肋骨头平行于椎间盘，并作为显示椎间盘的重要标志。胸椎关节突的关节面近似冠状位，棘突斜向后下。椎体、横突均有关节面与肋骨构成关节。

胸椎椎管水平断面呈圆形，横径与前后径大致相等，除第 12 胸椎椎管外，平均值为 14～15mm。硬膜外脂肪主要分布于椎间孔和硬脊膜与椎弓之间。胸段脊髓水平断面呈圆形，位于硬膜囊正中稍前方。因胸髓节段高于同序数椎体，故脊神经根较长，并斜行向下，在蛛网膜下腔下降 2～3 个椎体后才通过相应椎间孔。

1. **第 8 胸椎椎弓根层面**　该层面可显示第 8 胸椎完整的椎管。椎体呈心形，椎体横径与前后径相近，椎体内可见"Y"形的椎基底静脉影。椎弓根自椎体上部垂直向后伸出，与椎板相连。椎板短而宽，向内后方斜行，于中线处汇合。汇合向后伸出第 8 胸椎棘突，其后方有时可见第 7 胸椎棘突的末端。横突自关节块向后外方伸出，与第 8 肋骨并行，横突末端的前外侧面有肋凹，与肋骨的肋结节形成肋横突关节。

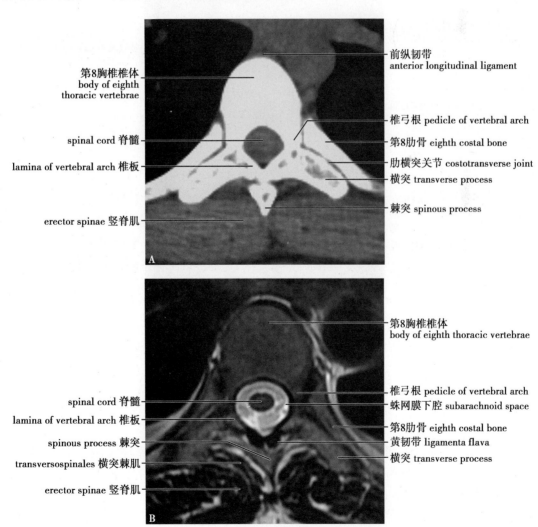

图 8-3-4　第 8 胸椎椎弓根层面

A. CT 平扫；B. MRI T$_2$WI

胸椎椎管近似圆形，胸髓断面呈圆形，位于蛛网膜下腔正中稍偏前。脊髓的前后径平均为 7.5～8.5mm。蛛网膜下腔的前后径平均为 12～13mm（图 8-3-4）。

2. 第 8 胸椎椎间孔上部层面　该层面骨性椎管不完整。椎体后缘轻度凹陷，后外侧为椎间孔，孔内有脂肪、神经根及硬膜外静脉。椎间孔的前缘为第 8 胸椎椎体后缘，后方为第 8 胸椎的下关节突。两侧椎弓板在中线处相连，连接处向后方突起形成第 8 胸椎棘突。椎骨、脊髓和蛛网膜下腔的径线与上一层相同（图 8-3-5）。

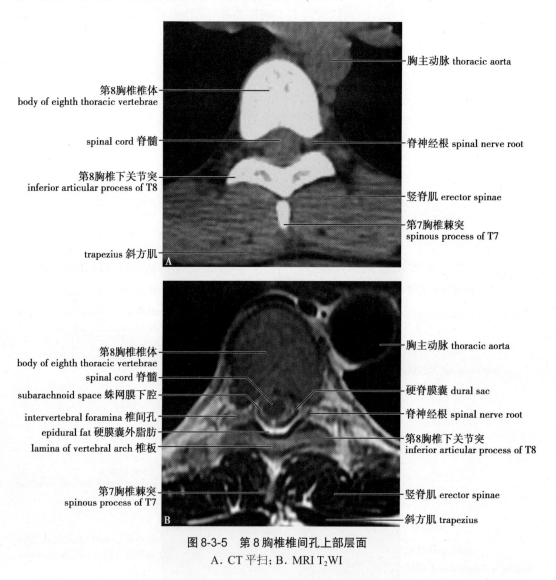

图 8-3-5　第 8 胸椎椎间孔上部层面
A. CT 平扫；B. MRI T₂WI

3. 第 8～第 9 胸椎椎间盘层面　胸椎间盘较颈、腰部椎间盘薄，横断面积比颈椎间盘大，椎间盘的侧后方见第 9 肋的肋骨头。肋骨头后内侧为椎间孔，椎间孔后方为第 8、第 9 胸椎的椎间关节。椎间关节关节面的方向近似冠状面，关节间隙宽径 2～4mm，间隙的前方为第 9 胸椎的上关节突，后方为第 8 胸椎的下关节突。椎板的后方可见第 8 胸椎棘突部分断面。脊髓位于蛛网膜下腔中央，稍偏，脊髓、蛛网膜下腔的径线较上一层面略增大（图 8-3-6）。

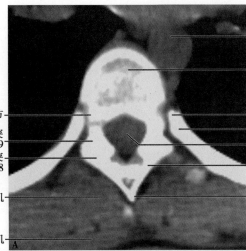

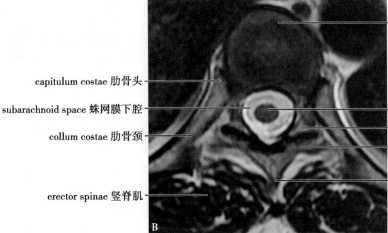

图 8-3-6　第 8 ~ 第 9 胸椎椎间盘层面
A. CT 平扫；B. MRI T$_2$WI

（三）腰椎

腰椎椎体是所有椎骨中最大者，横断面呈肾形，上段腰椎关节突关节面呈斜矢状位，与矢状面大致成 45°角，向下角度逐渐增大，前外方是下位椎骨的上关节突，后内方是上位椎骨的下关节突。横突以第 3 腰椎最长，第 1、第 5 腰椎最短。腰椎椎间盘大小、形态与相邻椎体相似，水平断面亦呈肾形，后缘内凹，但第 5 腰椎~第 1 骶椎间盘后缘平直或稍凸。

各段腰椎椎管形态不一，第 1、第 2 腰椎椎管水平断面多呈圆形或卵圆形，其横径大于或等于前后径；第 3、第 4 腰椎椎管水平断面多呈三角形，横径大于前后径；第 5 腰椎椎管多呈三叶形。CT 测量时，腰椎椎管前后径的正常范围为 15~25mm。侧隐窝是椎管的最狭窄部，也是神经根出相应椎间孔的通道。在硬膜囊的前方和前外侧有丰富的硬膜外脂肪。脊髓位于硬膜囊内，其圆锥末端在第 1 腰椎体平面，腰、骶、尾部脊神经根在硬膜囊中围绕着脊髓圆锥和终丝，称为马尾。在水平断面上可见围绕在脊髓圆锥、终丝周围的脊神经根均匀的分布。

现介绍经第 1 腰椎椎体及第 4 ~ 第 5 腰椎椎间层面解剖。

1. **第 1 腰椎椎体中部层面**　该层面通过第 1 腰椎椎体的中部及椎弓根。椎管呈完整的环状骨结构。椎体外形较大，前缘圆隆，后缘平滑微凹，椎体内见"Y"形椎基底静脉影，椎体侧后方与椎弓根相连，在椎弓根与椎板相连处见横突伸出外方，两椎板汇合处见棘突伸向后方。上关节突后缘圆形骨性隆起为腰椎乳突。

椎管及硬膜囊呈圆形，硬膜囊内含脊髓圆锥及断面呈密集点状的马尾神经根。硬膜外腔内含脂肪和椎内静脉丛。

第 1 腰椎椎体的侧方见腰大肌的起始部，前方有腹主动脉和下腔静脉，腹主动脉位于左侧、下腔静脉位于右侧。椎体的背面，棘突与横突之间有横突棘肌和竖脊肌（图 8-3-7）。

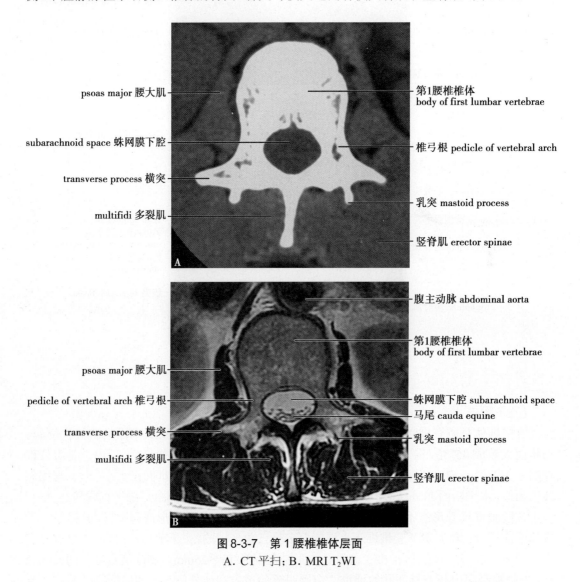

图 8-3-7　第 1 腰椎椎体层面
A. CT 平扫；B. MRI T$_2$WI

2. **第 4 腰椎椎间孔上部层面**　该层面显示第 4 腰椎椎间孔的上部。椎管呈不完全的环状结构，椎体呈椭圆形，后缘平滑微凹。椎体后外侧与第 4 腰椎下关节突之间为椎间孔，内见第 4 腰椎脊神经的后根神经节，神经节的内侧为硬膜外静脉。第 4 腰椎下关节突前方有黄韧带附着，后方与椎板相延续。两侧椎板在中线汇合处后方见棘突。

该平面骨性椎管的前后径和横径均比第1腰椎椎体层面略大。硬膜囊前缘平直,囊内见散在点状的马尾神经根位于终丝周围。硬膜外脂肪在椎间孔处和硬膜囊前、后方最为丰富。椎板的后方有多裂肌和竖脊肌(图8-3-8)。

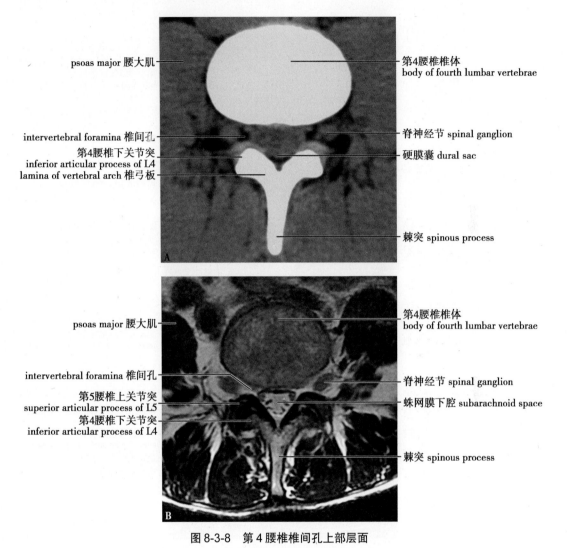

图8-3-8　第4腰椎椎间孔上部层面

A. CT平扫; B. MRI T$_2$WI

临床意义

侧隐窝一般为腰椎所特有,为神经根硬膜外段所行经的一段骨性通道,前为椎体后缘,后壁为椎板,外壁为椎弓根,内壁为硬膜囊。其宽度为椎体后缘至椎小关节前缘的垂直距离,正常大于3mm。否则为侧隐窝狭窄。

3. 第4~第5腰椎椎间盘层面　椎间盘的形态与相邻椎体一致,后缘微凹。椎间盘侧后方为椎间孔,孔内见硬膜外静脉和脂肪,孔的外侧见第4腰神经斜向前外侧行走。椎间孔后方可见第4~第5腰椎椎间关节,关节面呈弧形,从前内斜向后外方,关节间隙为2~

4mm。关节腔的前方为第 5 腰椎上关节突,后方为第 4 腰椎下关节突。下关节突与椎板相
延续,椎板前方见条状的黄韧带附着,其厚度正常为 3～5mm。

硬膜囊形态及囊内、外结构与上一层相仿。在硬膜囊的前外侧可见圆形的第 5 腰椎神
经根断面(图 8-3-9)。

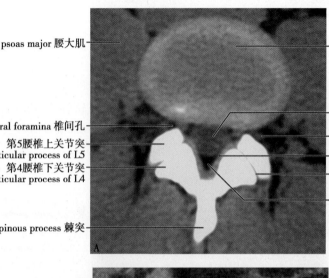

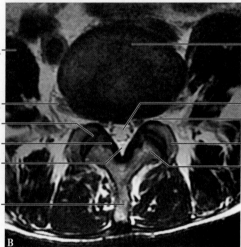

图 8-3-9 第 4～第 5 腰椎椎间盘层面
A. CT 平扫; B. MRI T$_2$WI

(四) 骶骨

骶骨由 5 块骶椎融合而成,略呈扁平倒置三角形。在第 1 骶椎平面,前方为骶骨岬,后
方为骶管。骶骨的两侧部为骶骨翼,其外侧关节面与髂骨形成骶髂关节,骶管呈三角形,骶
骨的前、后面分别有骶前孔、骶后孔,与骶管相通,骶前孔、骶后孔分别有脊神经前支、后支
通过。骶管前后径约为 14.9mm,横径约为 31mm。骶骨背面中线上为骶正中嵴,是棘突融
合所致;硬膜囊紧靠骶管后壁,内有马尾。骶管两侧为侧隐窝,内有第 1 骶神经根,神经根外
包硬脊膜延伸为神经鞘。硬膜外隙前宽后窄,脂肪较丰富。骶骨的背面有骶棘肌,两侧为髂
骨翼。髂骨翼的前方有髂腰肌,后方由浅至深可见臀大肌、臀中肌、臀小肌(图 8-3-10)。

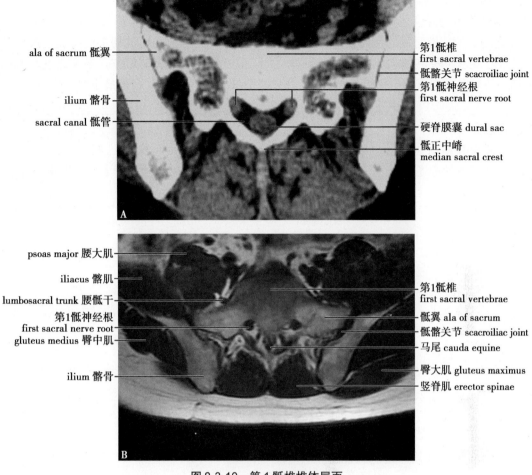

图 8-3-10　第 1 骶椎椎体层面
A. CT 平扫; B. MRI T₂WI

二、矢状面解剖

(一) 正中层面

正中矢状层面上可见脊柱的 4 个生理弯曲, 颈曲和腰曲凸向前, 胸曲和骶曲凸向后。椎体呈矩形, 上、下缘微凹, 由上而下逐渐增大, 胸椎椎体前缘高度逐渐增加, 而后缘高度逐渐递减, 在第 3 腰椎椎体平面, 前、后缘高度大致相等。在椎体后缘中部有条状凹陷, 为椎基底静脉所在。

寰椎前弓和后弓的断面均呈圆形, 前弓的后方为枢椎齿突, 其与寰椎前弓和寰椎横韧带构成寰枢正中关节。从枢椎到骶骨, 相邻椎体间夹有椎间盘的断面。椎间盘以腰部最厚, 颈部次之, 胸部最薄。椎间盘由髓核和纤维环构成。前纵、后纵韧带分别覆盖于椎体前后缘, 呈低信号, 正常情况下与椎体骨皮质及椎间盘纤维环信号一致, 难以辨别。

脊髓上段与延髓相连, 下端为脊髓圆锥, 终止于第 1 腰椎的下缘, 最低不低于第 2 腰椎椎体水平。脊髓颈膨大位于第 5 颈椎～第 1 胸椎脊髓节段, 腰膨大位于第 2 腰椎～第 3 骶椎脊髓节段。

蛛网膜下腔环绕在脊髓周围。颈段、上胸段脊髓位于蛛网膜下腔的中央, 下胸段脊髓

　　稍偏前方；腰段的蛛网膜下腔较宽大，内有脊髓末端、终丝和马尾神经根。

　　骨性椎管与硬膜之间为硬膜外间隙，内含神经、血管和脂肪。椎内静脉丛分为前后两部。前部位于椎体、椎间盘的后面及后纵韧带的两侧；后部位于椎弓和黄韧带的前面。硬膜外脂肪在颈段较少；在胸段见于椎弓与硬膜之间；腰段位于硬膜囊前后方。棘突之间为棘间韧带，各棘突尖端有棘上韧带相连，腰椎棘突间隙最大，颈椎次之，胸椎最小（图 8-3-11）。

临床意义

　　矢状面 MRI 对椎管内肿瘤的定位极有用，需重点观察肿块与脊髓、硬膜的关系以及蛛网膜下腔的形态改变。髓内肿瘤、髓外硬膜下肿瘤以及硬膜外肿瘤表现有明显区别，可资鉴别。

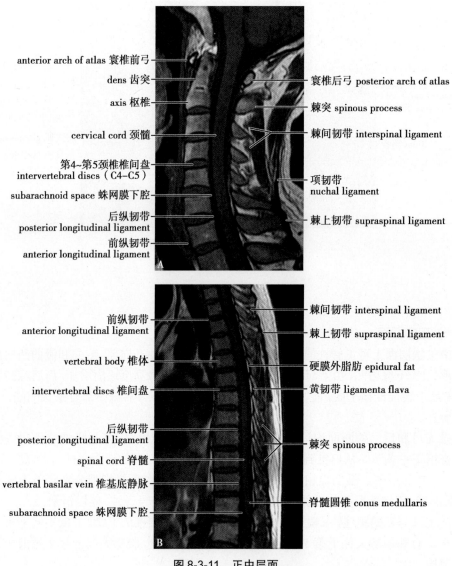

图 8-3-11　正中层面

A. 颈椎 MRI T_1WI；B. 胸椎 MRI T_1WI

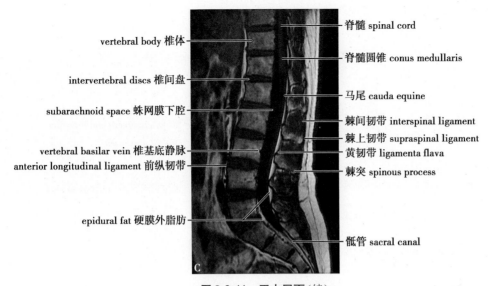

图 8-3-11 正中层面（续）

C. 腰椎 MRI T_1WI

（二）经椎间孔层面

椎间孔区矢状位可见椎体后上部与椎弓根相连。椎弓根上切迹较浅，下切迹较深，上、下切迹分别构成椎间孔的上缘、下缘。椎间孔前壁为椎体、椎间盘，在颈椎尚有钩突的后面参与前壁的组成。椎间孔的后界为关节突。颈胸部椎间孔呈卵圆形，腰部椎间孔呈耳形。孔内富含脂肪，上部可见背根神经节的断面，呈圆形，神经节的前上方有椎间静脉上支和腰动脉椎管内支的断面。椎间孔的后方由上关节突、下关节突构成椎间关节。颈椎的椎间关节面近似水平面；胸椎的椎间关节面近似冠状面，矢状面成像能清楚显示颈椎和胸椎的椎间关节面；腰椎的椎间关节面方向由于近似矢状面，因此在矢状面上难以清楚显示（图 8-3-12）。

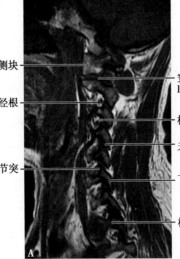

图 8-3-12 经椎间孔层面

A. 颈椎 MRI T_1WI

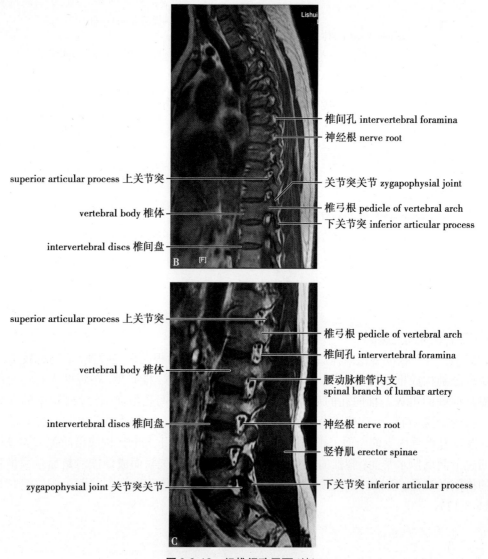

图 8-3-12　经椎间孔层面（续）
B. 胸椎 MRI T₁WI；C. 腰椎 MRI T₁WI

三、冠状面解剖

由于脊柱有生理性弯曲，故在冠状面成像时，难以用单一层面来反映各段椎体和脊髓的全貌。

（一）椎体正中层面

寰椎侧块分别与枕骨髁和枢椎形成寰枕关节和寰枢外侧关节，除寰椎、枢椎外，各段椎体呈矩形，左右径大于上下径。椎体由上而下逐渐增大，椎体上、下缘及左、右缘稍凹陷。在椎体左右缘的凹陷内，胸椎体两侧有肋间动脉的断面，腰椎两侧有腰动脉的断面。两相邻椎体之间为椎间盘。第1～第5腰椎椎体两旁可见腰大肌影（图8-3-13）。

（二）脊髓中央层面

该层面显示脊髓位于椎管中央，脊髓两侧方的蛛网膜下腔等宽，横径约 10mm。于第

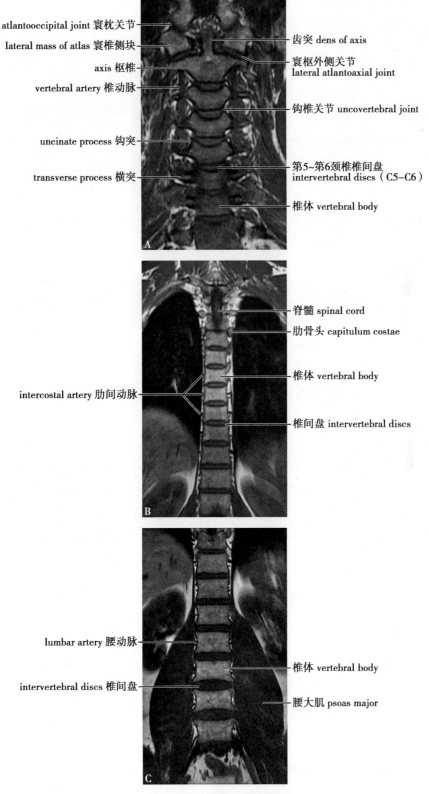

图 8-3-13 椎体正中层面

A. 颈椎 MRI T_1WI；B. 胸椎 MRI T_1WI；C. 腰椎 MRI T_1WI

9~第 11 胸椎椎体平面,脊髓增粗,此处为腰膨大,其横径达 12mm 左右。腰膨大向下脊髓变细为脊髓圆锥,其周围见马尾神经根。硬脊膜外侧为横突断面,胸椎横突断面的外侧可见圆形的肋骨断面(图 8-3-14)。

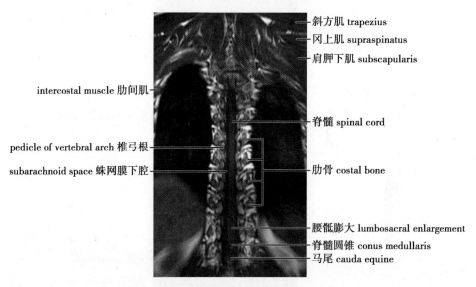

斜方肌 trapezius
冈上肌 supraspinatus
肩胛下肌 subscapularis
intercostal muscle 肋间肌
脊髓 spinal cord
pedicle of vertebral arch 椎弓根
subarachnoid space 蛛网膜下腔
肋骨 costal bone
腰骶膨大 lumbosacral enlargement
脊髓圆锥 conus medullaris
马尾 cauda equine

图 8-3-14　胸椎脊髓中央层面(MRI T$_1$WI)

第四节　脊柱及脊髓血管造影解剖

一、动　脉

脊柱与脊髓的动脉主要来自三大组:第一组来自锁骨下的椎动脉、颈升动脉(甲状颈干分支)、颈深动脉和第 1 肋间动脉(肋颈干分支);第二组来自主动脉的肋间动脉(共 10 对)和腰动脉(共 4 对)的分支;第三组来自髂内动脉的髂腰动脉、骶正中动脉、骶外侧动脉。这些动脉的分支直接进入邻近的椎骨,并分布到椎弓、横突、关节突及棘突,彼此吻合成网,同时发出脊髓支,营养脊髓(图 8-4-1)。

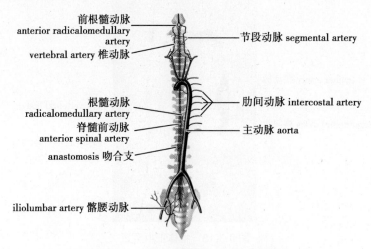

前根髓动脉
anterior radicalomedullary artery
vertebral artery 椎动脉
节段动脉 segmental artery
根髓动脉
radicalomedullary artery
肋间动脉 intercostal artery
脊髓前动脉
anterior spinal artery
主动脉 aorta
anastomosis 吻合支
iliolumbar artery 髂腰动脉

图 8-4-1　脊柱与脊髓的主要供血动脉

　　脊髓的营养动脉有两个来源，椎动脉和伴随脊神经前后根至脊髓的根髓动脉。根髓动脉在神经袖套的前方进入椎间孔，穿过硬脊膜，在齿状韧带的前方上行，形成一锐角返折向下，呈发卡样。同时发出一向上分支。前支走在脊髓前正中裂，后支走在两侧的后外侧神经沟神经后根的内侧，这些向上及向下的动脉称为脊髓动脉。鉴于脊髓动脉的起源广泛而不恒定，所以脊髓血管造影必须包括三大组的所有动脉选择性造影。

二、静　　脉

（一）脊柱静脉系

　　由椎管内静脉丛和椎管外静脉丛组成。前者位于硬膜和椎骨之间，由以纵行为主的两个静脉干组成，即椎管内前静脉和椎管内后静脉。后者分为椎管外前静脉、椎管外后静脉及椎旁静脉。

（二）脊髓静脉系

　　脊髓内的毛细血管床，通过髓内静脉引流到髓周静脉，然后再通过根静脉到椎管内静脉丛和椎管外静脉丛。

（吴献华　曾献军　顾红梅　刘一之　倪才方）

第一节　解剖学概述

四肢以骨、关节和骨骼肌为主。肢体的近侧份以单一的长骨为轴心（肱骨、股骨），中份以并列的两个长骨（尺桡骨、胫腓骨）为支架，远侧份的肢端骨架结构复杂。肢体各部分相连处的关节较大，关节结构复杂。四肢肌的肌腱常越过关节，在其周围有许多滑膜囊和腱鞘等结构。

肩关节和髋关节均呈球窝状，关节窝周缘有关节唇。肩关节囊内有肱二头肌长头腱穿行，而髋关节囊内有股骨头韧带，关节囊被强大的韧带或肌腱袖加强，周围包裹有骨骼肌（图9-1-1）。肘关节和膝关节均由三骨、三关节构成，其内侧、外侧均有带状的侧副韧带加强（图9-1-2），膝关节前方尚有髌韧带。膝关节囊内有膝前交叉韧带、膝后交叉韧带以及内侧半月板、外侧半月板（图9-1-3）。腕关节和踝关节均由多骨构成，关节内侧、外侧同样有侧副韧带加强。肢端部位的关节相对较小，数目繁多。

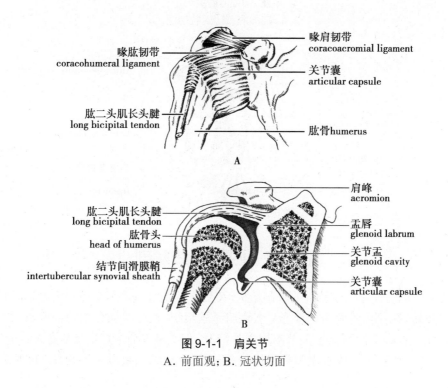

图 9-1-1　肩关节

A. 前面观；B. 冠状切面

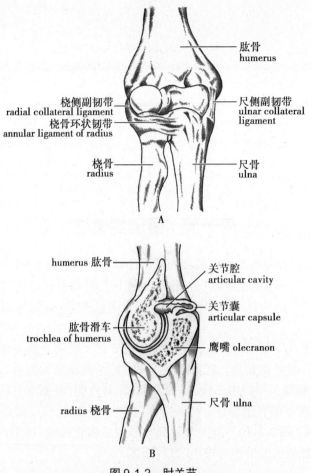

图 9-1-2　肘关节

A. 前面观；B. 冠状切面

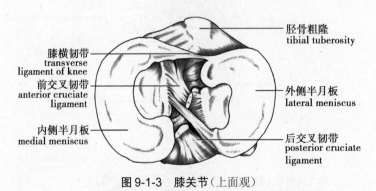

图 9-1-3　膝关节（上面观）

第二节　四肢 X 线解剖

　　X 线成像能清晰显示四肢骨的解剖结构，X 线平片上骨皮质呈白色高密度影，骨松质可见骨小梁致密网格影，骨髓为稍淡影。骨骼肌呈软组织密度，为灰色中等密度影，彼此难以分辨。X 线成像亦能清晰显示关节的构成骨情况，但关节软骨、关节腔及囊内结构对 X 线吸收较少，表现为关节构成骨端间条带状低密度影（透亮影），此为 X 线意义上的关节间隙。

一、上肢骨和关节 X 线解剖

（一）上肢骨

1. 锁骨　锁骨为内前外后弯曲的"∽"形扁条状骨，中 1/3 处皮质厚达 2～3mm，骨小梁明显，肩峰端皮质薄到 0.5mm。锁骨外 1/3 下缘可见喙突粗隆。

2. 肩胛骨　三角形薄扁骨，覆盖于第 2～第 7 肋后方。其内侧缘与锁骨、肋骨和肺部阴影重叠。脊柱缘皮质为一条连续的直线，其外侧相当于冈下窝中心区域，骨小梁稀疏，阴影较淡。肩胛骨下角圆钝致密，常投影于肺野外缘。外侧缘呈致密粗条状影，终止于肩胛颈下方。肩胛骨颈连于外侧略宽的关节盂。关节盂向内倾斜呈扁椭圆形。在肩胛颈内上钩状骨性突起或卵圆形环状致密影，为喙突。起于喙突基底部的横行致密线，是肩胛冈下缘的骨皮质阴影。肩胛冈向外突起为肩峰。肩胛骨上缘只显示其内侧部分，呈略上斜的致密横行线至肩胛上角（图 9-2-1）。

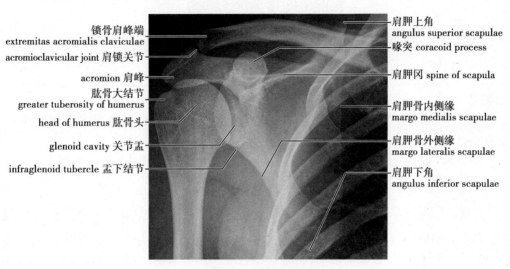

左侧：
锁骨肩峰端 extremitas acromialis claviculae
acromioclavicular joint 肩锁关节
acromion 肩峰
肱骨大结节 greater tuberosity of humerus
head of humerus 肱骨头
glenoid cavity 关节盂
infraglenoid tubercle 盂下结节

右侧：
肩胛上角 angulus superior scapulae
喙突 coracoid process
肩胛冈 spine of scapula
肩胛骨内侧缘 margo medialis scapulae
肩胛骨外侧缘 margo lateralis scapulae
肩胛下角 angulus inferior scapulae

图 9-2-1　肩胛骨正位

3. 肱骨　在前后位上，肱骨头皮质厚约 0.5mm，与骨干周围皮质相延续。肱骨头外下方为解剖颈。肱骨大结节骨皮质较薄，以松质骨为主。肱骨小结节因与肱骨上端重叠而显示不清。两结节向下延伸为大小结节嵴，呈两条纵行致密线。肱骨上端与体交界处稍细部分称外科颈。肱骨干中段最细，皮质厚达 5～8mm。在肱骨干中、上部外侧皮质增厚隆起，表面不整齐，为三角肌粗隆。肱骨下端向两侧明显增宽，除内外上髁外，内下方为肱骨滑车，投影成轴状，轮廓光滑，外下方有半球形的肱骨小头，肱骨下端中央密度减低，呈卵圆形透亮区，为冠突窝和鹰嘴窝重叠所致，有时为圆形骨缺损区，称滑车上孔（图 9-2-2）。

侧位上，肱骨头呈新月形，其下方为大结节形成的致密线，小结节较稀疏，无明显界限。肱骨内外上髁重叠，如稍有内旋时，则见内上髁投影到肱骨后缘的后方，其下部较隆突，上部移行于肱骨后缘的骨皮质。外上髁和肱骨滑车重叠，肱骨小头在肱骨滑车的前上方。肱骨下端与肱骨滑车相连接部分呈狭颈状致密阴影，是冠状窝与鹰嘴窝之间薄层骨板，称髁上嵴（图 9-2-2，图 9-2-9）。

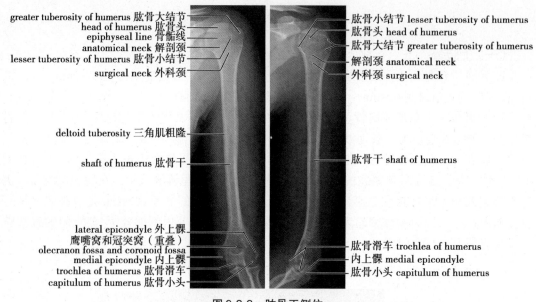

greater tuberosity of humerus 肱骨大结节
head of humerus 肱骨头
epiphyseal line 骨骺线
anatomical neck 解剖颈
lesser tuberosity of humerus 肱骨小结节
surgical neck 外科颈

肱骨小结节 lesser tuberosity of humerus
肱骨头 head of humerus
肱骨大结节 greater tuberosity of humerus
解剖颈 anatomical neck
外科颈 surgical neck

deltoid tuberosity 三角肌粗隆

shaft of humerus 肱骨干

肱骨干 shaft of humerus

lateral epicondyle 外上髁
鹰嘴窝和冠突窝（重叠）
olecranon fossa and coronoid fossa
medial epicondyle 内上髁
trochlea of humerus 肱骨滑车
capitulum of humerus 肱骨小头

肱骨滑车 trochlea of humerus
内上髁 medial epicondyle
肱骨小头 capitulum of humerus

图 9-2-2　肱骨正侧位

临床意义

　　肩锁关节、喙锁关节正常间距分别为 0.3～0.8cm、1.0～1.3cm。这些间隙的增宽程度有助于确定创伤的严重程度。

　　肱骨的外科颈相当于干骺端，是相对比较薄弱的部位，故外科颈是骨折的好发部位。

　　4. 尺桡骨　前后位上，两骨并行。桡骨头呈圆盘状，与肱骨小头构成肱桡关节，其头内侧与尺骨冠状外缘的桡切迹构成近侧桡尺关节。桡骨颈下方内侧为桡骨粗隆影。骨干凹面向尺骨微弯。下端膨大，有腕关节面，外侧尖突部分为桡骨茎突。尺骨上端粗大而且不规则，尺骨鹰嘴下方有大而凹陷的关节面为滑车切迹，前下方小突起为冠突。尺骨末端为尺骨头，内侧为尺骨茎突。

　　侧位上，尺桡骨上下两端部分重叠，骨干略分离，桡骨在前，尺骨在后。尺骨冠突与桡骨小头后部相重。下端尺骨头重叠于桡骨下端的后部，尺骨茎突偏后。而桡骨茎突则与月骨重叠，尺骨干前缘和桡骨干后缘之间的骨间膜呈长梭形的低密度影（图9-2-3）。

　　5. 腕骨　后前位（正位）上，8块腕骨都显示清楚，腕舟骨长而弯，凸面在近侧及桡侧，其凹面向头状骨。月骨呈不等边四边形，它与5块骨相关节。三角骨呈楔形，尖指向远端。豆状骨（豌豆骨）重叠于三角骨影内，呈致密小环。大小多角骨有部分重叠。头状骨有时在中部见到小的透亮区代表营养血管孔。钩骨底朝掌骨，且有钩突，钩突为卵圆环状影与钩骨本身重叠（图9-2-4）。

　　侧位上，腕部诸骨互相重叠，桡骨与尺骨重叠，但能区分尺骨茎突，月骨凹面与头状骨近端形成关节，舟状骨部分重叠在月骨上，其远端为大多角骨和第一掌骨，钩骨钩向前突出。桡骨中央轴线延长线通过月骨和头骨，该线稍前方为小多角骨和舟状骨，前方为豆状骨，再前方为大多角骨，线的后方是钩骨和三角骨（图9-2-5）。

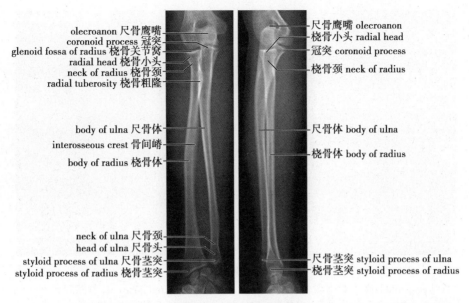

olecroanon 尺骨鹰嘴
coronoid process 冠突
glenoid fossa of radius 桡骨关节窝
radial head 桡骨小头
neck of radius 桡骨颈
radial tuberosity 桡骨粗隆

尺骨鹰嘴 olecroanon
桡骨小头 radial head
冠突 coronoid process
桡骨颈 neck of radius

body of ulna 尺骨体
interosseous crest 骨间嵴
body of radius 桡骨体

尺骨体 body of ulna
桡骨体 body of radius

neck of ulna 尺骨颈
head of ulna 尺骨头
styloid process of ulna 尺骨茎突
styloid process of radius 桡骨茎突

尺骨茎突 styloid process of ulna
桡骨茎突 styloid process of radius

图 9-2-3　尺桡骨正侧位

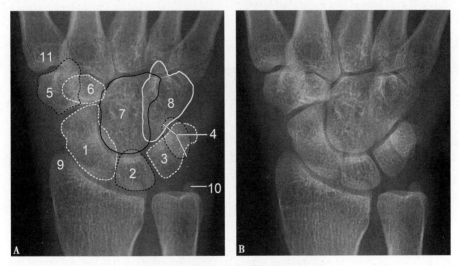

图 9-2-4　腕关节正位

1. 舟状骨 scaphoid bone　2. 月骨 lunate bone　3. 三角骨 trequetral bone　4. 豆状骨 pisiform bone
5. 大多角骨 trapezium bone　6. 小多角骨 trapezoid bone　7. 头状骨 capitate bone
8. 钩骨 hamate bone　9. 桡骨茎突 styloid process of radius　10. 尺骨茎突 styloid process of ulna
11. 第 1 掌骨基部 base of first metacarpal bone

　　6. 掌骨　后前位上，掌骨头都呈圆形，关节面偏向掌侧，掌骨体稍变细，骨皮质边缘整齐。掌骨基底较宽大。骨骺未愈合时，除第一掌骨的骨骺位于基底部外，而其他掌骨的骨骺位于头端（图 9-2-6）。

　　7. 指骨　近侧指骨较长较粗，基底为凹形关节面，而远端关节面为半球形，两侧各有一髁状突起，中有小沟。中节指骨干向背侧稍弯。基底为双凹关节面，中间有微嵴，而远端则有滑车。末节指骨短小，末端膨大，为指骨粗隆，边缘不光整。

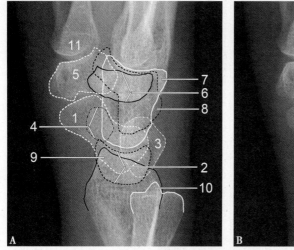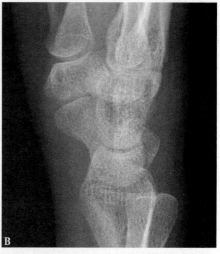

图 9-2-5　腕关节侧位

1. 舟状骨 scaphoid bone　2. 月骨 lunate bone　3. 三角骨 trequetral bone　4. 豆状骨 pisiform bone
5. 大多角骨 trapezium bone　6. 小多角骨 trapezoid bone　7. 头状骨 capitate bone
8. 钩骨 hamate bone　9. 桡骨茎突 styloid process of radius　10. 尺骨茎突 styloid process of ulna
11. 第 1 掌骨基部 base of first metacarpal bone

拇指骨较粗大,其形态与其他指的近节、远节指骨形状相似,但无中节指骨(图 9-2-6)。

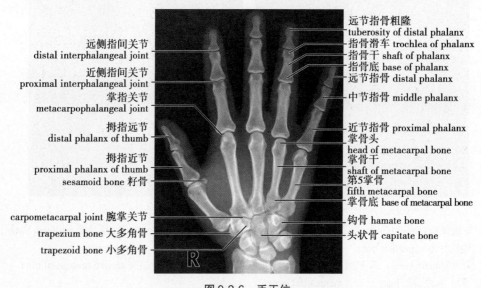

远侧指间关节
distal interphalangeal joint

近侧指间关节
proximal interphalangeal joint

掌指关节
metacarpophalangeal joint

拇指远节
distal phalanx of thumb

拇指近节
proximal phalanx of thumb

sesamoid bone 籽骨

carpometacarpal joint 腕掌关节

trapezium bone 大多角骨

trapezoid bone 小多角骨

远节指骨粗隆
tuberosity of distal phalanx

指骨滑车 trochlea of phalanx

指骨干 shaft of phalanx

指骨底 base of phalanx

远节指骨 distal phalanx

中节指骨 middle phalanx

近节指骨 proximal phalanx

掌骨头
head of metacarpal bone

掌骨干
shaft of metacarpal bone

第5掌骨
fifth metacarpal bone

掌骨底 base of metacarpal bone

钩骨 hamate bone

头状骨 capitate bone

图 9-2-6　手正位

临床意义

腕骨的记忆口诀:舟月三角豆,大小头状钩。

舟状骨、月骨近侧缘组成的弧线应与桡骨关节面相吻合、平行,否则提示有腕关节脱位或腕骨骨折或腕骨间脱位。舟月骨关节间隙一般正对或相近于桡骨关节面的中点。腕骨脱位时此现象消失。

（二）上肢关节

1. 肩锁关节　由肩胛骨的肩峰与锁骨的肩峰端构成，关节活动度小。有时锁骨的喙突粗隆显著突出，与肩胛骨的喙突构成喙锁关节。

2. 肩关节　即肩肱关节，由肩胛骨的关节盂与肱骨头组成。关节盂小且浅，肱骨头大呈半球状。正位上，关节盂皮质呈纵向环状线影，前缘在内，后缘在外。后缘与肱骨头内侧部分重叠。40°后斜位上关节盂前后缘重合呈一条线，关节间隙显示清晰（图9-2-1）。

由肱骨解剖颈上缘作一直线，正常垂直于肱骨头中心轴，后者的中轴与肱骨干轴相交成约140°，亦称肱骨颈干角。此角＞140°为肩外翻，＜130°为肩内翻（图9-2-7）。

3. 肘关节　由肱桡、肱尺、桡尺近侧三组关节组成。在伸肘前后位上，肱骨内上髁较突出，而外上髁平坦，在其上方骨皮质稍增厚为髁上嵴。鹰嘴窝和冠突窝相互重叠形成一个滑车上方的卵圆形或圆形的相对透亮区，鹰嘴重叠于肱骨下端。在稍远处冠突窝与滑车之间关节间隙为一条波浪状较暗透亮线（图9-2-8）。

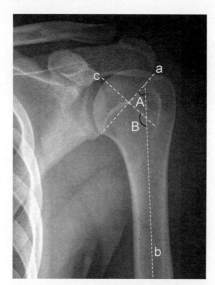

a. 肱骨解剖颈；
b. 肱骨干轴线；
c. 肱骨颈中线（解剖颈垂线，肱骨头中心轴）；
A. 肱骨干轴线与肱骨解剖颈的夹角；
B. 肱骨颈干角

图9-2-7　肱骨正位测量图

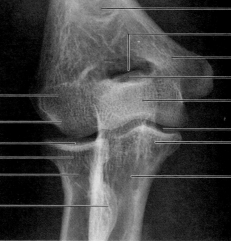

肱骨 humerus
鹰嘴窝 olecranon fossa
内上髁 medial epicondyle
鹰嘴 olecranon
肱骨滑车 trochlea of humerus
肱尺关节 humeroulnar joint
冠突 coronoid process
尺骨体 body of ulna

lateral epicondyle 外上髁
capitulum of humerus 肱骨小头
humeroradial joint 肱桡关节
articular circumference 环状关节面
neck of radius 桡骨颈
radial tuberosity 桡骨粗隆

图9-2-8　肘关节正位

　　屈肘侧位上,肱尺关节间隙显示清楚,其上方为内外上髁重叠的阴影,而下方为尺骨半月切迹,其前为冠突,后方为鹰嘴。在髁上向上行的致密线为髁上嵴,尺骨的冠突部分与桡骨小头重叠,其鹰嘴突底部松质骨很薄(图9-2-9)。无论在正位还是侧位,肱骨小头与桡骨小头总是相对的。

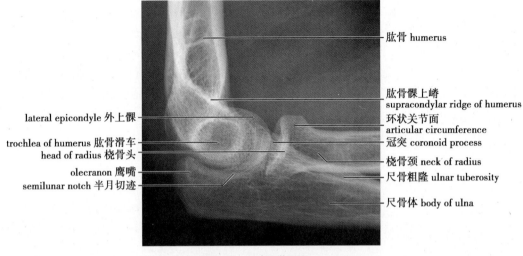

肱骨 humerus

肱骨髁上嵴
supracondylar ridge of humerus

环状关节面
articular circumference

冠突 coronoid process

桡骨颈 neck of radius

尺骨粗隆 ulnar tuberosity

尺骨体 body of ulna

lateral epicondyle 外上髁

trochlea of humerus 肱骨滑车

head of radius 桡骨头

olecranon 鹰嘴

semilunar notch 半月切迹

图 9-2-9　肘关节侧位

肘关节测量(图9-2-10):

(1)肱骨角:肘关节正位片上肱骨纵轴线与肱骨下端关节面切线的桡侧夹角,正常为83°~85°。若增大,提示肘关节内翻,若减小,提示肘关节外翻。

(2)提携角:在肘关节正位片上,肱骨纵轴线与尺骨纵轴线下方的夹角,正常为10°~15°。若增大,提示肘关节外翻,若减小,提示肘关节内翻。

(3)肱骨髁间角:肘关节正位片上,肱骨髁间连线和肱骨远端肘关节面切线的夹角正常为10°~15°,此角改变提示肱骨髁上骨折。

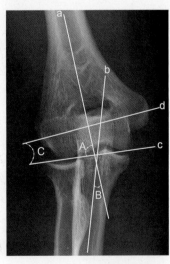

a. 肱骨纵轴线;

b. 尺骨纵轴线;

c. 肱骨远端肘关节面连线;

d. 肱骨髁间连线;

A. 肱骨角;

B. 提携角;

C. 肱骨髁间角

图 9-2-10　肘关节测量

临床意义

　　肘关节由于结构复杂，正侧位上重叠结构较多，在临床上轻微或隐匿性骨折线常需仔细辨别。侧位片上，鹰嘴窝水平的"阳性脂肪垫征"（或称"八字胡征"）有利于对上述病变的辨别。

　　正位片上，可见由上臂与前臂形成的正常15°外翻的提携角；侧位片上，注意肱骨下段正常角度的表现（形似曲棍球棒），约140°，此角消失见于髁上骨折。

　　4. 腕关节　在近侧由桡骨远端关节面与腕舟状骨、月骨及三角骨构成桡腕关节，或称腕关节（近侧腕关节）。由第2～第5掌骨与小多角骨、头状骨、钩骨构成腕掌关节（远侧腕关节）。两列腕骨之间形成横"S"形腕骨间关节（中腕关节）。大多角骨近端参与中腕关节构成，远端参与构成的拇指腕掌关节及豆状骨、三角骨间关节，关节腔与腕关节腔互不相通。

　　腕关节测量（图9-2-11）：

　　（1）桡骨前倾角：于腕关节侧位片测量。由桡骨远端关节面的连线同垂直于桡骨长轴的直线，所形成的夹角为前倾角，正常为9°～20°。若此角度改变，提示桡骨远端骨折。

　　（2）桡骨内倾角：腕关节正位，通过桡骨关节面的内缘做桡骨纵轴的垂线，此线与关节面切线的夹角为桡骨内倾角，正常为20°～35°。若此角度改变，提示桡骨远端骨折或腕关节脱位。

　　（3）尺腕角：腕关节正位，作月骨及三角骨外缘的切线，此线与尺骨关节面切线的夹角称尺腕角，正常为21°～51°。

　　（4）桡骨茎突长度：自桡腕关节面内缘作桡骨纵轴线的垂线，此线至桡骨茎突尖部的平行距离，正常为8～18mm。

　　（5）尺骨茎突长度：尺骨腕关节面至尺骨茎突尖端的平行距离，正常为2～8mm。

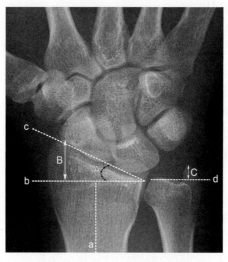

图9-2-11　腕关节正位测量
a. 桡骨纵轴线；b. 桡骨纵轴线垂线；
c. 桡骨远端关节面切线；d. 尺骨远端关节面水平线；
A. 桡骨内倾角；B. 桡骨茎突长度；C. 尺骨茎突长度

二、下肢骨和关节 X 线解剖

（一）下肢骨

1. **髋骨** 髋骨为不整形扁板状骨，由三部分组成。上部为髂骨，前下部为耻骨，后下部为坐骨，左右各一块。幼年时三骨之间由软骨连接，16 岁左右完全融合，三骨会合于髋臼。两侧的髋骨在体前部由耻骨联合连接，其内侧面与骶尾骨共同组成骨盆（图 9-2-12）。

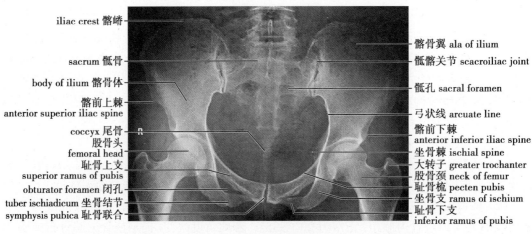

图 9-2-12   骨盆正位

髂骨呈扇形，扇面向上，柄向下，与坐骨、耻骨相连。扇面为髂骨翼，翼上缘致密影为髂嵴，髂骨嵴前部突起为髂前上棘，后部与骶骨相接部分重叠呈致密影；扇柄为髂骨体部，构成了髋臼的上部，呈致密影像。髂骨翼内面的宽大浅窝为髂窝，其显影较淡。髂骨翼后方为耳状面，髂骨和骶骨的耳状面构成了骶髂关节。骶髂关节间隙下方有一致密的弓状线，将翼体分开，弓状线为清晰光滑的致密影，并与耻骨梳相连接。自骶髂关节至髋臼，骨小梁呈纵形排列。髂嵴在初生时是光滑的，至 2～3 岁后变为不规则，青春期出现第二次骨化中心，这些化骨核往往呈不整齐分叶状。

坐骨分为坐骨体和上支、下支，坐骨体构成髋臼的后下部。其下端为坐骨结节，坐骨结节的后上方有坐骨棘。坐骨棘的上、下各有一切迹，分别为坐骨大切迹和坐骨小切迹。坐骨支的前端与耻骨下支相连。

耻骨位于髂骨的前下方，包括耻骨体部和上支、下支。耻骨体构成了髋臼的前下部，为致密影像。耻骨体向前为耻骨上支，上支的上缘呈锐利的骨嵴为耻骨梳，与髂骨弓状线相延续。耻骨梳向前终于耻骨结节，向下延伸为耻骨下支，耻骨上支、下支结合部呈椭圆形，为耻骨联合面。耻骨上支、下支与坐骨支连接构成闭孔。

2. **股骨** 正位股骨头呈球形，表面光滑，对向髋臼。股骨头内上缘有一浅窝即股骨头凹，为圆韧带附着处。在旋转屈曲位时，表现为股骨头中心密度减低区。股骨头向外侧延伸为股骨颈，其颈稍向前凸，长约 2～3cm，表现为上下径宽，前后径窄，上缘较短，下缘较长。股骨颈上缘与股骨头交界处有一斜坡。股骨颈上缘皮质较薄，下缘皮质逐渐增厚，股骨头粗大的骨小梁，自内上斜向外下，止于股骨颈内侧皮质。

股骨颈外上方为大粗隆（大转子）。内下方偏后，为小粗隆（小转子）。前面有粗隆间线，为前部关节囊所附着。后面有粗隆间嵴，为后部关节囊所附着。前后位仅见到小粗隆边缘，外旋时小粗隆显示清楚。股骨粗隆部主要是松质骨，呈骨小梁稀疏的低密度影像（图9-2-12，图9-2-19）。股骨干表面光滑，中段骨皮质厚达8～10mm，骨髓腔窄。

股骨下端有内侧髁、外侧髁及内上髁、外上髁，髁内骨小梁稀疏，骨皮质的致密线逐渐变薄。髌骨呈倒三角形模糊重叠在两髁之上。两髁之间为髁间窝，下方为光滑的骨性关节面，它与胫骨上关节面构成膝关节（图9-2-22）。

侧位片上，股骨头呈球形，部分与髋臼重叠，股骨大粗隆呈三角形与股骨颈重叠，小粗隆突出，密度较浅淡（图9-2-20）。股骨颈略前倾，股骨干向前弯曲，整个股骨下端向后倾斜。股骨下端的两髁重合，呈两个球形，大而低者为内侧髁。髌骨位于两髁前部（图9-2-23）。

股骨干测量（图9-2-13）：

（1）颈干角：正位片上股骨干轴线与股骨颈轴线夹角，正常为120°～130°。大于140°为髋外翻，小于110°为髋内翻。

（2）股骨前倾角：侧位片上段股骨干轴线与股骨颈轴线夹角，正常为15°～20°。

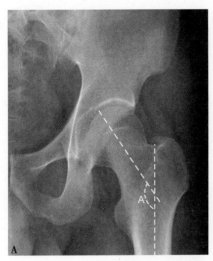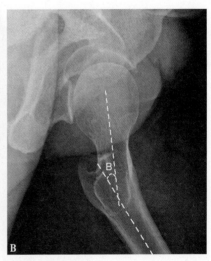

图9-2-13 股骨干测量
A. 颈干角；B. 前倾角

临床意义

股骨的颈干角在临床上主要用于判断股骨颈骨折后内外翻畸形的情况：角度减小称为内翻畸形，角度加大为外翻畸形。

股骨头、股骨颈、股骨颈基底部、粗隆间、股骨头颈部的应力线（骨小梁）以及髋关节囊的概念在临床上非常重要。它们有助于对近端股骨骨折的类型、定位、关节囊肿胀与否等的判断。

3. 髌骨　前后位上，髌骨呈三角形，与股骨下端重叠，由于骨皮质极薄，因而轮廓欠清晰。侧位上表现为前后扁平的四边形，位于股骨髁的前方，前缘皮质致密，后缘较浅淡，骨小梁显示清晰（图9-2-22，图9-2-23）。轴位上，后缘关节面中央部隆突，似羽翼状延伸到二侧缘，和微凹的滑车形股骨髌面相配合。髌骨可由多个化骨核融合而成，可形成为两分或三分髌骨。

4. 胫腓骨 胫骨上端参与膝关节的构成，两骨下端参与踝关节的构成。胫腓骨远端之间还构成关节（图9-2-14）。

前后位上，胫骨上端向两侧突出，为内侧髁和外侧髁，中间为髁间隆突，分为内侧、外侧髁间结节，两髁关节面平坦浅凹（胫骨平台）与股骨两髁相对应，构成膝关节。胫骨外侧髁下方见有腓骨小头与胫骨部分重叠。腓骨小头松质骨较多而表现为低密度影。腓骨外踝比内踝低，内侧面参与踝关节的构成。

胫骨干骨皮质较厚，向两端的骨皮质逐渐变薄。胫骨外缘骨皮质显示不规则，为骨间膜附着部，若前后位像有轻度外旋时，胫骨前嵴重叠在外侧骨皮质部，酷似局部皮质增厚。胫骨下端内侧为内踝。胫骨下端关节面及内踝关节面，参与构成踝关节。胫骨下端外侧部分与腓骨相重叠。

侧位上，胫骨内侧髁、外侧髁重叠，内踝阴影与踝关节间隙重叠，并向下延伸至距骨阴影内。胫骨、腓骨的上下端亦呈重叠影。

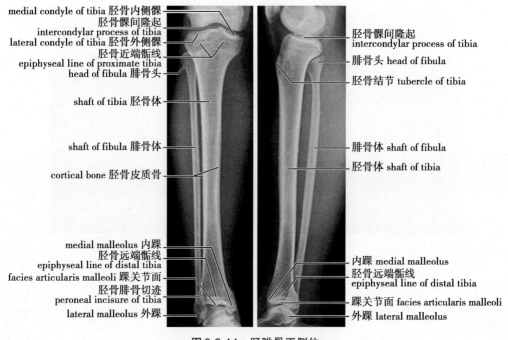

图9-2-14 胫腓骨正侧位

5. 跗骨 包括距骨、跟骨、足舟骨、骰骨及3个楔骨（图9-2-15～图9-2-18）。

（1）距骨：距骨上与内踝、外踝构成关节，下面和跟骨构成前、后距跟关节，其间有一不规则腔隙称跗骨窦。距骨头与舟骨构成距舟关节。侧位片上，距骨向上呈圆形隆起是距骨滑车，所以踝关节间隙向上呈弯凸的弓形，其轮廓清晰平整。腓骨外踝也重叠于此间隙内。距跟骨之间的跗骨窦呈圆形明亮区。

（2）跟骨：跟骨位于距骨下方，两者形成关节。跟骨头和骰骨形成跟骰关节，此关节在斜位上显示清楚。跟骨后1/3形成跟骨隆凸。跟骨轴位，可显示跟骨体、跟骨结节、载距突、滑车突、距跟关节间隙等。跟骨结节呈致密粗糙影，骨小梁清晰可见。在侧位上，由距跟关节的后上缘经跟骨后上缘的连线,再通过距跟关节的后上缘和跟骨前突上缘的连线,两线相交形成向后的夹角称跟骨距骨角(Boehler角),正常为28°～40°。

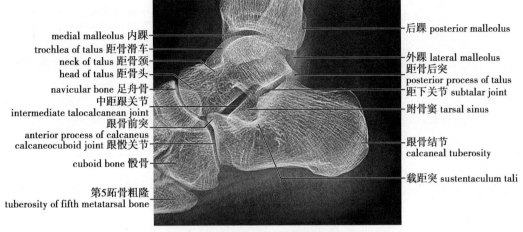

图9-2-15 跟骨侧位

左侧标注(从上到下):
medial malleolus 内踝
trochlea of talus 距骨滑车
neck of talus 距骨颈
head of talus 距骨头
navicular bone 足舟骨
中距跟关节
intermediate talocalcanean joint
跟骨前突
anterior process of calcaneus
calcaneocuboid joint 跟骰关节
cuboid bone 骰骨
第5跖骨粗隆
tuberosity of fifth metatarsal bone

右侧标注(从上到下):
后踝 posterior malleolus
外踝 lateral malleolus
距骨后突
posterior process of talus
距下关节 subtalar joint
跗骨窦 tarsal sinus
跟骨结节
calcaneal tuberosity
载距突 sustentaculum tali

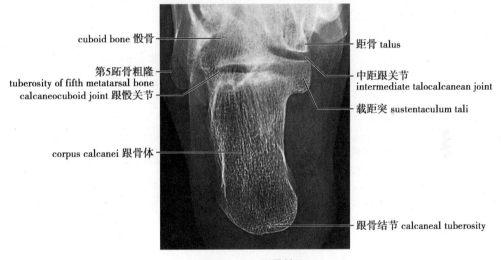

图9-2-16 跟骨轴位

左侧标注:
cuboid bone 骰骨
第5跖骨粗隆
tuberosity of fifth metatarsal bone
calcaneocuboid joint 跟骰关节
corpus calcanei 跟骨体

右侧标注:
距骨 talus
中距跟关节
intermediate talocalcanean joint
载距突 sustentaculum tali
跟骨结节 calcaneal tuberosity

(3)舟骨:介于距骨和3个楔骨之间,前面与楔骨相关节,舟骨形态呈长方形。舟骨粗隆向后延伸与距骨头呈重叠影。

(4)骰骨:位于足中部外侧,舟楔骨下方,呈不规则立方体,在跟骨与第4、第5跖骨底之间,并与之构成关节。

(5)第1～第3楔骨:位于舟骨的前方,第1、第3楔骨较长,第2楔骨较短。三骨多为重叠的致密影,前部与第1～第3跖骨底构成关节并参与足弓形成。

6.跖骨 共有5块,各与后面的跗骨及前面的趾骨构成关节,由内向外依次为第1～第5跖骨,跖骨背凸,足底则横凹,基底部略呈楔形,头部呈半球形,头部两侧各有一结节隆起而形成凹陷。第1跖骨最短、最粗,第2跖骨最长。第5跖骨底有向后外侧突出的结节称第5跖骨粗隆,密度较低。各跖骨底部呈互相重叠影像。在足侧位上,第1～第4跖骨影像重叠,常采用斜位。趾骨头附近常出现小的籽骨。

在正位片上,距骨与趾骨均能显示,距骨纵轴延长线应与第 1 跖骨纵轴线一致,跟骨纵轴延长线应通过第 4 跖骨纵轴线。

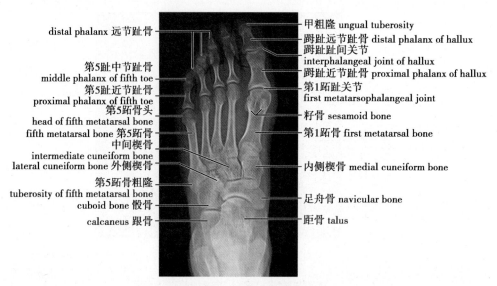

distal phalanx 远节趾骨
第5趾中节趾骨
middle phalanx of fifth toe
第5趾近节趾骨
proximal phalanx of fifth toe
第5跖骨头
head of fifth metatarsal bone
fifth metatarsal bone 第5跖骨
中间楔骨
intermediate cuneiform bone
lateral cuneiform bone 外侧楔骨
第5跖骨粗隆
tuberosity of fifth metatarsal bone
cuboid bone 骰骨
calcaneus 跟骨

甲粗隆 ungual tuberosity
踇趾远节趾骨 distal phalanx of hallux
踇趾趾间关节
interphalangeal joint of hallux
踇趾近节趾骨 proximal phalanx of hallux
第1跖趾关节
first metatarsophalangeal joint
籽骨 sesamoid bone
第1跖骨 first metatarsal bone
内侧楔骨 medial cuneiform bone
足舟骨 navicular bone
距骨 talus

图 9-2-17　足正位

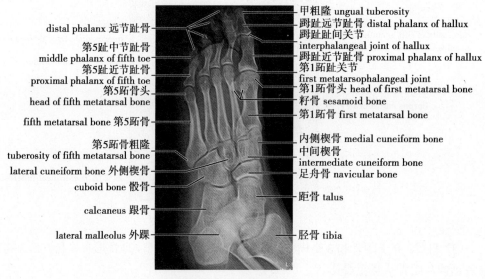

distal phalanx 远节趾骨
第5趾中节趾骨
middle phalanx of fifth toe
第5趾近节趾骨
proximal phalanx of fifth toe
第5跖骨头
head of fifth metatarsal bone
fifth metatarsal bone 第5跖骨
第5跖骨粗隆
tuberosity of fifth metatarsal bone
lateral cuneiform bone 外侧楔骨
cuboid bone 骰骨
calcaneus 跟骨
lateral malleolus 外踝

甲粗隆 ungual tuberosity
踇趾远节趾骨 distal phalanx of hallux
踇趾趾间关节
interphalangeal joint of hallux
踇趾近节趾骨 proximal phalanx of hallux
第1跖趾关节
first metatarsophalangeal joint
第1跖骨头 head of first metatarsal bone
籽骨 sesamoid bone
第1跖骨 first metatarsal bone
内侧楔骨 medial cuneiform bone
中间楔骨
intermediate cuneiform bone
足舟骨 navicular bone
距骨 talus
胫骨 tibia

图 9-2-18　足斜位

7. 趾骨　共 14 块,趾骨均细小,密度逐渐变低。踇趾有两节粗而短的趾骨。趾骨的底膨大,正位片上呈杯状,皮质较薄,远节趾骨呈三角形影。趾由于有向足底弯曲及凹陷的倾向,所以投影时可能变短或部分与其他足趾互相重叠。

临床意义

　　足部跗骨的记忆口诀:跟下距上,舟里三楔,骰骨在外。

　　踝关节的三踝结构常易发生骨折,应掌握其正常结构关系。

（二）下肢关节

1. 髋关节 髋关节由髋臼、股骨头及关节囊构成（图9-2-19，图9-2-20）。髋臼口朝外下方，直径约3.5cm，窝内有半月形的关节面称月状面，髋臼中心对着小骨盆的髂耻线。髋臼底前下部正面投影像泪滴，称之泪滴线，代表髋关节内侧界限。两侧泪滴线形状、大小对称。髋臼后缘投影成一条致密线，横过股骨头。髋臼前缘投影浅淡，位于后缘阴影的内方。髋臼顶外侧有时有一游离的小骨块，称为髋臼小骨。髋臼边缘在2～4岁时较不规则，10岁以后逐渐整齐。股骨头大部分套在髋臼之内，股骨头表面光滑，股骨颈的大部（约2/3）在髋关节囊内。

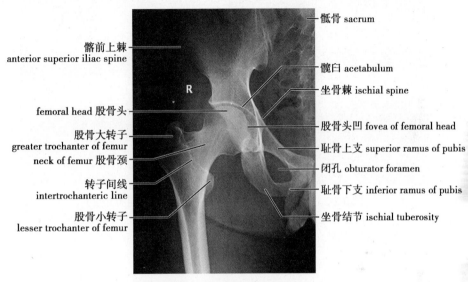

图9-2-19 髋关节正位

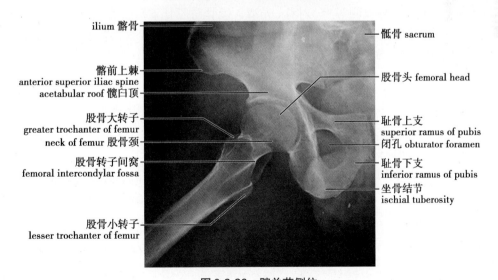

图9-2-20 髋关节侧位

髋关节画线与测量（图9-2-21）：

（1）沈通线：股骨颈的内缘与闭孔的上缘及内缘连续起来，形成一弓形线。此线不连，可以是脱位或半脱位（但幼儿股骨外旋位或内收位投影时也可不连，此为例外）。

（2）司肯纳线：由股骨大粗隆最上缘引一水平线与股骨干轴线相垂直，此线可通过股骨头中央凹或其下方。

（3）帕尔肯方格：自髋臼外上缘向连接两髂"Y"形软骨中心的连线作垂直线，股骨头骨骺应位于内方或内下方象限内。

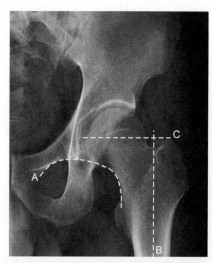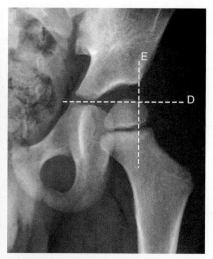

图9-2-21 髋关节正位测量（左图为成人，右图为儿童）
A. 沈通线；B. 股骨干轴线；C. 司肯纳线；D. 两侧髋臼软骨中心连线；
E. 自髋臼顶外缘向D做一垂线，形成帕尔肯方格

2. 膝关节 膝关节由股骨下端、胫骨上端、髌骨和关节囊、韧带等结构组成。

前后位上，关节间隙双侧等宽、对称、光滑。髌骨与股骨下端重叠（图9-2-22）。侧位上，股骨下端、胫骨上端、髌骨均显影，股骨两髁重叠，大而低者为内侧髁（内髁大，外髁小）。髌骨呈四边形影，髌骨下方有髌下脂肪垫等（图9-2-23）。

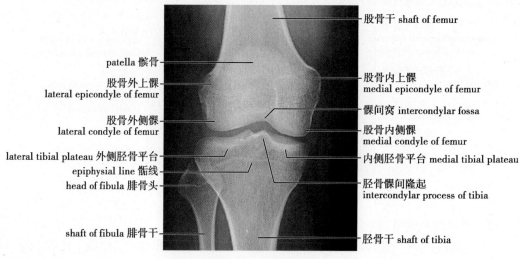

图9-2-22 膝关节正位

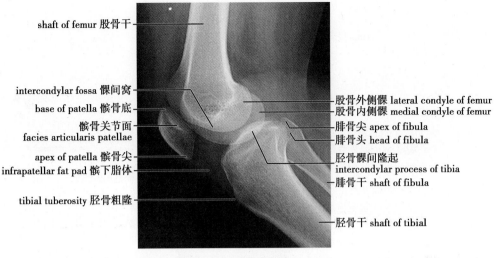

shaft of femur 股骨干

intercondylar fossa 髁间窝
base of patella 髌骨底
髌骨关节面
facies articularis patellae
apex of patella 髌骨尖
infrapatellar fat pad 髌下脂体

tibial tuberosity 胫骨粗隆

股骨外侧髁 lateral condyle of femur
股骨内侧髁 medial condyle of femur
腓骨尖 apex of fibula
腓骨头 head of fibula
胫骨髁间隆起
intercondylar process of tibia
腓骨干 shaft of fibula

胫骨干 shaft of tibial

图 9-2-23　膝关节侧位

3. 踝关节　踝关节由胫腓骨下端关节面与距骨上关节面构成。

前后位上，踝关节间隙呈倒"U"形，顶部横行，中部微凹，两侧呈斜形，分别为内踝、外踝关节间隙。腓骨部分重叠在胫骨上，腓骨与距骨之间的间隙不清楚，外踝与距骨重叠（图 9-2-24）。

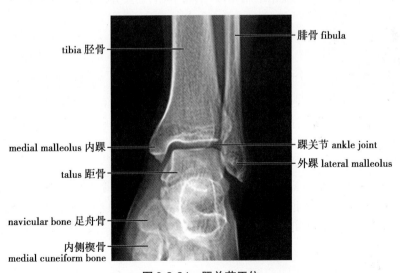

tibia 胫骨

medial malleolus 内踝

talus 距骨

navicular bone 足舟骨

内侧楔骨
medial cuneiform bone

腓骨 fibula

踝关节 ankle joint
外踝 lateral malleolus

图 9-2-24　踝关节正位

侧位上，关节间隙呈前后走行并向上凸的弧形线，轮廓清楚平整，内外踝部分重叠，整个关节间隙相连不中断，对应关节面相互平行。腓骨偏后，外踝比内踝长。胫骨后踝较大，向后突出，外形圆钝（图 9-2-25）。

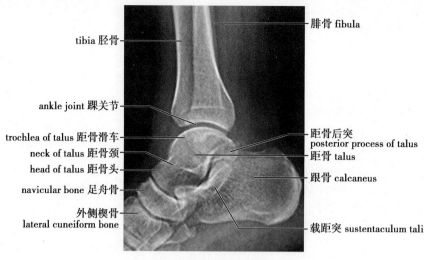

图 9-2-25　踝关节侧位

腓骨 fibula
tibia 胫骨
ankle joint 踝关节
trochlea of talus 距骨滑车
neck of talus 距骨颈
head of talus 距骨头
navicular bone 足舟骨
外侧楔骨 lateral cuneiform bone
距骨后突 posterior process of talus
距骨 talus
跟骨 calcaneus
载距突 sustentaculum tali

第三节　四肢断面影像解剖

　　CT 检查能清晰显示骨质的细微结构，亦能分辨出脂肪、肌肉等组织。但是 CT 软组织分别率不及 MRI，且 MRI 能清晰显示关节软骨、半月板、韧带和肌腱等结构，并进行横断面、矢状面及冠状面成像。从临床应用角度出发，本节主要介绍 MRI 断面解剖。

一、上　　肢

（一）横断面

　　1. 肩关节层面　此平面通过第 2 胸椎，肱骨头呈半球形，与肩胛骨的关节盂构成关节。喙突自关节盂内侧向前外突起，其与肱骨头间有肱二头肌腱。肱骨头前外后方为宽大的三角肌。冈上肌、冈下肌在肱骨头和肩胛骨后方，肩胛下肌在肩胛骨前方。冈上肌、肩胛下肌、冈下肌及其下方的小圆肌（含肌腱），分别经过肩关节的前方、上方、后方，紧贴肩关节囊形成"肩袖"（图 9-3-1）。

　　2. 上臂中段层面　肱骨断面呈椭圆形，内外侧分别附着臂内侧、外侧肌间隔，分隔屈肌与伸肌。屈肌群中肱肌紧贴肱骨前外缘，二头肌居浅层；伸肌群在肱骨后方，为肱三头肌和下方的肘肌。臂内、外侧肌间隔内均有神经、血管。在浅筋膜内肱二头肌外侧沟处有头静脉（图 9-3-2）。

　　3. 肘关节层面

　　（1）肱骨髁间层面：肱骨下段扁平，内外侧突起分别为内上髁、外上髁，内上髁后面为尺神经沟，内有尺神经。肱骨后面的凹陷为鹰嘴窝与后面的尺骨鹰嘴构成肱尺关节。肱骨前方覆以肱肌，其外侧为肱桡肌，两肌间有桡神经。肱肌前为肱二头肌、前内侧为旋前圆肌，三肌间为肘窝，内有肱动脉、静脉和正中神经。肱骨下端外侧有桡侧腕长伸肌、腕短伸肌，在肱骨下端与鹰嘴的后缘有肱三头肌腱和尺侧腕伸肌（图 9-3-3）。

　　（2）尺骨冠突层面：尺骨冠突呈不规则形，桡切迹和圆形的桡骨头内缘构成近侧桡尺关节，桡骨环韧带环绕桡骨头周围。关节前面是肱肌，其前内方是旋前圆肌，内侧是桡侧腕

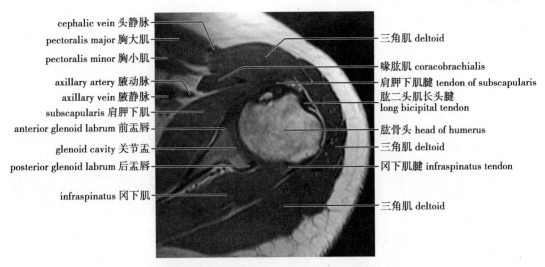

cephalic vein 头静脉
pectoralis major 胸大肌
pectoralis minor 胸小肌
axillary artery 腋动脉
axillary vein 腋静脉
subscapularis 肩胛下肌
anterior glenoid labrum 前盂唇
glenoid cavity 关节盂
posterior glenoid labrum 后盂唇
infraspinatus 冈下肌

三角肌 deltoid
喙肱肌 coracobrachialis
肩胛下肌腱 tendon of subscapularis
肱二头肌长头腱
long bicipital tendon
肱骨头 head of humerus
三角肌 deltoid
冈下肌腱 infraspinatus tendon
三角肌 deltoid

图 9-3-1　肩关节盂下部层面（MRI T₁WI）

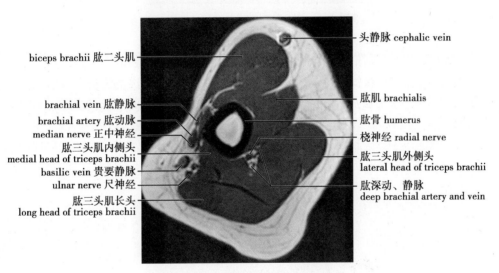

biceps brachii 肱二头肌
brachial vein 肱静脉
brachial artery 肱动脉
median nerve 正中神经
肱三头肌内侧头
medial head of triceps brachii
basilic vein 贵要静脉
ulnar nerve 尺神经
肱三头肌长头
long head of triceps brachii

头静脉 cephalic vein
肱肌 brachialis
肱骨 humerus
桡神经 radial nerve
肱三头肌外侧头
lateral head of triceps brachii
肱深动、静脉
deep brachial artery and vein

图 9-3-2　上臂中段层面（MRI T₁WI）

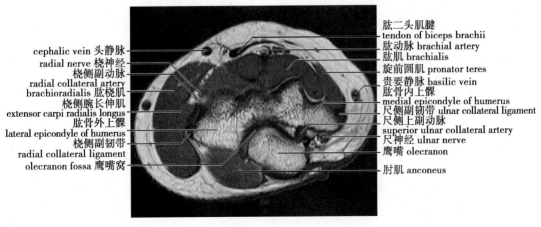

cephalic vein 头静脉
radial nerve 桡神经
桡侧副动脉
radial collateral artery
brachioradialis 肱桡肌
桡侧腕长伸肌
extensor carpi radialis longus
肱骨外上髁
lateral epicondyle of humerus
桡侧副韧带
radial collateral ligament
olecranon fossa 鹰嘴窝

肱二头肌腱
tendon of biceps brachii
肱动脉 brachial artery
肱肌 brachialis
旋前圆肌 pronator teres
贵要静脉 basilic vein
肱骨内上髁
medial epicondyle of humerus
尺侧副韧带 ulnar collateral ligament
尺侧上副动脉
superior ulnar collateral artery
尺神经 ulnar nerve
鹰嘴 olecranon
肘肌 anconeus

图 9-3-3　肱骨髁间层面（MRI T₁WI）

屈肌。关节后方是肱三头肌。桡骨外侧为桡侧腕长伸肌，其前方是肱桡肌。肱肌和肱桡肌间有桡神经。冠突内侧有指浅屈肌、尺侧腕屈肌、指深屈肌及其与尺骨之间的尺神经（图9-3-4）。

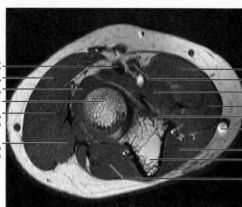

radial collateral artery 桡侧副动脉
brachioradialis 肱桡肌
supinator 旋后肌
radial head 桡骨小头
桡侧腕长伸肌
extensor carpi radialis longus
桡侧腕短伸肌
extensor carpi radialis brevis

旋前圆肌 pronator teres
肱动静脉 brachial artery and vein
肱肌 brachialis
指浅屈肌 flexor digitorum superficialis
肱二头肌腱 tendon of biceps brachii
贵要静脉 basilic vein
指深屈肌 flexor digitorum profundus
尺骨体 body of ulna
肘肌 anconeus

图9-3-4　尺骨冠突层面（MRI T₁WI）

4. 前臂中段层面　尺骨、桡骨断面均呈三角形，中间以骨间膜相连。尺骨、桡骨和骨间膜的前方为前臂屈肌群，自浅入深分三层。浅层由桡侧向尺侧依次为肱桡肌、桡侧腕屈肌、掌长肌和尺侧腕屈肌；中层后外侧为旋前圆肌，前内侧为指浅屈肌；深层桡侧为拇长屈肌，尺侧为指深屈肌。尺骨、桡骨和骨间膜的后方为前臂伸肌群，分浅、深两层。浅层由桡侧向尺侧依次为桡侧腕长伸肌、桡侧腕短伸肌、指伸肌、小指伸肌和尺侧腕伸肌；深层由桡侧向尺侧依次为旋后肌、拇长展肌和拇长伸肌。前臂神经血管主要穿行于屈肌之间（图9-3-5）。

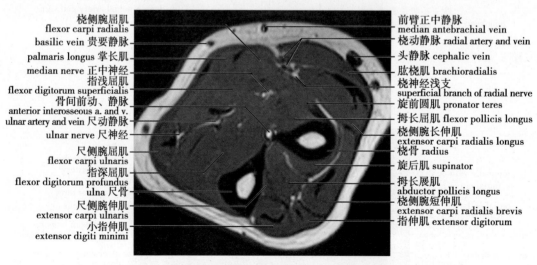

桡侧腕屈肌
flexor carpi radialis
basilic vein 贵要静脉
palmaris longus 掌长肌
median nerve 正中神经
指浅屈肌
flexor digitorum superficialis
骨间前动、静脉
anterior interosseous a. and v.
ulnar artery and vein 尺动静脉
ulnar nerve 尺神经
尺侧腕屈肌
flexor carpi ulnaris
指深屈肌
flexor digitorum profundus
ulna 尺骨
尺侧腕伸肌
extensor carpi ulnaris
小指伸肌
extensor digiti minimi

前臂正中静脉
median antebrachial vein
桡动静脉 radial artery and vein
头静脉 cephalic vein
肱桡肌 brachioradialis
桡神经浅支
superficial branch of radial nerve
旋前圆肌 pronator teres
拇长屈肌 flexor pollicis longus
桡侧腕长伸肌
extensor carpi radialis longus
桡骨 radius
旋后肌 supinator
拇长展肌
abductor pollicis longus
桡侧腕短伸肌
extensor carpi radialis brevis
指伸肌 extensor digitorum

图9-3-5　前臂中段层面（MRI T₁WI）

5. 腕关节层面　在远侧列腕骨层面　手腕背侧面由桡侧至尺侧依次可见大多角骨、小多角骨、头状骨及钩骨，连成一凹向掌侧的弧形。大多角骨和钩骨之间前面由中部屈肌支持带与腕骨间掌侧韧带连接围成的空隙为腕管，腕管内有拇长屈肌腱、指浅屈肌腱、指深屈肌腱等9条肌腱，正中神经在诸腱的前方。大多角骨和腕管的前面是拇指对掌肌和拇短展肌。钩骨的外侧是小指展肌，腕管和钩骨钩的前面是尺动脉、尺神经掌支。

腕背侧，钩骨的背侧是尺侧腕伸肌腱、小指伸肌，头钩骨的背侧有5条指总伸肌腱，小多角骨背侧有桡侧腕长深肌腱、桡侧腕短深肌腱，大多角骨背侧是拇长伸肌腱，其外侧为拇短伸肌腱，其间有桡动脉、桡神经浅支（图9-3-6）。

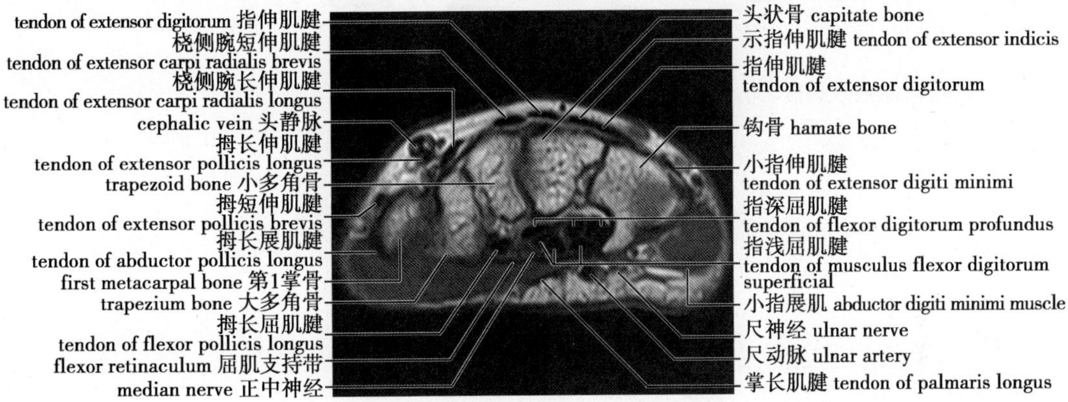
tendon of extensor digitorum 指伸肌腱
桡侧腕短伸肌腱
tendon of extensor carpi radialis brevis
桡侧腕长伸肌腱
tendon of extensor carpi radialis longus
cephalic vein 头静脉
拇长伸肌腱
tendon of extensor pollicis longus
trapezoid bone 小多角骨
拇短伸肌腱
tendon of extensor pollicis brevis
拇长展肌腱
tendon of abductor pollicis longus
first metacarpal bone 第1掌骨
trapezium bone 大多角骨
拇长屈肌腱
tendon of flexor pollicis longus
flexor retinaculum 屈肌支持带
median nerve 正中神经
头状骨 capitate bone
示指伸肌腱 tendon of extensor indicis
指伸肌腱
tendon of extensor digitorum
钩骨 hamate bone
小指伸肌腱
tendon of extensor digiti minimi
指深屈肌腱
tendon of flexor digitorum profundus
指浅屈肌腱
tendon of musculus flexor digitorum superficial
小指展肌 abductor digiti minimi muscle
尺神经 ulnar nerve
尺动脉 ulnar artery
掌长肌腱 tendon of palmaris longus

图9-3-6 腕关节层面（MRI T_1WI）

（二）冠状面

1. 肩关节层面 冈上肌腱的上内方分别为肩峰、肩锁关节和锁骨远侧段。冈上肌和肩峰间可见潜在的肩峰下三角肌滑囊。肱二头肌长头腱通过关节囊上面附着于盂上结节，关节囊滑膜层随肌腱延伸，在肱骨上端的结节间沟内形成双层的滑液鞘，喙锁韧带在偏前的层面显示。冈上肌的外下方为冈下肌，其下面为小圆肌。肩关节外侧有三角肌附着，三角肌包绕肱骨头的上方和外侧。肩胛下肌在肩胛盂下方的肩胛窝内。肩关节囊壁下方有腋神经和肱动脉、肱静脉。更下方可见背阔肌腱接近肱骨的止点，其内侧为肱三头肌长头接近盂下结节（图9-3-7，图9-3-8）。

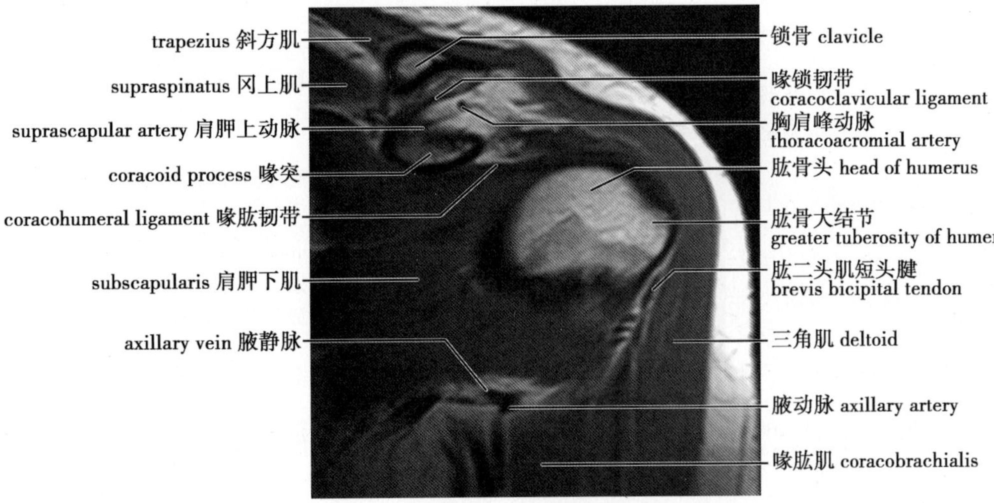
trapezius 斜方肌
supraspinatus 冈上肌
suprascapular artery 肩胛上动脉
coracoid process 喙突
coracohumeral ligament 喙肱韧带
subscapularis 肩胛下肌
axillary vein 腋静脉
锁骨 clavicle
喙锁韧带
coracoclavicular ligament
胸肩峰动脉
thoracoacromial artery
肱骨头 head of humerus
肱骨大结节
greater tuberosity of humerus
肱二头肌短头腱
brevis bicipital tendon
三角肌 deltoid
腋动脉 axillary artery
喙肱肌 coracobrachialis

图9-3-7 肱骨头前部层面（MRI T_1WI）

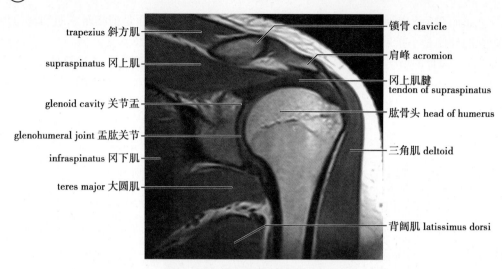

图 9-3-8 肩关节盂层面（MRI T₁WI）

临床意义

　　肩关节常作斜冠状面扫描，以肩锁关节轴位像为参考，扫描面平行于冈上肌腱，在正中及偏前的层面肩袖组织，尤其冈上肌，从肌腹到肱骨大结节附着点均被显示。肩关节冠状位不仅能够完整显示肩肱关节，更重要的是能够清晰显示冈上肌腱的形态和全貌，对临床常见的肩袖损伤的显示效果最佳。

　　2. 肘关节层面　切面通过肘关节中部，包括肱骨远端、尺桡骨近端、尺侧副韧带、桡侧副韧带及其浅表的伸肌和屈肌总腱。旋前圆肌位于肱骨内上髁和尺骨冠突的内下方，旋后肌位于桡骨小头的下方，两肌之间为肱肌。肱桡肌起自肱骨外侧缘下部，止于桡骨茎突。桡侧腕长伸肌、腕短伸肌位于桡骨小头的外下方（图 9-3-9）。

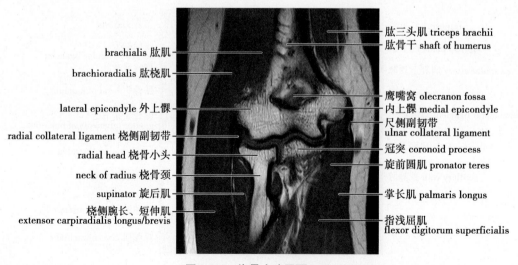

图 9-3-9　桡骨小头层面（MRI T₁WI）

3．腕关节层面 通过腕管、钩骨钩、豌豆骨和大多角骨结节层面顺序显示桡侧第 1 掌骨、大多角骨、舟状骨和尺侧钩骨钩和腕豆骨两排腕骨，其间为腕管，内有指浅屈肌、指深屈肌和拇长屈肌的 9 条腱穿过，分别被屈肌总腱鞘和拇长屈肌腱鞘包绕。正中神经经过两鞘间连于手掌。桡侧副韧带附着于桡骨茎突与舟状骨，尺骨副韧带附着于尺骨茎突与三角骨（图 9-3-10，图 9-3-11）。

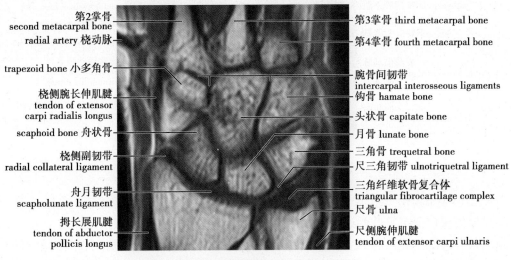

第2掌骨 second metacarpal bone
radial artery 桡动脉
trapezoid bone 小多角骨
桡侧腕长伸肌腱 tendon of extensor carpi radialis longus
scaphoid bone 舟状骨
桡侧副韧带 radial collateral ligament
舟月韧带 scapholunate ligament
拇长展肌腱 tendon of abductor pollicis longus

第3掌骨 third metacarpal bone
第4掌骨 fourth metacarpal bone
腕骨间韧带 intercarpal interosseous ligaments
钩骨 hamate bone
头状骨 capitate bone
月骨 lunate bone
三角骨 trequetral bone
尺三角韧带 ulnotriquetral ligament
三角纤维软骨复合体 triangular fibrocartilage complex
尺骨 ulna
尺侧腕伸肌腱 tendon of extensor carpi ulnaris

图 9-3-10 腕背侧层面（MRI T₁WI）

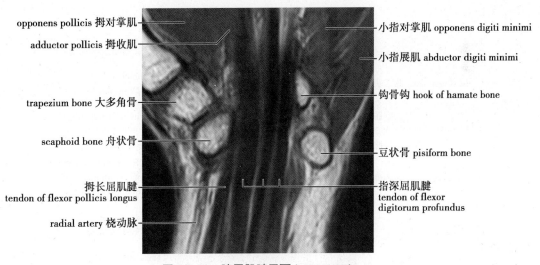

opponens pollicis 拇对掌肌
adductor pollicis 拇收肌
trapezium bone 大多角骨
scaphoid bone 舟状骨
拇长屈肌腱 tendon of flexor pollicis longus
radial artery 桡动脉

小指对掌肌 opponens digiti minimi
小指展肌 abductor digiti minimi
钩骨钩 hook of hamate bone
豆状骨 pisiform bone
指深屈肌腱 tendon of flexor digitorum profundus

图 9-3-11 腕屈肌腱层面（MRI T₁WI）

（三）矢状面

1．肩关节层面 肩关节斜矢状位扫描以盂肱关节上部轴位像为参考，选择平行于盂肱关节面进行扫描。关节上方可见肩峰、肩锁关节和肩肱韧带。肱骨头上方有关节软骨和关节腔，关节腔上方可见冈上肌及其肌腱呈弓形走向附着于肱骨大结节。肱骨头后缘由近向远依次可见关节盂、冈下肌及其下方的小圆肌。肱骨头前缘可见肱二头肌长头腱。肱骨头的下方为肱骨干骺端的部分断面，其下方的有旋肱后动脉、喙肱肌和大圆肌等结构（图 9-3-12）。

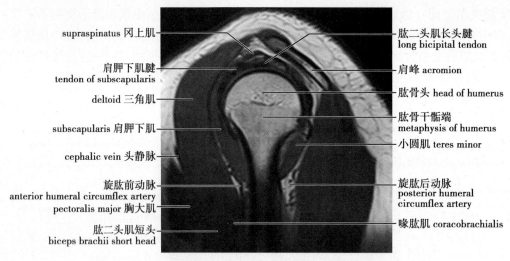

supraspinatus 冈上肌
肩胛下肌腱 tendon of subscapularis
deltoid 三角肌
subscapularis 肩胛下肌
cephalic vein 头静脉
旋肱前动脉 anterior humeral circumflex artery
pectoralis major 胸大肌
肱二头肌短头 biceps brachii short head

肱二头肌长头腱 long bicipital tendon
肩峰 acromion
肱骨头 head of humerus
肱骨干骺端 metaphysis of humerus
小圆肌 teres minor
旋肱后动脉 posterior humeral circumflex artery
喙肱肌 coracobrachialis

图 9-3-12　肱骨头中部层面（MRI T$_1$WI）

2. 肘关节层面　肘关节矢状切面以垂直于肱骨内上髁、外上髁连线为基准，近中线的旁尺侧矢状切面可见肱骨远端与尺骨近端，肱骨滑车呈圆形，和髁上以菲薄的冠突窝、鹰嘴窝共有的底壁相连。尺骨半月切迹包绕滑车的大部分，尺骨的冠突和鹰嘴分别位于滑车关节面的前后方，前后脂肪垫分别位于冠突窝和鹰嘴窝内。肱骨的前方有肱二头肌和肱肌跨过肘关节的前方，肱骨干的后面可见肱三头肌跨过肘关节的后方而止于尺骨鹰嘴（图 9-3-13）。

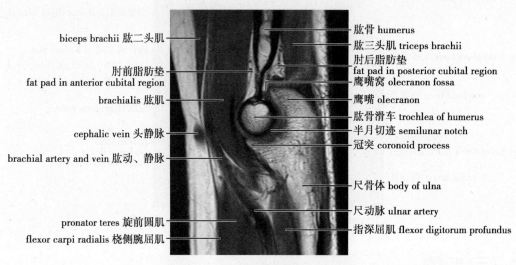

biceps brachii 肱二头肌
肘前脂肪垫 fat pad in anterior cubital region
brachialis 肱肌
cephalic vein 头静脉
brachial artery and vein 肱动、静脉
pronator teres 旋前圆肌
flexor carpi radialis 桡侧腕屈肌

肱骨 humerus
肱三头肌 triceps brachii
肘后脂肪垫 fat pad in posterior cubital region
鹰嘴窝 olecranon fossa
鹰嘴 olecranon
肱骨滑车 trochlea of humerus
半月切迹 semilunar notch
冠突 coronoid process
尺骨体 body of ulna
尺动脉 ulnar artery
指深屈肌 flexor digitorum profundus

图 9-3-13　尺骨鹰嘴层面（MRI T$_1$WI）

3. 腕关节层面　通过月骨和头状骨层面。月骨、头状骨和第 3 掌骨，构成腕骨间关节和腕掌关节。指深屈肌腱居腕管之深侧，指浅屈肌腱居指深屈肌腱与屈肌支持带之间，屈肌支持带居指浅屈肌腱的浅侧（图 9-3-14）。

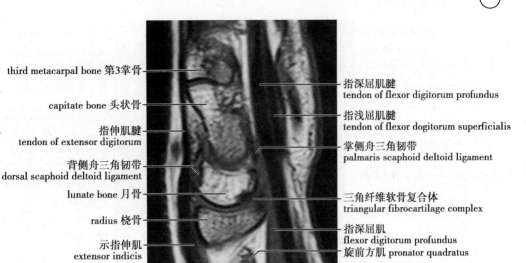

図 9-3-14　月骨层面（MRI T₁WI）

third metacarpal bone 第3掌骨
capitate bone 头状骨
指伸肌腱 tendon of extensor digitorum
背侧舟三角韧带 dorsal scaphoid deltoid ligament
lunate bone 月骨
radius 桡骨
示指伸肌 extensor indicis

指深屈肌腱 tendon of flexor digitorum profundus
指浅屈肌腱 tendon of flexor dogitorum superficialis
掌侧舟三角韧带 palmaris scaphoid deltoid ligament
三角纤维软骨复合体 triangular fibrocartilage complex
指深屈肌 flexor digitorum profundus
旋前方肌 pronator quadratus

二、下　肢

（一）横断面

1. 髋关节层面　此层面主要包括髋臼顶部层面、股骨头层面、股骨大转子层面、转子间层面、小转子层面（图 9-3-15～图 9-3-19）。这些层面涵盖了髋关节的全貌及邻近结构。股骨头呈球形，与髋臼形成月牙形的关节间隙。股骨头表面光滑，中部略凹陷为股骨头凹，内有股骨头圆韧带。股骨头中央骨小梁粗大分散呈星芒状称"星芒"征。髋臼前部为耻骨体，后部为坐骨，中部凹陷为髋臼窝，其与小骨盆腔间以薄层骨壁相隔。

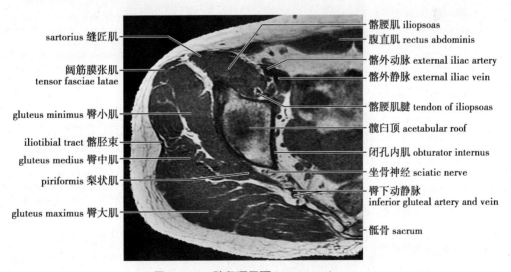

sartorius 缝匠肌
阔筋膜张肌 tensor fasciae latae
gluteus minimus 臀小肌
iliotibial tract 髂胫束
gluteus medius 臀中肌
piriformis 梨状肌
gluteus maximus 臀大肌

髂腰肌 iliopsoas
腹直肌 rectus abdominis
髂外动脉 external iliac artery
髂外静脉 external iliac vein
髂腰肌腱 tendon of iliopsoas
髋臼顶 acetabular roof
闭孔内肌 obturator internus
坐骨神经 sciatic nerve
臀下动静脉 inferior gluteal artery and vein
骶骨 sacrum

图 9-3-15　髋臼顶层面（MRI T₁WI）

髋关节的前外侧部为髂腰肌、股直肌、缝匠肌、阔筋膜张肌等。髋臼的骨盆缘覆以梭形闭孔内肌，其前外缘和耻骨后缘之间，可见闭孔神经和血管，此处为闭膜管断面，闭膜管处的耻骨上支后缘的切迹是耻骨闭孔沟。

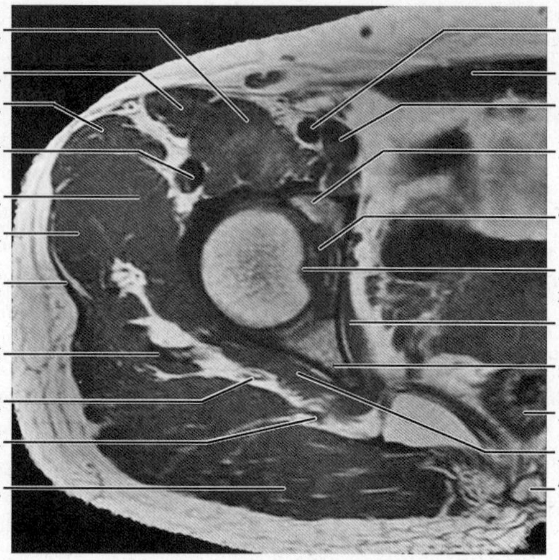

iliopsoas 髂腰肌

sartorius 缝匠肌

tensor fasciae latae 阔筋膜张肌

tendon of rectus femoris 股直肌腱

gluteus minimus 臀小肌

gluteus medius 臀中肌

iliotibial tract 髂胫束

tendon of gluteus medius 臀中肌腱

sciatic nerve 坐骨神经

inferior gluteal artery 臀下动脉

gluteus maximus 臀大肌

股动脉 femoral artery

腹直肌 rectus abdominis

股静脉 femoral vein

耻骨体 body of pubis

髋臼窝 acetabular fossa

股骨头凹 fovea of femoral head

闭孔内肌 obturator internus

坐骨体 body of ischium

直肠 rectum

上孖肌 gemellus superior

骶骨 sacrum

图 9-3-16　股骨头层面（MRI T₁WI）

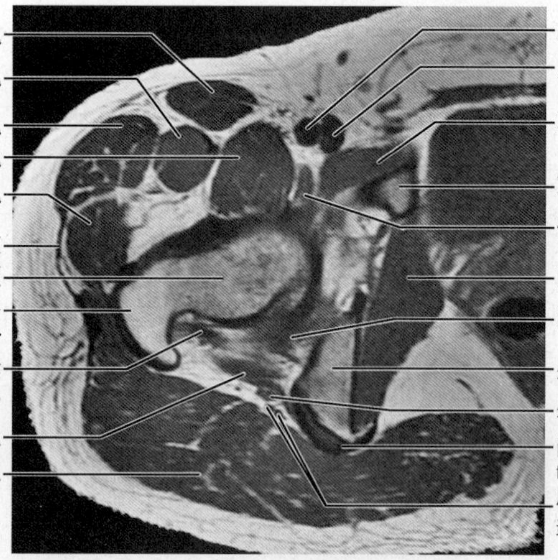

sartorius 缝匠肌

rectus femoris 股直肌

tensor fasciae latae 阔筋膜张肌

iliopsoas 髂腰肌

gluteus minimus 臀小肌

iliotibial tract 髂胫束

neck of femur 股骨颈

股骨大转子 greater trochanter of femur

闭孔外肌腱 tendon of obturator externus

quadratus femoris 股方肌

gluteus maximus 臀大肌

股动脉 femoral artery

股静脉 femoral vein

耻骨肌 pectineus

耻骨上支 superior ramus of pubis

髂腰肌腱 tendon of iliopsoas

闭孔内肌 obturator internus

闭孔外肌 obturator externus

坐骨 ischium

坐骨神经 sciatic nerve

闭孔内肌腱 tendon of obturator internus

臀下动静脉 inferior gluteal artery and vein

图 9-3-17　股骨大转子层面（MRI T₁WI）

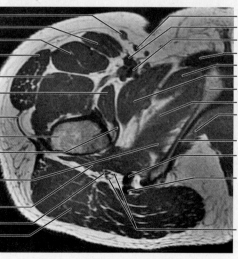

lymph node 淋巴结

sartorius 缝匠肌

rectus femoris 股直肌

阔筋膜张肌 tensor fasciae latae

vastus lateralis 股外侧肌

iliopsoas 髂腰肌

iliotibial tract 髂胫束

femur 股骨

tendon of iliopsoas 髂腰肌腱

obturator externus 闭孔外肌

quadratus femoris 股方肌

sciatic nerve 坐骨神经

gluteus maximus 臀大肌

大隐静脉 great saphenous vein

股动脉 femoral artery

股静脉 femoral vein

长收肌 adductor longus

短收肌 adductor brevis

耻骨肌 pectineus

耻骨下支 inferior ramus of pubis

大收肌 adductor magnus

闭孔内肌 obturator internus

坐骨支 ramus of ischium

半膜肌腱 tendon of semimembranosus

半腱肌与股二头肌长头联合腱 conjoined tendon of semitendinosus and caput longum musculi bicipitis femoris

臀下动静脉 inferior gluteal artery and vein

图 9-3-18　股骨转子间层面（MRI T₁WI）

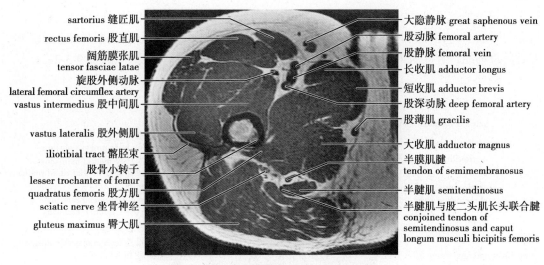

图 9-3-19 股骨小转子层面（MRI T₁WI）

髋关节的后部是臀部肌群，臀大肌、臀中肌、臀小肌呈前后排列。坐骨神经在臀大肌的深部。髋关节前内方可见股神经、股动脉、股静脉。

2. 大腿中段层面 股骨干居大腿断面中央偏外，近似圆形，后有一嵴为粗线。股部肌肉分为3群分别为肌肉表面的阔筋膜与股骨间形成的前、内、后3个骨筋膜鞘包绕：前群为伸肌，主要为股四头肌，包绕股骨前面及外侧面，在股内侧肌内后方可见缝匠肌；内收肌群有大收肌、股薄肌、长收肌、短收肌和耻骨肌；后群为屈肌群，后外侧为股二头肌，后内侧为半腱肌和半膜肌。前群与内侧肌群可见三角形内收肌管，内有股动脉、股静脉、隐神经等结构。股深动脉、静脉位于长收肌与大收肌之间，坐骨神经断面近似圆形位于后骨筋膜鞘内。大隐静脉通行于股内侧浅筋膜内（图 9-3-20）。

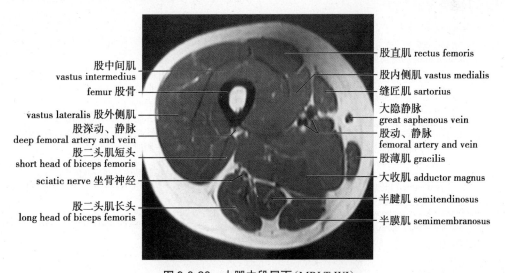

图 9-3-20 大腿中段层面（MRI T₁WI）

3. 膝关节层面 髁间隆起层面最前部的是髌韧带。其深面为髌下脂肪垫影。在两半月板间，近内侧半月板的是前、后髁间结节，近外侧半月板的是髁间隆起断面影。内侧半月板包绕着股骨内侧髁的关节面断面，内侧半月板内侧是内侧副韧带，外侧半月板外侧为外侧副韧带及股二头肌腱。内侧半月板后方有半膜肌腱及缝匠肌,外侧半月板后方为跖肌。后方为腓肠肌内侧头、外侧头,两头之间是腘动脉、腘静脉和胫神经。腓肠肌外侧头的后外方是腓总神经。缝匠肌内后侧的浅筋膜内有大隐静脉。最后方有小隐静脉(图9-3-21)。

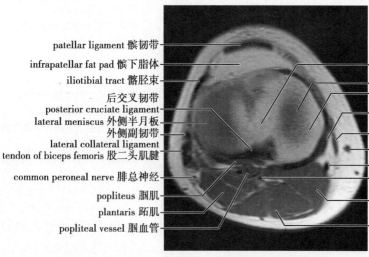

图9-3-21 胫骨髁间隆突层面(MRI T₁WI)

4. 小腿上段层面 在胫骨粗隆层面,胫骨在前内方,其前端膨大为胫骨粗隆,腓骨在外后方,两骨间有骨间膜相连。胫腓骨前外侧有胫前肌、趾长伸肌、踇长伸肌和腓骨长肌、腓骨短肌,诸肌肉与骨间膜之间有胫前动脉、胫前静脉和腓深神经。胫骨后是腘肌和胫骨后肌,腓骨后见比目鱼肌,其内侧为跖肌,最后方是肥厚的腓肠肌内侧头、外侧头。在骨间膜、比目鱼肌和胫后肌之间可见到胫后动脉、胫后静脉及胫神经。小腿内侧皮下有大隐静脉(图9-3-22)。

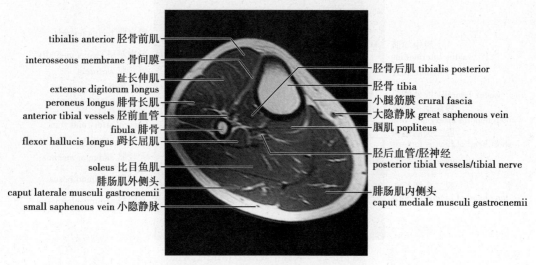

图9-3-22 小腿上段层面(MRI T₁WI)

5. 小腿下段层面 胫骨骨皮质较厚,形似三角形,腓骨略呈环行。两骨间以骨间膜相连,骨间膜前有胫骨前肌、趾长伸肌、踇长伸肌和腓骨长短肌,它们与骨间膜之间有胫前动脉、胫前静脉和腓深神经。骨间膜后方为趾长屈肌、胫骨后肌和跛长屈肌。它们和比目鱼肌的肌间隙中有胫后动脉、胫后静脉、胫神经和腓动脉、腓静脉。最后方是腓肠肌腱膜（图9-3-23）。

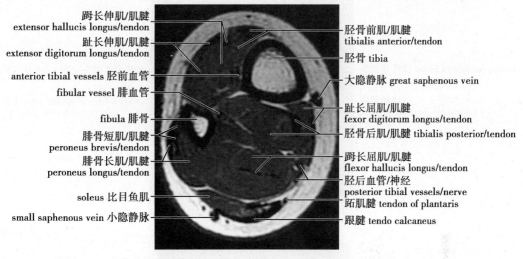

图 9-3-23 小腿下段层面（MRI T$_1$WI）

（二）冠状面

1. **髋关节层面** 在通过股骨头中心平面上。髋臼与股骨头相关节，髋臼窝内可见关节内脂肪垫。股骨头外上方及髋臼内下方可见关节唇。髋臼上方为髂肌、外侧为臀小肌。闭孔内肌位于闭孔内侧。膀胱位于小骨盆前部。闭孔外肌位于闭孔外侧。股骨上段外侧有股外侧肌，内侧为内收肌群（图9-3-24）。

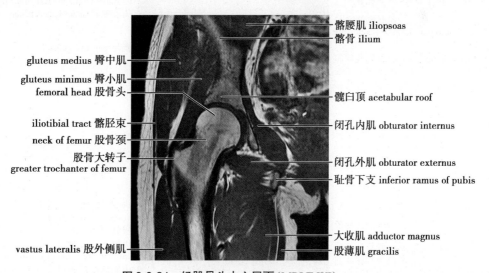

图 9-3-24 经股骨头中心层面（MRI T$_1$WI）

2. **膝关节层面** 由前至后主要包括半月板前角层面、半月板体部层面、胫骨髁间隆突层面、半月板后角层面，主要显示内外侧副韧带、半月板体部、关节面软骨、髁间棘及内外侧平台等结构（图9-3-25～图9-3-28）。外侧副韧带在后方的冠状层面显示尤为清楚，因其从股骨外侧髁斜向腓骨小头外侧走行。外侧半月板后角及部分体部与外侧副韧带之间隔有疏

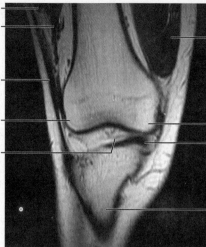

vastus lateralis 股外侧肌
vastus intermedius 股中间肌
股内侧肌 vastus medialis
iliotibial tract 髂胫束
lateral condyle of femur 股骨外侧髁
股骨内侧髁 medial condyle of femur
膝横韧带 transverse ligament of knee
内侧半月板前角 anterior horn of medial meniscus
胫骨粗隆 tibial tuberosity

图 9-3-25 半月板前角层面（MRI T₁WI）

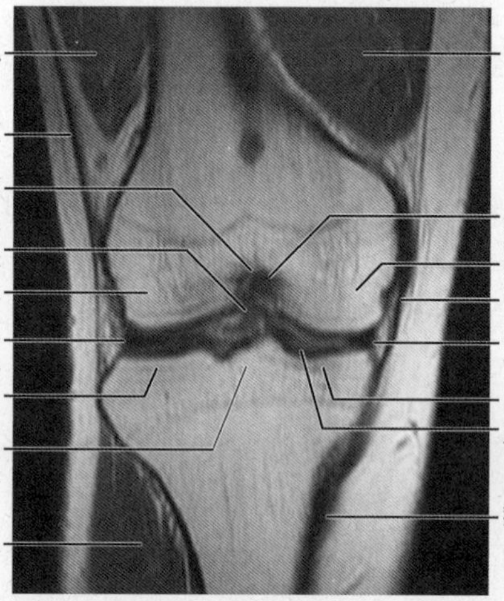

vastus lateralis 股外侧肌
股内侧肌 vastus medialis
iliotibial tract 髂胫束
intercondylar fossa 髁间窝
后交叉韧带 posterior cruciate ligament
前交叉韧带 anterior cruciate ligament
股骨内侧髁 medial condyle of femur
lateral condyle of femur 股骨外侧髁
内侧副韧带 medial collateral ligament
外侧半月板体部 caudomedial part of lateral meniscus
内侧半月板体部 caudomedial part of medial meniscus
lateral tibial plateau 外侧胫骨平台
内侧胫骨平台 medial tibial plateau
胫骨髁间隆起 intercondylar process of tibia
关节软骨 articular cartilage
extensor digitorum longus 趾长伸肌
鹅足 pes anserinus

图 9-3-26 半月板体部层面（MRI T₁WI）

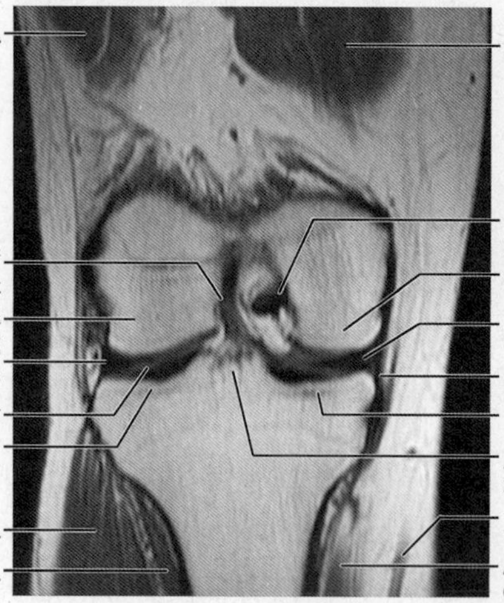

vastus lateralis 股外侧肌
股内侧肌 vastus medialis
后交叉韧带 posterior cruciate ligament
前交叉韧带 anterior cruciate ligament
股骨内侧髁 medial condyle of femur
lateral condyle of femur 股骨外侧髁
内侧半月板体部 caudomedial part of medial meniscus
外侧半月板体部 caudomedial part of lateral meniscus
内侧副韧带 medial collateral ligament
articular cartilage 关节软骨
内侧胫骨平台 medial tibial plateau
lateral tibial plateau 外侧胫骨平台
胫骨髁间隆起 intercondylar process of tibia
extensor digitorum longus 趾长伸肌
大隐静脉 great saphenous vein
tibialis posterior 胫骨后肌
腓肠肌内侧头 caput mediale musculi gastrocnemii

图 9-3-27 胫骨髁间隆突层面（MRI T₁WI）

松结缔组织，腘肌腱位于其中。在后方的腘窝层面偶可见起于外侧半月板后角斜行向上、止于股骨内侧髁外侧面的半月板股韧带。内侧副韧带在中部偏前冠状层面显示最清晰，其走行在股骨内侧髁和胫骨近端的干骺端内侧，下至关节面下 9cm 左右。髁间窝处可见胫骨的内侧髁间棘前方的前交叉韧带，其止于股骨外侧髁内侧。前中部冠状层面可显示起自胫骨的内侧髁间棘后外侧的后交叉韧带，其斜行向上前内方止于股骨内侧髁的外面。

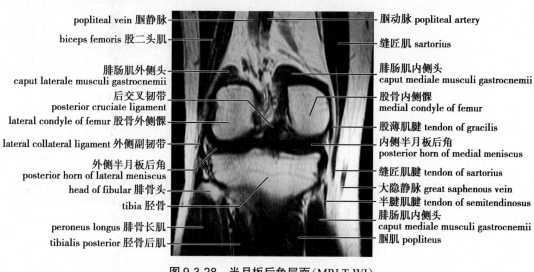

图 9-3-28　半月板后角层面（MRI T₁WI）

3. 踝关节层面　可见内踝、外踝和胫骨下面与距骨滑车构成踝关节，距骨体与跟骨构成跟距关节位于其下。距骨下面上凹的距骨沟与跟骨间围成的区域为跗骨窦，跟骨上面内侧扁平状突起为载距突，其内侧、内踝下方为踝管，内有胫骨后肌腱、趾长屈肌腱、𧿹长屈肌腱、胫神经和足底内侧血管。跟腓韧带位于踝关节的外侧，起于外踝，向下止于距骨和跟骨。胫距三角纤维和胫跟三角纤维，分别居胫骨和距骨之间以及胫骨与跟骨之间。距腓后韧带位于踝关节的外侧，外髁的内下方，它起于外髁，向后外方止于距骨（图 9-3-29）。

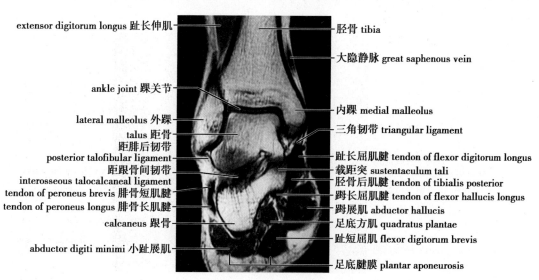

图 9-3-29　踝关节中部层面（MRI T₁WI）

(三) 矢状面

1. **髋关节层面**　通过股骨头及髋臼顶外侧部平面。股骨头呈球形嵌于钳状的髋臼内,髋关节前方有髂腰肌,其前方有股动脉、股静脉。髋关节后方自前向后见臀小肌、臀中肌、臀大肌。臀中肌下方有梨状肌和股方肌。髋关节下方有闭孔外肌、耻骨肌和大收肌(图 9-3-30)。

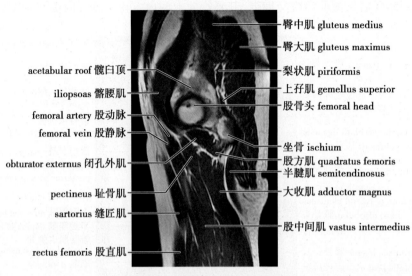

图 9-3-30　经股骨头层面(MRI T₁WI)

2. **膝关节层面**　膝关节矢状层面由外至内主要包括外侧半月板体部层面、外侧半月板前后角层面、前交叉韧带层面、后交叉韧带层面、内侧半月板前后角层面等,这些层面主要显示半月板、交叉韧带、关节囊、髌骨及其韧带等结构(图 9-3-31～图 9-3-35)。

在外围旁矢状位图像上内侧、外侧半月板体部显示为蝴蝶结形。近正中矢状位图像上内侧、外侧半月板的前角、后角分别为对峙的三角形低信号影,前后两个三角形的尖部光滑、锐利,后角的三角形宽度和高度均大于前角。正中矢状层面即髁间窝层面由内向外分别可显示低信号的后交叉韧带和前交叉韧带。前者呈弓形带状低信号,上从股骨内侧髁的

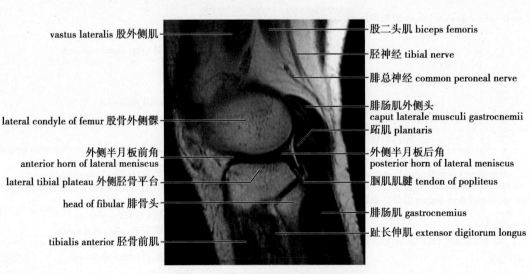

图 9-3-31　外侧半月板体部层面(MRI T₁WI)

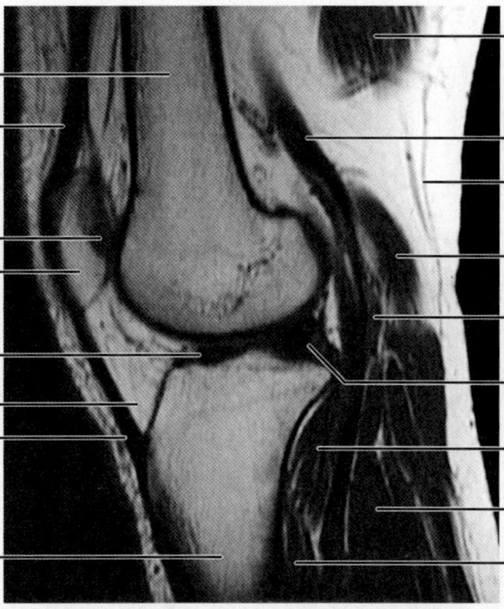

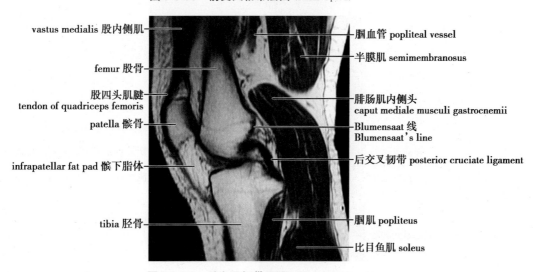

femur 股骨

股四头肌腱
tendon of quadriceps femoris

articular cartilage 关节软骨
patella 髌骨

外侧半月板前角
anterior horn of lateral meniscus
infrapatellar fat pad 髌下脂体
patellar ligament 髌韧带

tibia 胫骨

半膜肌 semimembranosus

腘血管 popliteal vessel

小隐静脉 small saphenous vein

腓肠肌外侧头
caput lateral musculi gastrocnemii
跖肌 plantaris

外侧半月板后角
posterior horn of lateral meniscus
腘肌 popliteus

比目鱼肌 soleus

胫骨后肌 tibialis posterior

图 9-3-32　外侧半月板前后角层面（MRI T₁WI）

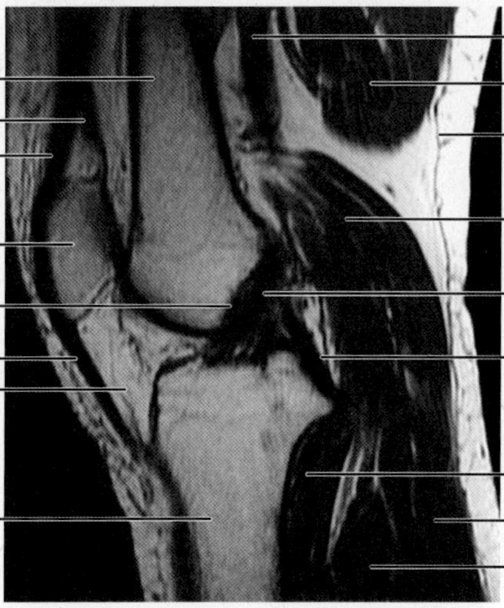

femur 股骨

suprapatellar bursa 髌上囊
股四头肌腱
tendon of quadriceps femoris

patella 髌骨

Blumensaat 线
Blumensaat's line
patellar ligament 髌韧带
infrapatellar fat pad 髌下脂体

tibia 胫骨

腘血管 popliteal vessel
半膜肌 semimembranosus
小隐静脉 small saphenous vein

腓肠肌内侧头
caput mediale musculi gastrocnemii
前交叉韧带 anterior cruciate ligament

后交叉韧带 posterior cruciate ligament

腘肌 popliteus
腓肠肌 gastrocnemius
比目鱼肌 soleus

图 9-3-33　前交叉韧带层面（MRI T₁WI）

vastus medialis 股内侧肌

femur 股骨

股四头肌腱
tendon of quadriceps femoris
patella 髌骨

infrapatellar fat pad 髌下脂体

tibia 胫骨

腘血管 popliteal vessel
半膜肌 semimembranosus

腓肠肌内侧头
caput mediale musculi gastrocnemii
Blumensaat 线
Blumensaat's line

后交叉韧带 posterior cruciate ligament

腘肌 popliteus
比目鱼肌 soleus

图 9-3-34　后交叉韧带层面（MRI T₁WI）

前外侧面,下至胫骨髁间棘的后外侧;后者可为单束或多束状低或等信号,上从股骨外侧髁的内侧面,下至胫骨平台的前外侧。膝横韧带在外侧半月板前角的矢状位层面显示较为清楚,表现为点状低信号或等高信号。外侧半月板体部层面可见腘肌腱位于外侧半月板的后方,为斜行向上的条形等低信号影,此层面前方可显示股四头肌腱附着在髌骨上极的表面,髌韧带附着在髌骨下极的表面,其后方为边界光滑的髌下脂肪垫。

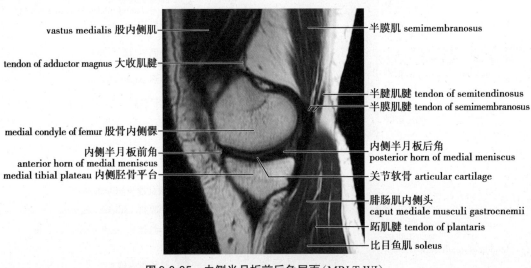

图 9-3-35 内侧半月板前后角层面(MRI T₁WI)

临床意义

内侧半月板前角平均宽约 7~8mm,体部和后角平均宽约 10~11mm,后角的高度比前角大 10%~30%。外侧半月板前后角大小相似,宽度约 10~11mm。半月板撕裂表现为半月板内异常信号并与半月板的关节面相连。

3. 踝关节矢状面　外侧矢状面上,外踝居中,其前方可见胫腓前韧带,下方为距腓前韧带、距腓后韧带及跟腓韧带。外踝后方可见腓骨长肌腱(图 9-3-36)。

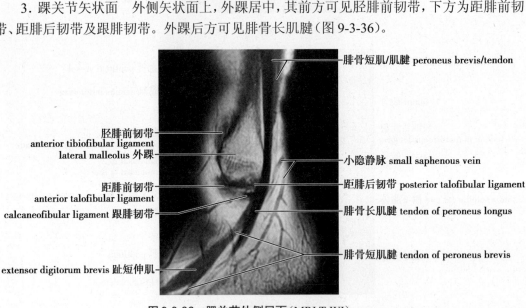

图 9-3-36 踝关节外侧层面(MRI T₁WI)

正中矢状面上,骨关节占据大部分,由近及远依次为胫骨远端、距骨和跟骨、足舟骨,相邻各骨构成关节。其间可见韧带相连,主要有骨间韧带连接距骨与跟骨,形态粗大;跟舟韧带连接跟骨上面与舟骨外侧面;跟骰足底韧带连接跟骨与骰骨;其与跟舟韧带合称分歧韧带。踝关节前方有胫骨前肌,后方有踇长屈肌,其后为跟后脂肪,跟腱自上而下附于跟骨结节(图 9-3-37)。

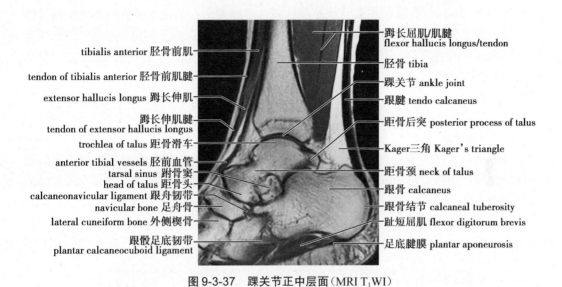

图 9-3-37 踝关节正中层面(MRI T₁WI)

内侧矢状面上,内踝居中,其前方可见大隐静脉,下方为三角韧带,后方可见趾长屈肌腱(图 9-3-38)。

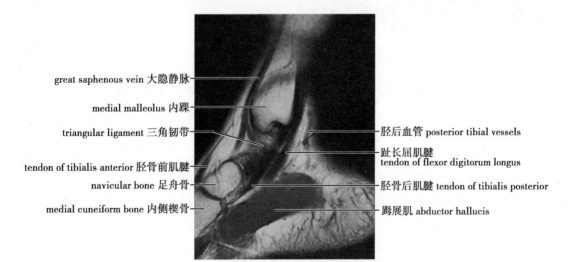

图 9-3-38 踝关节内侧层面(MRI T₁WI)

第四节　四肢血管造影解剖

正常肢体动脉造影的主干和分支的途径、分布位置及数目较为恒定,动脉干边缘光滑清楚。动脉由近向远逐渐变细,主干较直,分支细而稀疏,连续良好。血管走行具有一定的柔和感,除少数变异者外均有较恒定的解剖影像。

在 X 线造影像上,静脉的主要特征是静脉瓣。静脉瓣所在部位腔径有局部性扩张呈竹节状。深组静脉的静脉瓣多于浅组,下肢静脉瓣又多于上肢。由于静脉血流慢,造影剂有时可能与血液未混合均匀,引起静脉腔显影不全的征象,静脉管径粗于同水平的动脉,分支也多于同部位的动脉。

一、上　肢

(一)上肢动脉

锁骨下动脉延续为腋动脉,穿过腋后壁则称为肱动脉,肱动脉在肘窝平桡骨颈平面处分为桡动脉和尺动脉。桡动脉和尺动脉向下至腕关节水平分别移行为掌深支和掌浅支组成掌深弓和掌浅弓。

右侧锁骨下动脉起始于无名动脉(头臂干),左侧锁骨下动脉直接起自主动脉。锁骨下动脉的分支由内向外主要有椎动脉、胸廓内动脉、甲状颈干、肋颈干和肩胛上动脉(图 9-4-1)。

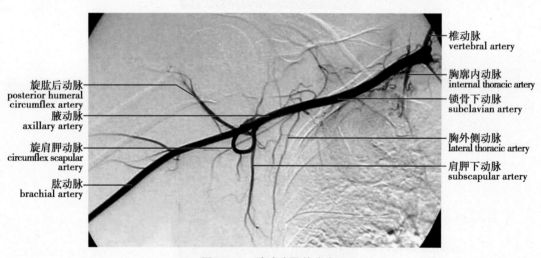

图 9-4-1　腋动脉及其分支

腋动脉为锁骨下动脉于第 1 肋外缘处向外的延续。该动脉发出 6 支分支:胸上动脉、胸肩峰动脉、胸外侧动脉、肩胛下动脉、旋肱前动脉和旋肱后动脉。

肱动脉是腋动脉的直接延续,在肱骨内侧下降至肘窝,平桡骨颈平面处,分为桡动脉和尺动脉,肱动脉分出肱深动脉、滋养动脉、尺侧上副动脉及肌支(图 9-4-2)。

桡动脉行走至前臂的外侧,尺动脉行于前臂的内侧。桡动脉移行至桡骨茎突至手背,穿第 1 掌骨间隙至手掌深面,桡动脉的深支与尺动脉的掌深支吻和成掌深弓。尺动脉在肘窝由肱动脉分出后发出骨间总动脉,向下分成骨间掌侧动脉和骨间背侧动脉,然后与桡动脉的掌浅支吻合形成掌浅弓(图 9-4-3)。

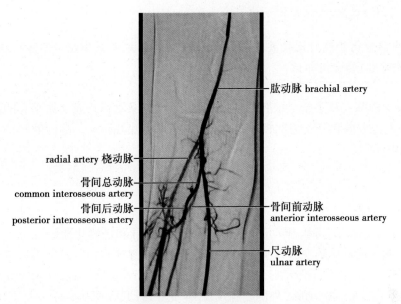

图 9-4-2 肱动脉及其分支

- 肱动脉 brachial artery
- radial artery 桡动脉
- 骨间总动脉 common interosseous artery
- 骨间后动脉 posterior interosseous artery
- 骨间前动脉 anterior interosseous artery
- 尺动脉 ulnar artery

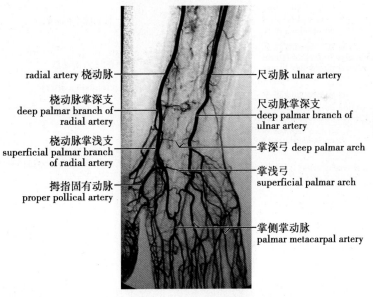

图 9-4-3 上肢远端动脉

- radial artery 桡动脉
- 桡动脉掌深支 deep palmar branch of radial artery
- 桡动脉掌浅支 superficial palmar branch of radial artery
- 拇指固有动脉 proper pollical artery
- 尺动脉 ulnar artery
- 尺动脉掌深支 deep palmar branch of ulnar artery
- 掌深弓 deep palmar arch
- 掌浅弓 superficial palmar arch
- 掌侧掌动脉 palmar metacarpal artery

（二）上肢静脉

上肢静脉分深、浅两组。浅静脉主要包括前臂桡侧的头静脉、尺侧的贵要静脉、中央的正中静脉。深静脉从腋腔与同名动脉伴行，每条动脉均有两条平行的静脉。

1. 上肢浅静脉 上肢浅静脉即皮下静脉，起于各指及手指背部之皮下静脉网，逐渐向上升至前臂。此种静脉可分为三条主干上行，居桡侧者称头静脉，在尺侧者为贵要静脉，位于中央者为正中静脉，收集上肢浅静脉、深静脉的全部血液为腋静脉。该静脉干位于腋动脉的前内侧。

> **临床意义**
>
> 　　肘正中静脉由于相对比较表浅,且相对较粗,是临床采血和经周围静脉插管行中央导管置管(PICC)的常用部位。

　　2. 上肢深静脉　从手掌至腋腔与同名动脉伴行,每条动脉均有 2 条平行的静脉。正常肢体静脉的走行方向和分支情况较不恒定,但都是分为深浅两组。静脉的腔径由肢体的远测向近侧逐渐增粗。

二、下　肢

(一)下肢动脉

　　下肢动脉主干有股动脉、腘动脉、胫前动脉、胫后动脉和足背动脉。

　　1. 股动脉　股动脉约在股骨头平面续于髂外动脉,逐渐走向股骨之内后方。股深动脉是股动脉的最大分支,位于股动脉外后方,行至股骨下 1/3 即止,与股动脉中段重叠。股深动脉起始部发出旋股内侧动脉、外侧动脉及 3～4 支穿透动脉(图9-4-4)。

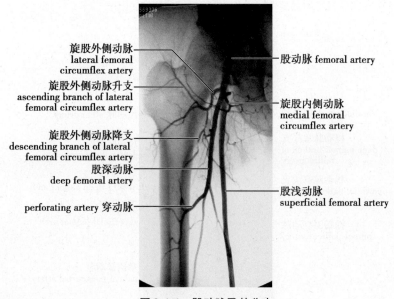

图 9-4-4　股动脉及其分支

　　2. 腘动脉　腘动脉的全长均为股动脉下段,胫骨上段,并沿两骨的中轴线下降。侧位片上,腘动脉沿股骨下端和胫骨上端的骨面下行,约在腓骨颈处分为胫前动脉、胫后动脉。腘动脉发出成对的膝上动脉和膝下动脉(图9-4-5)。

　　3. 胫前动脉和胫后动脉　胫前动脉下行至踝关节处,行至第 1 趾骨基底部内侧穿入骨间隙移行为足背动脉。腓动脉起自胫后动脉上部,沿腓骨的内侧下降至外踝附近。在正位片上,胫前动脉靠近最外侧,腓动脉居中。在内侧位投照时,胫前动脉偏前,胫后动脉偏后,腓动脉居中(图9-4-6)。

　　4. 足背动脉　足背动脉的分支再分布于足背、足趾等处。胫后动脉下行绕过内踝后方到足底分为足底内侧动脉和足底外侧动脉,足底外侧动脉和足背动脉的分支吻合形成足底动脉弓,由弓发出分支至足趾。

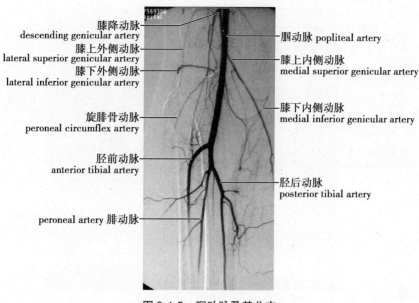

图 9-4-5　腘动脉及其分支

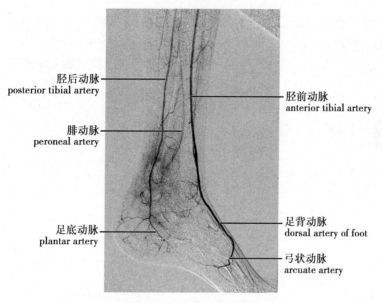

图 9-4-6　下肢远端动脉

（二）下肢静脉

下肢静脉分为浅、深两组。

1. 下肢浅静脉　包括足背静脉网、小隐静脉和大隐静脉。小隐静脉起于足背静脉网的外侧缘，经外踝后方逐渐转至小腿背侧中部，在小腿上 1/3 以上注入大隐静脉或止于腘静脉。大隐静脉起于足背静脉网的内侧端，经内踝前方沿小腿内侧上行，于膝关节内侧上行经卵圆窝注入股静脉，沿途与若干浅静脉相吻合。

2. 下肢深静脉　下肢的深静脉与同名动脉伴行，在小腿以下的动脉有两条同名静脉伴行，最后汇成股静脉，以腹股沟韧带的深部续于髂外静脉（图 9-4-7）。

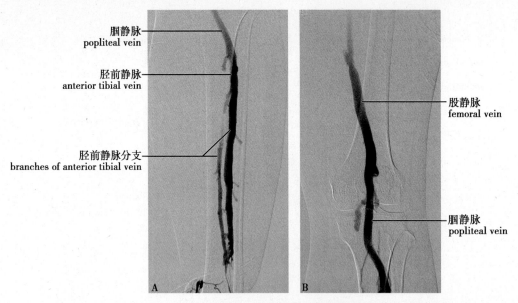

图 9-4-7　下肢静脉顺行造影
A. 小腿深静脉；B. 大腿深静脉

　　下肢深静脉每隔 4～5cm 就有一对静脉瓣。大隐静脉瓣约 8 对。小隐静脉较少。深、浅组之间由交通支相连。

（王晓东　吴献华　曹和涛　黄　健　倪才方　李俊峰）

1. 丁乙. 医学影像解剖学. 北京：中国科学技术出版社, 1999
2. 王振宇, 徐文坚. 人体断面与影像解剖学. 第 3 版. 北京：人民卫生出版社, 2012
3. 胡春洪, 李敏, 彭卫斌. 医学影像解剖学. 苏州：苏州大学出版社, 2007
4. 秦登友, 王震寰, 赵莉. 实用断层影像解剖学. 北京：人民军医出版社, 2001
5. 张雪林. 影像断层解剖学. 北京：人民卫生出版社, 2000
6. 凌峰, 李铁林. 介入神经放射影像学. 北京：人民卫生出版社, 1999
7. 崔志潭, 严加和. X 线解剖学. 北京：北京医科大学中国协和医科大学联合出版社, 1991
8. 姜树学. 人体断面解剖学. 第 2 版. 北京：人民卫生出版社, 2000
9. 姜树学, 马述盛. CT 与 MRI 解剖学图谱. 沈阳：辽宁科学技术出版社, 2000
10. 刘树伟. 断层解剖学. 北京：人民卫生出版社, 1998
11. 沈天真, 陈星荣. 神经影像学. 上海：上海科学技术出版社, 2003
12. 胡敏. 现代颞下颌关节影像学. 北京：人民军医出版社, 1996
13. 曹海根, 王金锐. 实用腹部超声诊断学. 第 2 版. 北京：人民卫生出版社, 2005
14. 张缙熙. 新编超声诊断问答. 北京：科学技术文献出版社, 2001
15. 许迪, 陆凤翔. 临床超声心动图速查手册. 南京：江苏科学技术出版社, 2004
16. 王纯正, 徐智章. 超声诊断学. 第 2 版. 北京：人民卫生出版社, 1999
17. 王新房. 超声心动图学第 3 版. 北京：人民卫生出版社, 1999
18. 马桂英. 超声心动图与临床应用. 郑州：河南医科大学出版社, 2000
19. 刘延玲, 等. 临床超声心动图学. 北京：科学出版社, 2001
20. 张贵灿. 现代超声心动图学 - 基础与临床. 福州：福建科学技术出版社, 2003
21. 崔磊, 胡春洪, 龚沈初. 影像解剖学图解. 北京：人民军医出版社, 2014
22. 白人驹, 徐克. 医学影像学. 第 7 版. 北京：人民卫生出版社, 2013

中英文名词对照

Blumensaat 线　Blumensaat's line
Kager 三角　Kager's triangle
Prussak 间隙　Prussak space
Sharpey 纤维　Sharpey's fibers

A

鞍背　dorsum sellae
鞍底　sellar floor
鞍结节　tuberculum sellae
鞍上池　suprasellar cistern

B

板障　diploe
半规管　semicircular canal
半腱肌　semitendinosus
半腱肌腱　tendon of semitendinosus
半卵圆中心　semioval center
半膜肌　semimembranosus
半膜肌腱　tendon of semimembranosus
半奇静脉　hemiazygos vein
半月裂　hiatus semilunaris
半月切迹　semilunar notch
背侧丘脑　dorsal thalamus
背侧舟三角韧带　dorsal scaphoid deltoid ligament
背段支气管　dorsal segmental bronchus
背阔肌　latissimus dorsi
贲门　cardiac orifice
鼻额缝　sutura nasofrontalis
鼻骨　nasal bone
鼻泪管　nasolacrimal duct
鼻前庭　nasal vestibule
鼻腔　nasal cavity

鼻咽　nasopharynx
鼻咽顶壁　top wall of nasopharynx
鼻咽腔　nasopharyngeal cavity
鼻中隔　nasal septum
比目鱼肌　soleus
闭孔　obturator foramen
闭孔动脉　obturator artery
闭孔内肌　obturator internus
闭孔内肌腱　tendon of obturator internus
闭孔外肌　obturator externus
闭孔外肌腱　tendon of obturator externus
扁桃体静脉　tonsillar vein
髌骨　patella
髌骨底　base of patella
髌骨关节面　facies articularis patellae
髌骨尖　apex of patella
髌韧带　patellar ligament
髌上囊　suprapatellar bursa
髌下脂体　infrapatellar fat pad
玻璃体　vitreous body

C

苍白球　globus pallidus
侧副沟　collateral sulcus
侧块　lateral mass
侧脑室　lateral ventricle
侧脑室后角　posterior horn of lateral ventricle
侧脑室前角　anterior horn of lateral ventricle
侧脑室三角区　trigone of lateral ventricle
侧脑室体部　body of lateral ventricle
侧脑室下角　inferior horn of lateral ventricle
侧隐窝　lateral recess

257

长收肌　adductor longus

肠系膜上动脉　superior mesenteric artery

肠系膜上静脉　superior mesenteric vein

肠系膜下动脉　inferior mesenteric artery

肠系膜下静脉　inferior mesenteric vein

尺侧副韧带　ulnar collateral ligament

尺侧上副动脉　superior ulnar collateral artery

尺侧腕屈肌　flexor carpi ulnaris

尺侧腕伸肌　extensor carpi ulnaris

尺侧腕伸肌腱　tendon of extensor carpi ulnaris

尺动脉　ulnar artery

尺动脉掌深支　deep palmar branch of ulnar artery

尺骨　ulna

尺骨粗隆　ulnar tuberosity

尺骨茎突　styloid process of ulna

尺骨颈　neck of ulna

尺骨体　body of ulna

尺骨头　head of ulna

尺骨鹰嘴　olecranon

尺静脉　ulnar vein

尺神经　ulnar nerve

齿突　dens of axis

齿状核　dentate nucleus

齿状回　dentate gyrus

齿状韧带　dentate ligament

耻骨　pubis

耻骨肌　pectineus

耻骨间盘　interpubic disc

耻骨结节　pubic tubercle

耻骨联合　symphysis pubica

耻骨上支　superior ramus of pubis

耻骨梳　pecten pubis

耻骨体　body of pubis

耻骨下支　inferior ramus of pubis

穿动脉　perforating artery

垂体　pituitary gland

垂体柄　pituitary stalk

垂体窝　pituitary fossa

垂直板　perpendicular plate

锤骨　malleus

锤骨柄　handle of malleus

锤骨头　head of malleus

次级肺小叶　secondary pulmonary lobule

D

大多角骨　trapezium bone

大菱形肌　rhomboid major

大脑大静脉　Galen vein

大脑大静脉池　cisterna venae magnae cerebri

大脑后动脉　posterior cerebral artery，PCA

大脑脚　cerebral peduncle

大脑镰　cerebral falx

大脑内静脉　internal cerebral vein

大脑浅中静脉　superior middle cerebral vein

大脑前动脉　anterior cerebral artery，ACA

大脑上静脉　superior cerebral vein

大脑中动脉　middle cerebral artery，MCA

大脑纵裂　cerebral longitudinal fissure

大收肌　adductor magnus

大收肌腱　tendon of adductor magnus

大阴唇　labium majus pudendi

大隐静脉　great saphenous vein

大圆肌　teres major

大转子　greater trochanter

胆囊　gallbladder

胆囊底　fundus of gallbladder

胆囊动脉　cystic artery

胆囊管　cystic duct

胆囊颈　neck of gallbladder

胆囊体　body of gallbladder

胆总管　common bile duct

胆总管十二指肠后段　duodenal posterior segment of common bile duct

胆总管十二指肠上段　duodenal superior segment of common bile duct

胆总管胰腺段　pancreatic segment of common bile duct

岛叶　insular lobe

镫骨　stapes

骶骨　sacrum

骶骨岬　sacral promontory

骶管　sacral canal

骶角　sacral cornu

骶孔　sacral foramen

骶髂关节　sacroiliac joint

骶神经根　sacral nerve root

骶外动脉　latertal sacral artery

骶尾关节　sacrococcygeal joint

骶翼　ala of sacrum

骶正中嵴　median sacral crest

骶椎　sacral vertebrae

第三脑室　third ventricle

第四脑室　fourth ventricle

蝶鞍　sella turcica

蝶窦　sphenoid sinus

蝶窦口　ostia of sphenoid sinus

蝶骨大翼　greater wing

蝶骨嵴　sphenoid ridge

蝶骨体　corpus ossis sphenoidalis

蝶骨小翼　lesser wing

蝶筛隐窝　sphenoethmoidal recess

顶骨　parietal bone

顶后动脉　posterior parietal artery

顶内上动脉　superior internal parietal artery

顶内下动脉　inferior internal parietal artery

顶前动脉　anterior parietal artery

顶上小叶　superior parietal lobule

顶叶　parietal lobe

顶枕动脉　parietooccipital artery

顶枕沟　parietooccipital sulcus

动脉圆锥支　branch of arterial conus

动眼神经　oculomotor nerve

豆纹动脉　lenticulostriate artery

豆状骨　pisiform bone

豆状核　lentiform nucleus

窦房结支　branch of sinuatrial node

窦汇　torcular herophili

短收肌　adductor brevis

对角支　diagonal branch

盾板　scute

钝缘支　obtuse marginal branches

多裂肌　multifidi

E

鹅足　pes anserinus

额顶升动脉　ascending frontoparietal artery

额窦　frontal sinus

额骨　frontal bone

额极动脉　frontopolar artery

额上沟　superior frontal sulcus

额上回　superior frontal gyrus

额下沟　inferior frontal sulcus

额下回　inferior frontal gyrus

额叶　frontal lobe

额中回　middle frontal gyrus

耳后动脉　posterior auricular artery

耳蜗　cochlea

耳蜗底转　basal cochlear turn

耳蜗中转　media cochlear turn

二尖瓣后叶　posterior mitral leaflet

二尖瓣口　mitral valve orifice

二尖瓣前叶　anterior mitral leaflet

F

房间隔　interatrial septum

腓肠肌　gastrocnemius

腓肠肌内侧头　caput mediale musculi gastrocnemii

腓肠肌外侧头　caput laterale musculi gastrocnemii

腓动脉　peroneal artery

腓骨　fibula

腓骨长肌　peroneus longus

腓骨长肌腱　tendon of peroneus longus

腓骨短肌　peroneus brevis

腓骨短肌腱　tendon of peroneus brevis

腓骨干　shaft of fibula

腓骨尖　apex of fibula

腓骨头　head of fibula

腓血管　fibular vessel

腓总神经　common peroneal nerve

肺　lung

肺动脉　pulmonary artery

肺动脉瓣　valve of pulmonary artery

肺动脉干　pulmonary trunk

肺动脉圆锥　pulmonary arterial cone

肺静脉　pulmonary vein

肺静脉入口　orifice of pulmonary vein

肺门角　hilar angle

肺门上部　upper hilus of lung

肺内带　inner zone

肺上叶　superior lobe of lung

肺上叶后段　posterior segment of superior lobe of lung

肺上叶后段支气管　posterior segmental bronchus of superior lobe of lung

肺上叶尖段　apical segment of superior lobe of lung

肺上叶尖段支气管　apical segmental bronchus of superior lobe of lung

肺上叶前段　anterior segment of superior lobe of lung

肺上叶前段支气管　anterior segmental bronchus of superior lobe of lung

肺上叶支气管　superior lobar bronchus

肺外带　outer zone

肺下叶背段　superior segment of inferior lobe of lung

肺下叶后基底段　posterior basal segment of inferior lobe of lung

肺下叶后基底段支气管　posterior basal segmental bronchus of inferior lobe of lung

肺下叶支气管　inferior lobar bronchus

肺中带　middle zone

肺中间段支气管　middle segmental bronchus of lung

缝匠肌　sartorius

缝匠肌腱　tendon of sartorius

跗骨窦　tarsal sinus

辐射冠　corona radiate

腹壁下动脉　inferior epigastric artery

腹横肌　transversus abdominis

腹内斜肌　obliquus internus abdominis

腹腔动脉干　celiac trunk

腹外斜肌　obliquus externus abdominis

腹直肌　rectus abdominis

腹主动脉　abdominal aorta

G

肝动脉　hepatic artery

肝固有动脉　proper hepatic artery

肝管　hepatic duct

肝尾状叶　caudate lobe of liver

肝右动脉　right hepatic artery

肝右后叶　right posterior lobe of liver

肝右静脉　right hepatic vein

肝右前叶　right anterior lobe of liver

肝右叶　right lobe of liver

肝右叶后段胆管　right posterior segmental bile duct

肝右叶前段胆管　right anterior segmental bile duct

肝圆韧带　round ligament of liver

肝圆韧带裂　fissure for ligamentum teres hepatis

肝脏　liver

肝中静脉　middle hepatic vein

肝总动脉　common hepatic artery

肝总管　common hepatic duct

肝左动脉　left hepatic artery

肝左静脉　left hepatic vein

肝左内叶　left medial lobe of liver

肝左外叶　left lateral lobe of liver

肝左叶　left lobe of liver

肝左叶内侧段胆管　left medial segmental bile duct

肝左叶外侧段胆管　left lateral segmental bile duct

冈上肌　supraspinatus

冈上肌腱　tendon of supraspinatus

冈下肌　infraspinatus

冈下肌腱　infraspinatus tendon

肛管　anal canal

肛门括约肌　anal sphincter

肛提肌　levator ani muscle

睾丸　testis

膈顶　diaphragmatic dome

膈肌　diaphragm

膈脚　crus of diaphragm

根髓动脉　radicalomedullary artery

跟腓韧带　calcaneofibular ligament

跟骨　calcaneus

跟骨结节　calcaneal tuberosity

跟骨前突　anterior process of calcaneus

跟骨体　corpus calcanei

跟腱　tendo calcaneus

跟骰关节　calcaneocuboid joint

跟骰足底韧带　plantar calcaneocuboid ligament

跟舟韧带　calcaneonavicular ligament

弓状动脉　arcuate artery

弓状线　arcuate line

肱尺关节　humeroulnar joint

肱动脉　brachial artery

肱二头肌　biceps brachii

肱二头肌长头腱　long bicipital tendon

肱二头肌短头腱　brevis bicipital tendon

肱二头肌腱　tendon of biceps brachii

肱骨　humerus

肱骨大结节　greater tuberosity of humerus

肱骨干　shaft of humerus

肱骨干骺端　metaphysis of humerus

肱骨滑车　trochlea of humerus

肱骨髁上嵴　supracondylar ridge of humerus

肱骨内上髁　medial epicondyle of humerus

肱骨头　head of humerus

肱骨外上髁　lateral epicondyle of humerus

肱骨小结节　lesser tuberosity of humerus

肱骨小头　capitulum of humerus

肱肌　brachialis

肱静脉　brachial vein

肱桡关节　humeroradial joint

肱桡肌　brachioradialis

肱三头肌　triceps brachii

肱三头肌内侧头　medial head of triceps brachii

肱三头肌外侧头　lateral head of triceps brachii

肱深动、静脉　deep brachial artery and vein

宫颈管　cervical canal

宫颈管内黏液　cervical canal mucus

宫颈纤维基质　cervical stroma

钩　uncus

钩骨　hamate bone

钩骨钩　hook of hamate bone

钩突　uncinate process

钩型胃　fishhook stomach

钩椎关节　uncovertebral joint

骺线　epiphysial line

股薄肌　gracilis

股薄肌腱　tendon of gracilis

股动脉　femoral artery

股二头肌长头　long head of biceps femoris

股二头肌短头　short head of biceps femoris

股二头肌腱　tendon of biceps femoris

股方肌　quadratus femoris

股骨　femur

股骨大转子　greater trochanter of femur

股骨干　shaft of femur

股骨颈　neck of femur

股骨内侧髁　medial condyle of femur

股骨内上髁　medial epicondyle of femur

股骨头　femoral head

股骨头凹　fovea of femoral head

股骨头韧带　ligament of femoral head

股骨外侧髁　lateral condyle of femur

股骨外上髁　lateral epicondyle of femur

股骨小转子　lesser trochanter of femur

股静脉　femoral vein

股内侧肌　vastus medialis

股浅动脉　superficial femoral artery

股深动脉　deep femoral artery

股深静脉　deep femoral vein

股四头肌腱　tendon of quadriceps femoris

股外侧肌　vastus lateralis

股旋外侧动脉　lateral femoral circumflex artery

股直肌　rectus femoris

股直肌腱　tendon of rectus femoris

股中间肌　vastus intermedius

骨骺线　epiphyseal line

骨间后动脉　posterior interosseous artery

骨间嵴　interosseous crest

骨间膜　interosseous membrane

骨间前动脉　anterior interosseous artery

骨间前静脉　anterior interosseous vein

骨间总动脉　common interosseous artery

鼓窦　tympanic antrum

鼓窦入口　entrance of tympanic antrum

鼓膜　tympanic membrane

鼓膜张肌　tensor tympani muscle

鼓室　tympanum

鼓室盖　tympanic tegmen

关节结节　articular tubercle

关节囊　articular capsule

关节盘　articular disc

关节软骨　articular cartilage

关节上腔　superior articular cavity

关节突　articular process

关节突关节　zygapophysial joint

关节窝　articular fossa

关节下腔　inferior articular cavity

关节盂　glenoid cavity

冠突　coronoid process

冠突窝　coronoid fossa

冠状缝　coronal suture

冠状韧带　coronary ligament

贵要静脉　basilic vein

腘动脉　popliteal artery

腘肌　popliteus

腘肌肌腱　tendon of popliteus

腘静脉　popliteal vein

腘血管　popliteal blood vessel

H

海马　hippocampus

海马沟　hippocampal sulcus

海马旁回　parahippocampal gyrus

海马体　hippocampal body

海马头　hippocampal head

海马尾　hippocampal tail

海绵窦　cavernous sinus

颌下腺　salivary gland

黑质　substantia nigra

横窦　transverse sinus

横嵴　transverse ridge

横结肠　transverse colon

横突　transverse process

横突棘肌　transversospinales

横突孔　transverse foramen

红核　red nucleus

喉结　laryngeal prominence

喉前庭　laryngeal vestibule

喉室　laryngeal ventricle

喉咽　laryngopharynx

喉中间腔　intermedial cavity of larynx

后半规管　posterior semicircular canal

后床突　posterior clinoid process

后段动脉　posterior segmental artery

后段支气管　posterior segmental bronchus

后骨壶腹　ampulla ossesa posterior

后踝　posterior malleolus

后基底段支气管　posterior basal segmental bronchus

后降支　posterior descending artery

后交叉韧带　posterior cruciate ligament

后交通动脉　posterior communicating artery

后内组乳头肌　postero-medial papillary muscle

后上纵隔　posterior superior mediastinum

后下纵隔　posterior inferior mediastinum

后盂唇　posterior glenoid labrum

后中纵隔　posterior middle mediastinum

后纵韧带　posterior longitudinal ligament

后组静脉　posterior group veins

后组筛窦　posterior ethmoid sinus

壶腹部　ampulla of Vater

踝关节　ankle joint

踝关节面　facies articularis malleoli

环池　cisterna ambiens

环甲正中韧带　median cricothyroid ligament

环状关节面　articular circumference

环状软骨　cricoid cartilage

寰枢外侧关节　lateral atlantoaxial joint

寰枢正中关节　median atlantoaxial joint

寰枕关节　atlantooccipital joint

寰椎侧块　lateral mass of atlas

寰椎横韧带　transverse ligament of atlas

寰椎横突　transverse process of atlas

寰椎后弓　posterior arch of atlas

寰椎前弓　anterior arch of atlas

黄韧带　ligamenta flava

灰结节　tuber cinereum

回肠　ileum

回肠动脉　ileal artery
回肠上段　upper part of ileum
回肠下段　lower part of ileum
回肠中段　middle part of ileum
回结肠动脉　ileocolic artery
回旋支远段　distal circumflex branch
回旋支中段　middle circumflex branch
会厌　epiglottis
会厌谷　epiglottic vallecula
会厌前间隙　preepiglottic space
喙肱肌　coracobrachialis
喙肱韧带　coracohumeral ligament
喙肩韧带　coracoacromial ligament
喙锁韧带　coracoclavicular ligament
喙突　coracoid process

J

肌三角　muscular triangle
肌锥内脂肪　intraconal fat
肌锥外脂肪　extraoconal fat
鸡冠　crista galli
基底动脉　basilar artery
基底段支气管　basal segmental bronchus
基底静脉　basal vein
棘间韧带　interspinal ligament
棘孔　foramen
棘上韧带　supraspinal ligament
棘突　spinous process
脊神经　spinal nerve
脊神经根　spinal nerve root
脊神经节　spinal ganglion
脊髓　spinal cord
脊髓前动脉　anterior spinal artery
脊髓圆锥　conus medullaris
脊柱　spine
甲粗隆　ungual tuberosity
甲状会厌韧带　thyroepiglottic ligament
甲状软骨　thyroid cartilage
甲状腺　thyroid gland
甲状腺下动脉　inferior thyroid artery
甲状腺峡　isthmus of thyroid gland
尖段　apical segment

尖段动脉　apical segmental artery
尖段支气管　apical segmental bronchus
尖后段　apicoposterior segment
尖后段支气管　apicoposterior segmental bronchus
肩峰　acromion
肩胛冈　spine of scapula
肩胛骨　scapula
肩胛骨内侧缘　margo medialis scapulae
肩胛骨外侧缘　margo lateralis scapulae
肩胛上动脉　suprascapular artery
肩胛上角　angulus superior scapulae
肩胛下动脉　subscapular artery
肩胛下肌　subscapularis
肩胛下肌腱　tendon of subscapularis
肩胛下角　angulus inferior scapulae
肩锁关节　acromioclavicular joint
剑突　xiphoid
降结肠　descending colon
降主动脉　descending aorta
降主动脉短轴　short axis of descending aorta
降主动脉缘　edge of descending aorta
角回　angular gyrus
角回动脉　angular artery
角膜　cornea
角切迹　angular incisure
脚间池　interpeduncular cistern
节段动脉　segmental artery
结肠肝曲　hepatic flexure of colon
结肠脾曲　splenic flexure of colon
结合带　uterine junctional zone
结节间滑鞘膜　intertubercular synovial sheath
解剖颈　anatomical neck
近侧指间关节　proximal interphalangeal joint
近节指骨　proximal phalanx
近节趾骨　proximal phalanx of toe
茎乳孔　foramen stylomastoideum
茎突　styloid process
静脉丛　venous plexus
晶状体　crystalline lens
精囊　seminal vesicle
精索　spermatic cord

颈动脉窦　carotid sinus

颈动脉管　carotid canal

颈动脉三角　carotid triangle

颈静脉孔　jugular foramen

颈内动脉　internal carotid artery，ICA

颈内静脉　internal jugular vein

颈髓　cervical cord

颈外动脉　external carotid artery

颈外静脉　external jugular vein

颈椎　cervical vertebra

颈椎椎体　body of cervical vertebrae

颈总动脉　common carotid artery

胫腓前韧带　anterior tibiofibular ligament

胫骨　tibia

胫骨粗隆　tibial tuberosity

胫骨腓骨切迹　peroneal incisure of tibia

胫骨干　shaft of tibia

胫骨后肌　tibialis posterior

胫骨后肌腱　tendon of tibialis posterior

胫骨结节　tubercle of tibia

胫骨近端骺线　epiphyseal line of proximate tibia

胫骨髁间隆起　intercondylar process of tibia

胫骨内侧髁　medial condyle of tibia

胫骨皮质骨　cortical bone

胫骨前肌　tibialis anterior

胫骨前肌腱　tendon of tibialis anterior

胫骨体　shaft of tibia

胫骨外侧髁　lateral condyle of tibia

胫骨远端骺线　epiphyseal line of distal tibia

胫后动脉　posterior tibial artery

胫后神经　posterior tibial nerve

胫后血管　posterior tibial vessel

胫前动脉　anterior tibial artery

胫前静脉　anterior tibial vein

胫前静脉分支　branches of anterior tibial vein

胫前血管　anterior tibial vessel

胫神经　tibial nerve

距腓后韧带　posterior talofibular ligament

距腓前韧带　anterior talofibular ligament

距跟骨间韧带　interosseous talocalcaneal ligament

距骨　talus

距骨后突　posterior process of talus

距骨滑车　trochlea of talus

距骨颈　neck of talus

距骨头　head of talus

距下关节　subtalar joint

距状沟　calcarine sulcus

K

颏部　mental region

颏孔　mental foramen

颏舌肌　genioglossus muscle

颏下三角　submental triangle

髁间窝　intercondylar fossa

髁状突　condylar process

空肠　jejunum

空肠动脉　jejunal artery

空肠上段　upper part of jejunum

空肠下段　lower part of jejunum

口轮匝肌　mouth orbicular muscle

口咽　oropharynx

扣带沟　cingulate sulcus

扣带回　cingulate gyrus

髋臼　acetabulum

髋臼顶　acetabular roof

髋臼窝　acetabular fossa

眶额动脉　orbitofrontal artery

眶回　orbital gyrus

眶上裂　superior orbital fissure

眶下动脉　infraorbital artery

眶下裂　inferior orbital fissure

眶脂体　adipose body of orbit

阔筋膜张肌　tensor fasciae latae

L

肋骨　costal bone

肋骨颈　collum costae

肋骨头　capitulum costae

肋横突关节　costotransverse joint

肋间动脉　intercostal artery

肋间肌　intercostal muscle

肋颈干　costocervical trunk

肋软骨　costicartilage

肋椎关节　costovertebral joint

泪腺　lacrimal gland

梨状肌　piriformis

梨状隐窝　piriform recess

镰状韧带　falciform ligament

鳞骨裂　squamosal fissure

淋巴结　lymph node

卵巢　ovary

卵圆孔　foramen ovale

M

马尾　cauda equine

脉络膜后动脉　posterior choroidal artery

脉络膜前动脉　anterior choroidal artery

盲肠　cecum

门静脉　portal vein

门静脉右支　right branch of portal vein

门静脉主干　main portal vein

门静脉左支　left branch of portal vein

面动脉　facial artery

面横动脉　transverse facial artery

面神经　facial nerve

面神经隐窝　facial recess

末端回肠　terminal ileum

拇长屈肌　flexor pollicis longus

拇长屈肌腱　tendon of flexor pollicis longus

拇长展肌　abductor pollicis longus

拇长展肌腱　tendon of abductor pollicis longus

拇对掌肌　opponens pollicis

拇收肌　adductor pollicis

拇指固有动脉　proper pollical artery

拇指近节　proximal phalanx of thumb

拇指远节　distal phalanx of thumb

踇长屈肌　flexor hallucis longus

踇长屈肌腱　tendon of flexor hallucis longus

踇长伸肌　extensor hallucis longus

踇长伸肌腱　tendon of extensor hallucis longus

踇短伸肌腱　tendon of extensor hallucis brevis

踇展肌　abductor hallucis

踇趾间关节　interphalangeal joint of hallux

踇趾近节指骨　proximal phalanx of hallux

踇趾远节指骨　distal phalanx of hallux

N

脑膜后动脉　posterior meningeal artery

脑膜中动脉　middle meningeal artery

脑桥　pons

内板　inner plate

内侧半月板　medial meniscus

内侧段支气管　medial segmental bronchus

内侧副韧带　medial collateral ligament

内侧基底段支气管　middle basal segmental bronchus

内侧胫骨平台　medial tibial plateau

内侧楔骨　medial cuneiform bone

内耳　internal ear

内基底段支气管　medial basal segmental bronchus

内踝　medial malleolus

内囊后肢　posterior limb of internal capsule

内囊前肢　anterior limb of internal capsule

内囊膝部　genu of internal capsule

内前基底段支气管　medial and anterior basal segmental bronchus

内上髁　medial epicondyle

内听道　internal auditory meatus

内直肌　medial rectus

尿道　urethra

尿道海绵体　cavernous body of urethra

尿道海绵体部　cavernous part of urethra

尿道膜部　membranous part of urethra

尿道内口　internal urethral orifice

尿道内括约肌　internal urethral sphincter

尿道前列腺部　prostatic part of urethra

尿道球　bulbus urethrae

尿道球部　bulbous part of urethra

颞骨　temporal bone

颞骨鳞部　squamous portion of temporal bone

颞骨岩部　petrosal portion of temporal bone

颞后动脉　posterior temporal artery

颞后附着　aural attachment

颞肌　temporalis

颞极　temporal pole

颞极动脉　temporal polar arte

颞浅动脉　superficial temporal artery

颞前动脉　anterior temporal artery

颞前附着　anterior temporal attachment

颞上沟　superior temporal sulcus

颞上回　superior temporal gyrus

颞下沟　inferior temporal sulcus

颞下颌关节　temporomandibular joint

颞下颌关节间隙　temporomandibular joint space

颞下颌关节窝　articular fossa of temporal bone

颞下回　inferior temporal gyrus

颞下窝　infratemporal fossa

颞叶　temporal lobe

颞枕动脉　temporo-occipital artery

颞枕静脉　Labbe vein

颞中动脉　middle temporal artery

颞中回　middle temporal gyrus

P

膀胱　urinary bladder

膀胱下动脉　inferior vesical artery

脾　spleen

脾动脉　splenic artery

脾静脉　splenic vein

胼缘动脉　callosomarginal artery

胼胝体　corpus callosum

胼胝体干　trunk of corpus callosum

胼胝体沟　callosal sulcus

胼胝体膝部　genu of corpus callosum

胼胝体下区（旁嗅区）　subcallosal（parolfactory）area

胼胝体压部　splenium of corpus callosum

胼周动脉　pericallosal artery

屏状核　claustrum

破裂孔　foramen lacerum

瀑布型胃　cascade stomach

Q

奇静脉　azygos vein

脐动脉　umbilical artery

气管　trachea

气管隆突　tracheal carina

气管前腔静脉后间隙　space between superior and vera cava trachea

气管软骨　tracheal cartilage

髂骨　ilium

髂骨体　body of ilium

髂骨翼　ala of ilium

髂肌　iliacus

髂嵴　iliac crest

髂胫束　iliotibial tract

髂内动脉　internal iliac artery

髂前上棘　anterior superior iliac spine

髂前下棘　anterior inferior iliac spine

髂外动脉　external iliac artery

髂外静脉　external iliac vein

髂腰动脉　iliolumbar artery

髂腰肌　iliopsoas

髂腰肌腱　tendon of iliopsoas

髂总动脉　common iliac artery

前半规管　anterior semicircular canal

前半规管壶腹　anterior semicircular canal ampulla

前臂正中静脉　median antebrachial vein

前穿质　anterior perforated substance

前床突　anterior clinoid process

前基底段支气管　anterior basal segmental bronchus

前段支气管　anterior segmental bronchus

前根髓动脉　anterior radicalomedullary artery

前交叉韧带　anterior cruciate ligament

前交通动脉　anterior communicating artery

前锯肌　serratus anterior

前联合　anterior commissure

前列腺　prostate

前列腺及尿道　prostate and urethra

前列腺外周带　peripheral zone of prostate

前内基底段支气管　anterior-medial basal segmental bronchus

前上纵隔　anterior superior mediastinum

前庭　vestibule

前庭襞　vestibular fold

前庭窗　fenestra vestibuli

前庭导水管　vestibular aqueduct

前外组乳头肌　antero-lateral papillary muscle

前下纵隔　anterior inferior mediastinum

前纤维肌质带　anterior fibromuscular stroma

前盂唇　anterior glenoid labrum

前中纵隔　anterior middle mediastinum

前纵韧带　anterior longitudinal ligament

前组筛窦　anterior ethmoid sinus

桥脑中脑前静脉　anterior pontomesencephalic vein

桥前池　prepontine cistern

桥—小脑角池　cerebellopontine angle cistern

桥支　pontine arteries

壳核　putamen nucleus

穹隆　fornix

丘脑　thalamus

丘脑静脉　thalamic vein

丘脑纹静脉　thalamostriate vein

屈肌支持带　flexor retinaculum

颧弓　zygomatic arch

颧骨　zygomatic

R

桡侧副动脉　radial collateral artery

桡侧副韧带　radial collateral ligament

桡侧腕长伸肌　extensor carpi radialis longus

桡侧腕长伸肌腱　tendon of extensor carpi radialis longus

桡侧腕短伸肌　extensor carpi radialis brevis

桡侧腕短伸肌腱　tendon of extensor carpi radialis brevis

桡侧腕屈肌　flexor carpi radialis

桡动脉　radial artery

桡动脉掌浅支　superficial palmar branch of radial artery

桡动脉掌深支　deep palmar branch of radial artery

桡骨　radius

桡骨粗隆　radial tuberosity

桡骨关节窝　glenoid fossa of radius

桡骨环状韧带　annular ligament of radius

桡骨茎突　styloid process of radius

桡骨颈　neck of radius

桡骨体　body of radius

桡骨小头　radial head

桡静脉　radial vein

桡神经　radial nerve

桡神经浅支　superficial branch of radial nerve

人字缝　lambdoid suture

乳房　breast

乳头　nipple

乳头体　mamillary body

乳突　mastoid process

乳突窦　mastoid antrum

乳突尖　mastoidale

乳突气房（乳突小房）　mastoid cells

软腭　soft palate

软脊膜　spinal pia mater

锐缘支　acute marginal branch

S

腮腺　parotid gland

三叉神经　trigeminal nerve

三尖瓣　tricuspid valve

三尖瓣隔叶　septal tricuspid leaflet

三尖瓣后叶　posterior tricuspid leaflet

三尖瓣前叶　anterior tricuspid leaflet

三角骨　trequetral bone

三角肌　deltoid

三角肌粗隆　deltoid tuberosity

三角韧带　triangular ligament

三角纤维软骨复合体　triangular fibrocartilage complex

筛窦　ethmoid sinus

筛漏斗　ethmoidal infundibulum

筛泡　ethmoidal bulla

上半月小叶　superior semilunar lobule

上段动脉　superior segmental artery

上段支气管　superior segmental bronchus

上肺静脉　superior pulmonary vein

上肺野　upper lung field

上鼓室　epitympanum

上关节突　superior articular process

上颌窦　maxillary sinus

上颌窦口　ostium of maxillary sinus

上颌磨牙　maxillary molar

上极肾大盏　upper major renal calyx

上睑提肌　levator palpebrae superioris

上肋凹　superior costal fovea

上腔静脉　superior vena cava

上腔静脉缘　edge of superior vena cava

上丘　superior colliculus

上舌段支气管　superior lingular bronchus

上矢状窦　superior sagittal sinus

上吻合静脉　superior anastomotic vein

上斜肌肌腱　superior oblique muscle tendon

上眼睑　palpebra superior

上蚓静脉　superior vermian vein

上直肌　superior rectus

上孖肌　gemellus superior

杓会厌皱襞　plica aryepiglottica

杓状软骨　arytenoid cartilage

舌　tongue

舌动脉　lingual artery

舌根　root of tongue

舌骨　hyoid bone

舌回　lingual gyrus

舌下神经管　hypoglossal canal

舌下腺　sublingual gland

射精管　ejaculatory duct

神经垂体　neurohypophysis

肾　kidney

肾大盏　major renal calices

肾动脉　renal artery

肾窦　renal sinus

肾静脉　renal vein

肾皮质　renal cortex

肾上腺　adrenal gland

肾实质　renal parenchyma

肾小盏　minor renal calices

肾盂　renal pelvis

肾锥体　renal pyramids

升主动脉　ascending aorta

升结肠　ascending colon

声襞　vocal fold

声带　vocal cord

声门下腔　infraglottic cavity

十二指肠　duodenum

十二指肠大乳头　major duodenal papilla

十二指肠降段　descending part of duodenum

十二指肠球部　duodenal bulb

十二指肠升段　ascending part of duodenum

十二指肠水平部　horizontal part of duodenum

十二指肠小乳头　minor duodenal papilla

食管　esophagus

矢状缝　sagittal suture

示指伸肌　extensor indicis

示指伸肌腱　tendon of extensor indicis

视交叉　optic chiasma

视神经　optic nerve

视束　optic tract

室间隔　interventricular septum

室间孔　interventricular foramen

枢椎　axis

枢椎棘突　spinous process of axis

枢椎上关节突　superior articular process of axis

输卵管　uterine tube

输卵管壶腹部　ampulla of uterine tube

输卵管间质部　interstitial portion of uterine tube

输卵管伞部　fimbriae of uterine tube

输卵管峡部　isthmus of uterine tube

输尿管　ureter

竖脊肌　erector spinae

双板区　bilaminar region

水平板（颚骨）　horizontal plate（palatine bone）

水平裂　horizontal fissure

四叠体　corpora quadrigemina

四叠体池　quadrigeminal cistern

四脑室正中孔　median aperture of forth ventricle

松果体　pineal body

髓核　nucleus pulposus

锁骨　clavicle

锁骨肩峰端　clavicular acromial end

锁骨上皮肤皱褶　skin reflection over the clavicle

锁骨上三角　supraclavicular triangle

锁骨下动脉　subclavian artery

锁骨下静脉　subclavian vein

T

听神经　acoustic nerve

头半棘肌　semispinalis capitis

头臂干　brachiocephalic trunk

头臂静脉　brachiocephalic vein

头长肌　longus capitis
头后大直肌　rectus capitis posterior major
头夹肌　splenius capitis
头静脉　cephalic vein
头状骨　capitate bone
骰骨　cuboid bone
透明隔　septum pellucidum
臀大肌　gluteus maximus
臀上动脉　superior gluteal artery
臀下动脉　inferior gluteal artery
臀下静脉　inferior gluteal vein
臀小肌　gluteus minimus
臀中肌　gluteus medius
臀中肌腱　tendon of gluteus medius

W

外半规管　lateral semicircular canal
外板　outer plate
外侧半月板　lateral meniscus
外侧基底段支气管　lateral basal segmental bronchus
外侧段支气管　lateral segmental bronchus
外侧副韧带　lateral collateral ligament
外侧沟　lateral sulcus
外侧沟升支　ascending ramus of lateral sulcus
外侧胫骨平台　lateral tibial plateau
外侧裂　lateral fissure
外侧裂池　cistern of lateral sulcus
外侧楔骨　lateral cuneiform bone
外耳　external ear
外耳道　external auditory canal
外耳孔　external auditory foramen
外踝　lateral malleolus
外科颈　surgical neck
外囊　external capsule
外上髁　lateral epicondyle
外直肌　lateral rectus
外周带　peripheral zone
腕骨间韧带　intercarpal interosseous ligament
腕掌关节　carpometacarpal joint
尾骨　coccyx
尾骨角　coccygeal cornu
尾状核体　body of caudate nucleus

尾状核头部　head of caudate nucleus
尾状核尾　tail of caudate nucleus
尾状叶　caudate lobe
胃　stomach
胃大弯　greater curvature
胃底　gastric fundus
胃窦　gastric antrum
胃十二指肠动脉　gastroduodenal artery
胃体　gastric body
胃体部胃黏膜　gastric mucous membrane
胃小弯　lesser curvature
胃左动脉　left gastric artery
胃左静脉　left gastric vein
吻合支　anastomosis
蜗窗　fenestra cochleae
蜗窗小窝　fossula fenestra cochleae
无冠瓣　non coronary cusp
无名动脉　innominate artery
无名线　unknown line

X

膝横韧带　transverse ligament of knee
膝降动脉　descending genicular artery
膝上内侧动脉　medial superior genicular artery
膝上外侧动脉　lateral superior genicular artery
膝神经节　geniculate ganglion
膝下内侧动脉　medial inferior genicular artery
膝下外侧动脉　lateral inferior genicular artery
细支气管　bronchiole
下半月小叶　inferior semilunar lobe
下鼻甲　inferior nasal concha
下壁（基底段）　inferior wall of ventricle（basal segment）
下壁（中间段）　inferior wall of ventricle（middle segment）
下段动脉　inferior segmental artery
下肺动脉　inferior pulmonary artery
下肺野　lower lung field
下关节突　inferior articular process
下颌骨　mandible
下颌骨髁突　condylar process of mandible
下颌关节窝　temporomandibular joint fossa

下颌管　mandibular canal

下颌后附着　posterior mandibular attachment

下颌角　angle of mandible

下颌颈　neck of mandible

下颌磨牙　mandibular molar

下颌前附着　anterior mandibular attachment

下颌切迹　mandibular notch

下颌舌骨肌　mylohyoid muscle

下颌体　body of mandible

下颌头　head of mandible

下颌窝　mandibular fossa

下颌下三角　submandibular triangle

下颌下腺　submandibular gland

下颌牙根　mandible teeth root

下颌支　ramus of mandible

下极肾大盏　lower major renal calyx

下腔静脉　inferior vena cava

下腔静脉缘　edge of inferior vena cava

下丘　inferior colliculus

下丘脑　hypothalamus

下矢状窦　inferior sagittal sinus

下斜肌　inferior oblique

下蚓静脉　inferior vermian vein

下支气管动脉　inferior bronchial artery

下直肌　inferior rectus

纤维环　anulus fibrosus

腺垂体　adenohypophysis

腺泡　alveoli

项韧带　nuchal ligament

小肠　small intestine

小动脉　arteriole

小多角骨　trapezoid bone

小脑半球　cerebellar hemisphere

小脑半球上静脉　superior hemispheric vein

小脑半球下静脉　inferior hemispheric vein

小脑扁桃体　tonsil of cerebellum

小脑后下动脉　posterior inferior cerebellar artery

小脑幕　tentorium of cerebellum

小脑前下动脉　anterior inferior cerebellar artery

小脑前中央静脉　precentral cerebellar vein

小脑上动脉　superior cerebellar artery

小脑上脚　superior cerebellar peduncle

小脑谷　vallecula cerebelli

小脑延髓池　cerebellomedullary cistern

小脑蚓部　vermis

小脑中脚　middle cerebellar peduncle

小腿筋膜　crural fascia

小叶间隔　interlobular septa

小叶内间质　intralobular interstitium

小叶中央间质　centrilobular interstitium

小隐静脉　small saphenous vein

小指对掌肌　opponens digiti minimi

小指伸肌　extensor digiti minimi

小指伸肌腱　tendon of extensor digiti minimi

小指展肌　abductor digiti minimi

楔前叶　precuneus lobe

楔叶　cuneus lobe

斜方肌　trapezius

斜裂　oblique fissure

斜坡　clivus

心包　pericardium

心房后壁　posterior wall of atrium

心后间隙　retrocardiac space

心尖　cardiac apex

心腰　cardiac waist

心脏　heart

杏仁体　amygdaloid body

胸大肌　pectoralis major

胸骨后间隙　retrosternal space

胸骨角　sternal angle

胸骨体　corpus sterni

胸肩峰动脉　thoracoacromial artery

胸廓内动脉　internal thoracic artery

胸膜下间质　subpleural interstitium

胸锁关节　sternoclavicular joint

胸锁乳突肌　sternocleidomastoid muscle

胸外侧动脉　lateral thoracic artery

胸腺区　region of thymus

胸小肌　pectoralis minor

胸主动脉　thoracic aorta

胸椎　thoracic vertebrae

嗅裂　olfactory cleft

嗅球　olfactory bulb

嗅三角　olfactory trigone

嗅束　olfactory tract

嗅窝　olfactory pit

旋肱后动脉　posterior humeral circumflex artery

旋肱前动脉　anterior humeral circumflex artery

旋股内侧动脉　medial femoral circumflex artery

旋股外侧动脉　lateral femoral circumflex artery

旋股中动脉　middle femoral circumflex artery

旋后肌　supinator

旋肩胛动脉　circumflex scapular artery

旋髂深动脉　deep circumflex iliac artery

旋前方肌　pronator quadratus

旋前圆肌　pronator teres

Y

牙槽弓　alveolar arch

牙槽骨　alveolar bone

牙槽下动脉　inferior alveolar artery

咽鼓管　eustachian tube

咽鼓管咽口　pharyngeal opening of eustachian tube

咽鼓管圆枕　tubal torus

咽后间隙　retropharyngeal space

咽旁间隙　parapharyngeal space

咽升动脉　ascending pharyngeal artery

咽隐窝　pharyngeal recess

延髓　medulla oblongata

延髓池　medullary cistern

岩骨　petrous bone

岩骨尖　apex of petrosal bone

眼动脉　ophthalmic artery

眼环　eye-ring

眼静脉　ophthalmic vein

眼眶　orbit

眼轮匝肌　orbicularis oculi

眼球　eyeball

眼球下部　lower part of eyeball

眼上静脉　superior ophthalmic vein

眼外直肌　lateral rectus

腰大肌　psoas major

腰骶干　lumbosacral trunk

腰骶膨大　lumbosacral enlargement

腰动脉　lumbar artery

腰动脉椎管内支　spinal branch of lumbar artery

腰方肌　quadratus lumborum

腰椎　lumbar vertebrae

腰椎椎体　body of lumbar vertebrae

咬肌　masseter

腋动脉　axillary artery

腋静脉　axillary vein

腋窝　axilla

胰管　pancreatic duct

胰颈　neck of pancreas

胰十二指肠下动脉　inferior pancreaticoduodenal artery

胰体　body of pancreas

胰头　head of pancreas

胰尾　tail of pancreas

胰腺　pancreas

移行带　transition zone

乙状窦　sigmoid sinus

乙状窦壁　sigmoid sinus wall

乙状结肠　sigmoid colon

乙状结肠动脉　sigmoid artery

翼腭窝　pterygopalatine fossa

翼内肌　medial pterygoid

翼突内板　medial plate of pterygoid process

翼突外板　lateral plate of pterygoid process

翼外肌　lateral pterygoid

阴部内动脉　internal pudendal artery

阴道　vagina

阴道穹窿　vaginal fornix

阴茎　penis

阴茎海绵体　cavernous body of penis

阴茎脚　crus penis

蚓锥体　pyramid of vermis

鹰嘴　olecranon

鹰嘴窝　olecranon fossa

硬腭　hard palate

硬脊膜　spinal dura mater

硬脊膜囊　dural sac

硬膜外腔　epidural space

硬膜外脂肪　epidural fat

幽门　pylorus

幽门管　pyloric canal

幽门前区　prepyloric region

右肺中叶　middle lobe of right lung

右肺中叶支气管　right middle lobar bronchus

右冠瓣　right coronary cusp

右冠状动脉近段　proximal right coronary artery

右冠状动脉远段　distal right coronary artery

右冠状动脉中段　middle right coronary artery

右结肠动脉　right colic artery

右上肺动脉　right superior pulmonary artery

右上肺静脉　right superior pulmonary vein

右下肺动脉　right inferior pulmonary artery

右下肺动脉干　right inferior pulmonary trunk

右下肺静脉　right inferior pulmonary vein

右心耳　right auricle

右心房　right atrium

右心室　right ventricle

右心室流出道　right ventricular outflow tract

右心室流入道　right ventricular inflow tract

右主支气管　right principal bronchus

盂唇　glenoid labrum

盂肱关节　glenohumeral joint

盂下结节　infraglenoid tubercle

缘上回　supramarginal gyrus

远侧指间关节　distal interphalangeal joint

远节指骨　distal phalanx

远节指骨粗隆　tuberosity of distal phalanx

月骨　lunate bone

Z

载距突　sustentaculum tali

脏层胸膜　visceral pleura

掌侧掌动脉　palmar metacarpal artery

掌侧舟三角韧带　palmaris scaphoid deltoid ligament

掌长肌　palmaris longus

掌长肌腱　tendon of palmaris longus

掌骨　metacarpal bone

掌骨底　base of metacarpal bone

掌骨干　shaft of metacarpal bone

掌骨头　head of metacarpal bone

掌浅弓　superficial palmar arch

掌深弓　deep palmar arch

掌指关节　metacarpophalangeal joint

砧骨　incus

砧骨长突　long crus of incus

砧骨短突　short crus of incus

砧骨体　body of incus

枕大池　cisterna magna

枕动脉　occipital artery

枕骨　occipital bone

枕骨粗隆　occipital tuberosity

枕骨大孔　foramen magnum

枕骨基底部　basilar part of occipital bone

枕骨鳞部　occipital squama

枕内隆突　internal occipital protuberance

枕颞沟　occipitotemporal sulcus

枕颞内侧回　medial occipitotemporal gyrus

枕颞外侧回　lateral occipitotemporal gyrus

枕三角　occipital triangle

枕叶　occipital lobe

正中神经　median nerve

支气管动脉　bronchial artery

支气管压迹　esophageal impression from bronchi

直肠　rectum

直肠上动脉　superior rectal artery

直肠下动脉　inferior rectal artery

直窦　straight sinus

直回　gyrus rectus

跖骨　metatarsal bone

跖骨粗隆　tuberosity of metatarsal bone

跖骨头　head of metatarsal bone

跖肌　plantaris

跖肌腱　tendon of plantaris

跖趾关节　metatarsophalangeal joint

指骨底　base of phalanx

指骨干　shaft of phalanx

指骨滑车　trochlea of phalanx

指浅屈肌　flexor digitorum superficialis

指浅屈肌腱　tendon of flexor digitorum superficialis

指伸肌　extensor digitorum

指伸肌腱　tendon of extensor digitorum

指深屈肌　flexor digitorum profundus

指深屈肌腱　tendon of flexor digitorum profundus

趾长屈肌　flexor digitorum longus

趾长屈肌腱　tendon of flexor digitorum longus

趾长伸肌　extensor digitorum longus

趾长伸肌腱　tendon of extensor digitorum longus

趾短屈肌　flexor digitorum brevis

趾短伸肌　extensor digitorum brevis

中鼻甲　middle nasal concha

中鼻甲气化　concha bullosa

中段动脉　middle segmental artery

中耳　middle ear

中肺野　middle lung field

中鼓室　mesotympanum

中间带　intermediate zone

中间楔骨　intermediate cuneiform bone

中间支气管　intermediate bronchus

中节指骨　middle phalanx

中节趾骨　middle phalanx of toe

中结肠动脉　middle colic artery

中距跟关节　intermediate talocalcanean joint

中脑　midbrain

中脑导水管　aqueduct of midbrain

中脑顶盖　lamina of mesencephalic tectum

中脑外侧静脉　lateral mesencephalic vein

中上纵隔　middle superior mediastinum

中下纵隔　middle inferior mediastinum

中央带　central zone

中央沟　central sulcus

中央沟动脉　rolandic artery

中央沟前动脉　prerolandic artery

中央后沟　postcentral sulcus

中央后回　postcentral gyrus

中央旁小叶　paracentral lobule

中央前沟　precentral sulcus

中央前回　precentral gyrus

中央腺体　central gland

中叶肺动脉　pulmonary artery of middle lobe

中纵隔　middle mediastinum

舟月韧带　scapholunate ligament

舟状骨　scaphoid

肘后脂肪垫　fat pad in posterior cubital region

肘肌　anconeus

肘前脂肪垫　fat pad in anterior cubital region

蛛网膜　arachnoid mater

蛛网膜下腔　subarachnoid space

主动脉　aorta

主动脉瓣　aortic valve

主动脉根部　aortic root

主动脉根部后壁　posterior wall of aortic root

主动脉根部前壁　anterior wall of aortic root

主动脉弓　aortic arch

主动脉弓压迹　esophageal impression from aortic arch

主动脉弓缘　edge of aorta arch

主动脉后壁　posterior wall of aorta

主动脉结　aortic knob

主动脉前壁　anterior wall of aorta

转子间线　intertrochanteric line

椎板　lamina of vertebral arch

椎动脉　vertebral artery

椎动脉肌支　muscular branch of vertebral artery

椎动脉脊髓支　spinal branch of vertebral artery

椎弓　vertebral arch

椎弓根　pedicle of vertebral arch

椎弓峡部　vertebral isthmus

椎基底静脉　vertebral basilar vein

椎间孔　intervertebral foramina

椎间盘　intervertebral discs

椎间隙　intervertebral space

椎孔　vertebral foramen

椎内静脉丛　internal vertebral venous plexus

椎上切迹　superior vertebral notch

椎体　vertebral body

锥隆起　mentia pyramidalis

锥隐窝　pyramidal recess

子宫　uterus

子宫底　fundus of uterus

子宫底肌层　muscular layer of fundus uteri

子宫动脉　uterine artery

子宫肌外层　outer myometrium

子宫角　horn of uterus

子宫颈　neck of uterus

子宫颈内膜　endocervix

子宫内膜　endometrium

子宫内膜及子宫腔　endometrium and uterine cavity

子宫体部　uterine body

子宫体肌层　muscular layer of uterine body

籽骨　sesamoid bone

总鼻道　meatus nasi communis

总脚　common crus

足背动脉　dorsal artery of foot

足底动脉　plantar artery

足底方肌　quadratus plantae

足底腱膜　plantar aponeurosis

足舟骨　navicular bone

左肺动脉弓　left pulmonary arterial arch

左肺前内基底段　antero-medial segment of left lung

左肺上舌段　superior lingular segment of left lung

左肺上叶尖后段　posterior segment of superior lobe of left lung

左肺上叶尖后段支气管　apicoposterior segment bronchus of superior lobe of left lung

左肺舌段　lingular segment of left lung

左肺舌段支气管　lingular bronchus of left lung

左肺下舌段　inferior lingular segment of left lung

左冠瓣　left coronary cusp

左结肠动脉　left colic artery

左结肠动脉降支　descending branch of left colic artery

左结肠动脉升支　ascending branch of left colic artery

左前降支近段　proximal left anterior descending branch

左前降支远段　distal left anterior descending branch

左前降支中段　middle left anterior descending branch

左舌叶动脉　left lingular artery

左室后支　posterior branch of left ventricle

左室流出道　left ventricle outflow tract

左下肺动脉　left inferior pulmonary artery

左下肺静脉　left inferior pulmonary vein

左心耳　left auricle

左心房　left atrium

左心房压迹　esophageal impression from left atrium

左心室　left ventricle

左叶间裂　left interlobar fissure

左主支气管　left principal bronchus

坐骨　ischium

坐骨棘　ischial spine

坐骨结节　tuber ischiadicum

坐骨神经　sciatic nerve

坐骨体　body of ischium

坐骨支　ramus of ischium

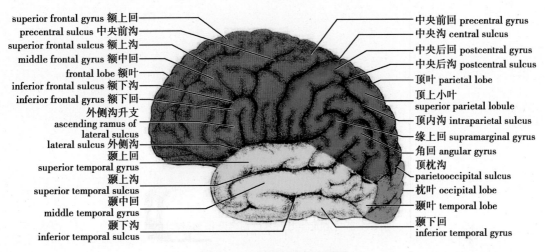

superior frontal gyrus 额上回
precentral sulcus 中央前沟
superior frontal sulcus 额上沟
middle frontal gyrus 额中回
frontal lobe 额叶
inferior frontal sulcus 额下沟
inferior frontal gyrus 额下回
外侧沟升支
ascending ramus of lateral sulcus
lateral sulcus 外侧沟
颞上回
superior temporal gyrus
颞上沟
superior temporal sulcus
颞中回
middle temporal gyrus
颞下沟
inferior temporal sulcus

中央前回 precentral gyrus
中央沟 central sulcus
中央后回 postcentral gyrus
中央后沟 postcentral sulcus
顶叶 parietal lobe
顶上小叶
superior parietal lobule
顶内沟 intraparietal sulcus
缘上回 supramarginal gyrus
角回 angular gyrus
顶枕沟
parietooccipital sulcus
枕叶 occipital lobe
颞叶 temporal lobe
颞下回
inferior temporal gyrus

图 2-1-1 大脑半球背外侧面

■额叶 ■颞叶 ■顶叶 ■枕叶

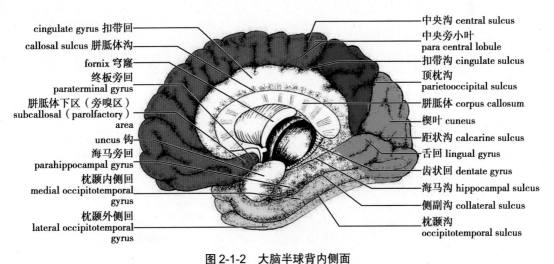

cingulate gyrus 扣带回
callosal sulcus 胼胝体沟
fornix 穹窿
终板旁回
paraterminal gyrus
胼胝体下区（旁嗅区）
subcallosal（parolfactory）area
uncus 钩
海马旁回
parahippocampal gyrus
枕颞内侧回
medial occipitotemporal gyrus
枕颞外侧回
lateral occipitotemporal gyrus

中央沟 central sulcus
中央旁小叶
para central lobule
扣带沟 cingulate sulcus
顶枕沟
parietooccipital sulcus
胼胝体 corpus callosum
楔叶 cuneus
距状沟 calcarine sulcus
舌回 lingual gyrus
齿状回 dentate gyrus
海马沟 hippocampal sulcus
侧副沟 collateral sulcus
枕颞沟
occipitotemporal sulcus

图 2-1-2 大脑半球背内侧面

■额叶 ■颞叶 ■顶叶 ■枕叶

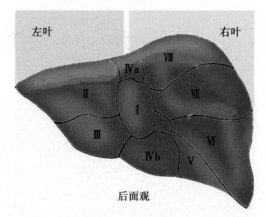

图 6-1-3　Couinaud 肝 8 段命名及排列示意图

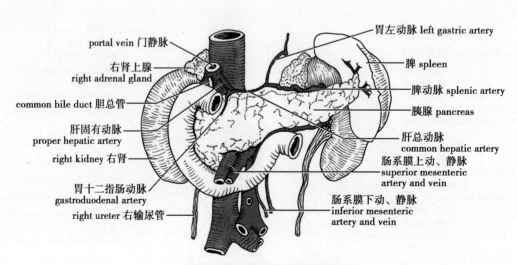

图 6-1-4　胰腺及其毗邻器官结构

06